Pour une médecine humaine

Collection « Le Bel Aujourd'hui »,
fondée et dirigée par Danielle Cohen-Levinas

Ouvrage publié avec le soutien de la Faculté de Médecine de l'Université Sorbonne Paris Nord (Unité de Formation et de Recherche Santé Médecine Biologie Humaine, UFR SMBH), du Laboratoire Éducations et Promotion de la Santé (LEPS) de l'Université Sorbonne Paris Nord et de l'Aide aux Jeunes Diabétiques.

www.editions-hermann.fr

ISBN : 979 1 0370 1531 0

Gérard Reach

Pour une médecine humaine

Étude philosophique d'une rencontre

hermann
Depuis 1876

Du même auteur

Pourquoi se soigne-t-on, Enquête sur la rationalité morale de l'observance, préface de Pascal Engel, 2005, réédition 2007, Latresne, Le Bord de l'Eau, « Clair et Net », 2007.

Clinique de l'observance, John Libbey Eurotext, 2006.

Une Théorie du soin, souci et amour face à la maladie, préface de Bernard Baertschi, Les Belles Lettres, « Médecine et Sciences Humaines », 2010.

L'Inertie clinique, une critique de la raison médicale, préface de Joël Ménard, Springer, 2012.

The Mental Mechanisms of Patient Adherence to Long-Term Therapies, Mind and Care, Springer, Foreword by Pascal Engel, « Philosophy and Medicine », 2015.

Clinical Inertia, a Critique of Medical Reason, Forewords by Jon Elster and Joël Ménard, Springer, 2015.

Pour Isabelle

Toute vie véritable est rencontre.

Martin Buber, *Je et Tu*

Avant-propos

Ce livre pose la question du rapport, en médecine, entre technicité et humanité. Au cours des cinquante dernières années, la médecine a fait plus de progrès que pendant les cinquante siècles qui les ont précédées. La technicité est arrivée à un niveau tel que l'on se demande parfois, à l'annonce d'un progrès médical, si l'on est en présence de science ou de science-fiction. Les connaissances et les possibilités médicales explosent. Sur la base de ces connaissances accumulées par la science, il y a plus de traitements efficaces pour combattre les maladies et les médecins savent mieux ce qu'ils doivent faire. Les maladies guérissent plus souvent, ou sont contrôlées, et la mortalité recule. Il aura fallu l'apparition d'une maladie nouvelle, entièrement inconnue, la COVID-19, pour que la médecine se sente soudain démunie, mais sachant bien au fond d'elle-même qu'elle surmontera cette nouvelle crise comme elle l'a fait lors de l'apparition du sida il y a quarante ans.

En fait, elle fait face actuellement à un malaise, aussi profond que latent, et c'est ce malaise qui fait l'objet de ce livre : bien que les médecins soient des professionnels en qui, visiblement, le grand public semble avoir particulièrement confiance, il arrive souvent, à l'échelle individuelle, que les patients expriment une insatisfaction vis-à-vis de la relation qu'ils ont avec leur médecin, disant par exemple : « il est sûrement très compétent, mais il est froid, il ne cause pas, il a l'air pressé, c'était mieux avant. » De même, les futurs médecins, au cours de leurs études, ont souvent le sentiment que plus ils avancent, plus ils s'éloignent des patients, comme si ceux-ci leur semblaient quitter un statut de sujet pour devenir des objets d'investigation diagnostique ou thérapeutique et comme si eux-mêmes devenaient des techniciens. Il en résulte une diminution progressive de leur capacité d'empathie, que certains d'entre eux ressentent avec effroi. De leur côté, les médecins en exercice ont de plus en plus l'impression qu'ils sont des exécutants de recommandations de bonne pratique, d'arbres décisionnels, d'« algorithmes ». Cette médecine technique, comme d'ailleurs le reste de notre vie, deviendrait-elle inhumaine ?

Le but de ce livre est de répondre à cette inquiétude. Il tente de montrer comment une médecine humaine est possible, conciliant humanité et technicité, et d'en établir une théorie. Je définis ici une médecine humaine comme une médecine dans laquelle *les deux protagonistes du soin, le patient et le médecin, sont des personnes*. Mais ceci pose la question de la définition d'une personne, question qui est essentiellement philosophique.

Ce livre est parti de l'enseignement que je fais depuis 2013 aux étudiants en première année du premier cycle des études médicales à la faculté de médecine de Bobigny de l'Université Sorbonne Paris Nord. Mon intention initiale était de m'adresser à des étudiants très jeunes pour leur expliquer d'emblée certaines choses qui n'étaient en fait alors jamais enseignées dans le cursus des études médicales. Je voulais le faire alors qu'ils étaient encore baignés dans cet enthousiasme qui était celui de leur vocation, sans doute en raison d'une tendance naturelle à l'empathie, au souci de l'autre, à un désir de soin. Les principaux messages que je voulais faire passer dans ces cours étaient les suivants : 1) on ne soigne pas des maladies, des malades, mais on soigne des personnes. Il faut donc associer à une médecine des maladies une médecine de la personne ; 2) le soin, c'est le souci : le malade se soigne s'il a le souci de lui, et le professionnel de santé, le soignant au sens le plus large, quelle que soit sa fonction (médecin, infirmière, pharmacien, diététicienne etc.), soigne la personne qui a une maladie si il ou elle a le souci de cette personne ; 3) le soin prend du temps, et le temps, c'est ce qui manque le plus ; 4) ce souci s'accompagne d'une certaine forme d'amour. Je tirais ces idées de mon livre publié il y a maintenant plus de dix ans, *Une Théorie du soin, souci et amour face à la maladie*[1].

Et voici qu'en 2018, on annonça une réforme du deuxième cycle des études médicales qui allait renforcer la place des sciences humaines et sociales dans l'enseignement de la médecine. Il apparaissait enfin qu'on ne devait plus parler seulement de maladies dans l'enseignement de la médecine. La science ne suffisait plus, et le reconnaître était bien en accord avec le précepte donné par maître François Rabelais, docteur en Médecine : science sans conscience n'est que ruine de l'âme.

On peut cependant remarquer que cette réforme était – enfin ! – la bienvenue, mais qu'elle s'était bien fait attendre : n'était-ce pas en 1977, il y a donc plus de quarante ans, que le psychiatre George Engel, dans un article publié dans la revue *Science*[2], avait montré le besoin d'un nouveau modèle qu'il appelait bio-psycho-social et qu'il présentait comme un « défi pour la biomédecine » ? N'était-ce pas en 1983 que le philosophe Donald Schön avait montré l'importance de la réflexivité dans son livre *Le Praticien réflexif, comment les professionnels pensent dans l'action*[3], à la suite d'une analyse qui, ne portant pas que sur la médecine et intéressant tous les « praticiens », prenait en compte cinq nouvelles conditions des pratiques professionnelles, forçant les praticiens *à réfléchir* : complexité, incertitude, instabilité, caractère unique des situations rencontrées, enfin présence de conflits de valeur ?

Il me parut alors intéressant de tenter d'étayer cette démarche en en montrant les fondements. À l'évidence, il fallait aller les chercher en dehors de la médecine, car c'était là qu'était le nœud du problème : si on veut que la médecine

---

1. Paris, Les Belles Lettres, 2010.

2. Engel George L., « The need for a new medical model: a challenge for biomedicine », *Science* n° 196, avril 1977, p. 129-36.

3. Schön Donald A., *The Reflective Practitioner, How Professionals Think in Action*, New York, Basic Books, 1983, 384 p.

devienne, ou plutôt redevienne, humaine, il fallait lui donner une base prenant en compte ce que l'on appelait autrefois les humanités, qui avaient un sens peut-être plus « humaniste » que ce que l'on appelle aujourd'hui les « sciences humaines et sociales ». Les « humanités » ont été, petit à petit, élaborées puis écrites par des « penseurs ». Le fait qu'on avait sélectionné les étudiants sur des bases surtout scientifiques ne rendait pas propice leur présence dans le cursus médical. Il fallait les y faire revenir.

Qui sont ces penseurs ? Il y a, évidemment, les écrivains, les auteurs dramatiques : lire Dostoïevski, Camus ou Kafka, voir ou lire une pièce de Shakespeare, Racine ou Ionesco nous apprend à comprendre ce que nous vivons car leurs personnages sont, comme nous, des personnes, des êtres humains. Il y a aussi les compositeurs : écouter un opéra de Mozart, une sonate de Beethoven, un trio de Schubert ou une symphonie de Mahler (d'autres peuvent avoir d'autres goûts musicaux) nous fait partager les émotions de ceux qui, comme nous, ont aimé et souffert, qui expriment quelque chose d'universel dans leur musique. Il y a les cinéastes : voir *Vivre* de Kurosawa nous permet d'aborder la complexité bouleversante d'une personne qui, à l'occasion de la découverte d'un cancer dont elle va mourir, donne enfin un sens à sa vie. Il y a les peintres et les poètes : aller dans un musée tenter de comprendre ce qui fait, dans le détail, qu'un tableau est un chef-d'œuvre, ou apprendre à goûter l'esthétique de textes dont la prosodie crée le sens, comme dans *Harmonies du soir* ou *Le cimetière marin*, peut nous aider à exercer notre sens clinique. Or, la vision de films cinématographiques et la visite de musées commencent à faire partie de certains cursus médicaux : le but, en faisant sortir les étudiants d'un enseignement purement médical, est de leur montrer que les choses de la médecine ne sont rien d'autre que *les choses de la vie*, si bien mises en œuvre par les artistes.

Mais à côté des artistes, qui révèlent le sens par une approche indirecte, esthétique, il y a ceux qui l'abordent directement, frontalement pourrait-on dire : ce sont les philosophes. Depuis l'Antiquité, ils se sont posé des questions sur le monde et sa signification, et ont tenté d'y répondre en lui donnant du sens. Mais la philosophie, souvent, fait peur, sans doute en raison d'années de lycée où elle était enseignée comme une « matière » alors qu'elle devrait plutôt être vue comme une méthode. Les questions que nous posons ne sont jamais que des questions générales formulées de manière spécifique, mais elles ont déjà été traitées depuis des siècles par les philosophes en dehors de tout contexte particulier : il suffit donc de prendre la peine d'aller à la recherche de ce qu'ils ont écrit, de la même manière que, lorsque l'on aborde un problème scientifique, on commence par faire une recherche bibliographique. La philosophie, au sens où elle peut être vue comme une méthode utilisée dans la recherche d'une explication à un sujet d'étonnement – toute spéculation, dit Aristote, commence par l'étonnement[4] – peut prendre des visages divers : philosophie analytique, économie comportementale, psychologie du sens commun, psychanalyse, phénoménologie, herméneutique, etc. C'est donc à ces approches méthodologiques multiples qu'il convenait de faire appel, dans une démarche résolument interdisciplinaire, pour tenter de répondre à la question dont nous sommes partis : comment concilier les deux aspects de la médecine de demain, de façon à faire en sorte qu'ils n'apparaissent plus comme contradictoires, à savoir sa haute technicité et sa haute humanité ?

Le présent ouvrage tente donc de montrer comment des questions majeures de la médecine d'aujourd'hui peuvent trouver un éclairage philosophique. Il comprend deux parties de taille inégale. La première est intitulée « Philosophie de la clinique ». Autrefois, la clinique désignait l'action médicale du médecin face à un patient couché sur lequel il se penche (du verbe grec *klinein*, s'incliner, qui a donné le latin *clinicus*, qui a trait au lit) : la clinique, c'était la « méthode médicale

---

4. Aristote, *Métaphysique*, A., 2, 982 b 10.

consistant à examiner le malade au lit ». Aujourd'hui, le plus souvent, c'est dans un autre type de posture, souvent assise, qu'a lieu la rencontre entre le médecin ou tout autre professionnel de santé et la personne qui est malade ou qui désire conserver sa santé. Mais je propose de conserver le mot de clinique pour désigner l'activité et la relation de soin.

Cette première partie repose sur une série de cours que j'ai mise en place en septembre 2019. Elle a pour but de découvrir ce qui fait qu'un être est une personne humaine, définie ici comme un être doué d'une pensée complexe. Cette *analyse de la faculté de penser* procède en sept chapitres qui abordent les aspects suivants : 1) Nécessité de la pensée, autour de Hannah Arendt. 2) Comment pensons-nous ? Qu'est-ce qu'une connaissance, qu'une compétence, qu'une croyance, qu'une émotion ? Comment ces états mentaux conduisent-ils à une action ? Cette partie fera largement appel à la philosophie analytique de l'esprit. 3) Comment raisonnons-nous *en fait* ? Cette partie montrera l'apport de l'économie comportementale révélant l'existence des biais cognitifs, autour de deux prix Nobel d'économie : Daniel Kahneman (2002), avec le Système 1 et 2 de la pensée, et Richard Thaler (2017), avec en particulier son apport au concept de *nudge* (l'art d'influencer les gens dans les politiques publiques). 4) Qu'est-ce que l'inconscient ? Autour de l'œuvre de Freud. 5) Ai-je un esprit ou seulement un cerveau ? Mes décisions sont-elles libres ? Comment ces questions ont-elles été abordées par Descartes et Spinoza et comment se posent-elles de nos jours ? 6) Comment la notion d'éthique au cours des siècles jusqu'à l'époque moderne a-t-elle émergé ? Comment, plus spécifiquement, l'idée d'autonomie est-elle entrée dans la pensée médicale, conduisant à l'invention de la bioéthique ? 7) Enfin, une introduction aux œuvres de Ricœur, Parfit et Levinas permettra de montrer l'importance de l'identité personnelle et la découverte de l'altérité comme fondements de l'éthique et de toute pratique clinique.

La deuxième partie du livre, consacrée à la « pratique de la clinique », est plus courte : en effet, elle aura seulement pour but, non pas de dire comment pratiquer la clinique (il faudrait pour cela une encyclopédie), mais de montrer comment une pratique humaine peut reposer dans sa mise en œuvre sur les fondements théoriques, philosophiques, qui auront été exposés dans la première partie du livre, qui trouveront ainsi leur justification. Plus précisément, ce livre montrera que c'est en considérant la Personne, définie comme un être doué d'une pensée complexe, et ce, encore une fois, *à la fois chez les patients et les professionnels de santé*, que la médecine peut être – ou redevenir – humaine, ce qui est le vœu des patients, mais aussi, nous l'avons vu au début de cet avant-propos, des futurs médecins et des médecins dans leur exercice quotidien. Ainsi, ce travail, qui avait au départ un but essentiellement pédagogique, m'a progressivement conduit à tenter de décrypter le véritable sens d'une médecine humaine, pour arriver à identifier celle-ci au concept de *rencontre*, d'où le sous-titre que j'ai, à la toute fin, donné à ce livre. Je montrerai qu'une telle conclusion appelle un changement de paradigme qui apparaît au terme de cette réflexion comme nécessaire pour l'avènement d'une médecine humaine.

Je suis un médecin et non un philosophe. Je n'ai pas suivi d'enseignement formel de la philosophie et je n'ai fait que lire des philosophes. Il est donc certain que mes choix de lecture ont été personnels, donc largement biaisés, partiaux, guidés par mes goûts et mes lectures antérieures. Je suis par conséquent conscient du caractère obligatoirement incomplet (bien d'autres aspects auraient pu être abordés), mais surtout superficiel du propos qui n'échappera pas aux « vrais philosophes » – je m'attends à leurs reproches s'ils me lisent.

Mais ce livre tire peut-être son intérêt, justement, du fait qu'il a été écrit par un médecin, et non par un philosophe de métier. Ceci a permis à son auteur d'être libre de tout parti pris philosophique et de toute école et, simplement, de partir de la clinique car il connaît, après quarante ans de pratique, les questions générales qui se posent au clinicien. La première partie a été écrite pour répondre à ces questions sur des arguments philosophiques : il ne s'est donc pas agi d'écrire un traité de philosophie (je n'en aurais eu ni la capacité ni la légitimité), mais seulement de montrer comment les philosophes peuvent aider les médecins à répondre aux questions qu'ils se posent. Ensuite, la deuxième partie a été écrite pour dévoiler comment ces éclairages sont utiles : ce livre est un aller-retour, parti de la médecine, se promenant sur les chemins de la philosophie, pour retourner à la médecine, et je tenterai de le montrer aussi souvent que possible. Que les philosophes me pardonnent d'inévitables égarements survenus lorsque j'ai emprunté leurs chemins.

Wittgenstein, dans ses *Investigations philosophiques*, dit que « le travail du philosophe est l'entassement des souvenirs pour un but particulier[5] ». Ainsi, peut-être ce travail de clarification et d'interprétation est-il tout de même de nature philosophique : au fond, mon « but particulier » était de trouver un fil directeur afin de comprendre le sens d'une médecine humaine, fil directeur qui ne pouvait être que de nature philosophique. Ceci m'a ainsi conduit à essayer d'établir une sorte d'anthologie ordonnée de textes philosophiques qui éclairent ce sens. Anthologie : il s'agissait de montrer que les fleurs présentées ne sont pas séchées, mais bien vivantes. Anthologie : il m'arrivera de faire de longues citations, exposant les fleurs elles-mêmes dans leur singulière beauté, car pourquoi tenter de paraphraser des textes qui se suffisent à eux-mêmes ?

Enfin, je souhaitais aussi communiquer le plaisir qu'un médecin peut prendre à lire les philosophes, en découvrant avec jubilation que ce qu'ils disent illumine soudain, comme un éclair, tel ou tel aspect de son métier. Cette jubilation que j'ai souvent ressentie, j'ai voulu la partager avec les soignants futurs, quels qu'ils soient (étudiants en médecine ou en soins infirmiers, futurs pharmaciens, sages-femmes, kinésithérapeutes,

---

5. Wittgenstein L., *Tractatus logico-philosophicus* suivi d'*Investigations philosophiques*, § 127, trad. Klossowski P., Paris, Gallimard, coll. « Tel », 1961, 378 p.

diététiciennes, etc.), mais aussi actuels. Mon espoir est que ce livre les guide dans leurs propres lectures et approfondissements. Et puis, s'il était aussi lu par le grand public, qui est de fait celui des patients, présents ou futurs, peut-être pourrait-il leur donner aujourd'hui une belle idée, humaine, de la médecine de demain.

PARTIE I

PHILOSOPHIE DE LA CLINIQUE

> La philosophie doit être d'une quelconque manière utile et on doit la prendre au sérieux, elle doit clarifier nos pensées et par là nos actions.
>
> Frank Ramsey, *Philosophie*, 1929

I

Introduction : la faculté de penser

À quoi pensez-vous précisément en ce moment, en regardant cette page ? Peut-être êtes-vous en train de repenser à l'avant-propos que vous venez de lire, vous demandant si cela vaut le coup de lire ce livre, ou bien vous vous demandez ce que signifie le titre de cette introduction, ou bien vous jetez un coup d'œil à la Figure ci-dessous, ou bien vous pensez à toute autre chose, mais il est peu probable que vous ne pensiez *à rien* : nous passons plus ou moins notre vie à penser, même la nuit quand nous rêvons, ou le matin lorsque nous essayons de rattraper ce drôle de rêve que nous avons fait, qui s'enfuit et dont nous ne nous souvenons déjà plus. En pensant, nous nous racontons quelque chose, nous nous posons des questions, nous nous parlons à nous-mêmes dans une sorte de monologue silencieux.

Ce dont il va être question dans ce livre est un certain type de pensée, celle qui va à la recherche du sens. Penser sert en effet notamment à s'expliquer des phénomènes que nous observons en ce moment et qui parfois nous étonnent, mais aussi, à comprendre le sens de nos actions, ou même de notre vie en général. Or, le mot *sens* a deux acceptions, signification et direction, et, concernant le sens de nos actions, on ne le perçoit souvent pleinement qu'après coup, après qu'on a agi lorsqu'on était à une de ces croisées des chemins qui jalonnent le chemin irrégulier de notre existence : la faculté de penser qui sera examinée ici est donc d'abord une faculté d'évaluation.

J'ai essayé de représenter sur une Figure ce que pourrait être, d'une manière générale, cette découverte du sens de notre vie en général, et l'on voit apparaître trois pôles qui le font émerger : savoir, faire, être.

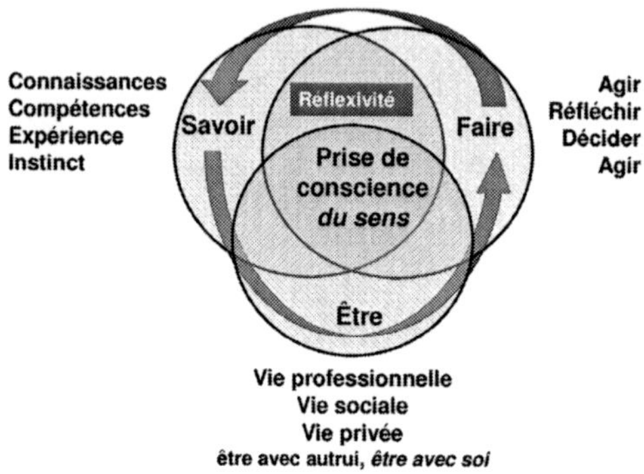

Figure 1. Les trois pôles de la vie et la boucle de réflexivité

Il y a d'abord un premier pôle, cognitif, qui fait de la personne un être capable d'un *savoir* : par savoir, il ne faut pas se limiter à ce qu'elle sait (connaissances) ou sait faire (compétences), ou enfin ce bagage qu'elle a accumulé au fil de sa vie (expérience) ; il faut aussi lui reconnaître une capacité que l'on peut décrire sous le terme d'instinct, dans lequel il y a, comme en arrière-plan, tout un tas d'acquis, de préjugés, conscients ou inconscients, implicites ou explicites, rationnels ou irrationnels, cognitifs ou émotionnels.

Le deuxième pôle, après celui du savoir, est celui du *faire*. Nous ne passons pas notre vie dans un état contemplatif, nous agissons. *Vita activa* versus *vita contemplativa*. Cette activité consiste à raisonner sur la base des éléments du premier pôle du savoir, à réfléchir sur ses composants. Elle nous permet de décider, enfin d'agir. Dans le pôle du faire, j'ai ainsi mis une activité qui consiste à réfléchir, capacité que l'on peut résumer sous le terme de jugement, ou plutôt de réflexivité, car c'est elle qui permet de forger l'expérience qui fait partie du pôle du savoir. On voit ainsi que la réflexivité est une boucle joignant les deux pôles du faire et du savoir.

Enfin, il y a le pôle de l'*être*. C'est *qui* pense quoi et *qui* fait quoi. C'est ce que nous sommes vraiment, c'est notre vie. Cette vie a elle-même trois composantes, professionnelle, sociale et privée. Chacun de nous a une vie publique et une vie intime. Encore plus que les deux premiers pôles, du savoir et du faire, qui pourraient se passer dans la stricte intimité du moi, être implique un *être avec* : qu'il s'agisse de la vie professionnelle, de la vie sociale ou de la vie privée, je suis avec autrui : sur son île, Robinson finit par rencontrer Vendredi. Et voici qu'apparaît un phénomène inattendu : être avec, ce n'est pas seulement être avec autrui, c'est aussi *être avec soi*, impliquant un retour à la vie contemplative, où l'être considère non seulement ce qu'il essaie de comprendre et ce qu'il fait, mais aussi *ce qu'il est*, répondant à l'une des premières injonctions philosophiques, inscrite à l'aube de la pensée philosophique sur le fronton du temple de Delphes : Γνῶθι σεαυτόν, *gnothi séauton,* connais-toi toi-même.

Alors, pourquoi, dans cette tentative de construire la théorie d'une médecine humaine, qui fait l'objet de ce livre, fallait-il passer par une étude de cette faculté de penser ? C'est qu'elle implique une interaction entre deux protagonistes, des soignants et des soignés, qui sont des êtres pensants, et c'est en cela qu'ils sont humains, qu'ils sont des *personnes. Mais comment deux personnes peuvent-elles penser ensemble ?* C'est donc en essayant de comprendre ce qu'est cette faculté de penser dans le cadre de leur rencontre que l'on pourra construire une médecine humaine : la première partie du livre, consacrée à cette recherche, doit ainsi être lue comme une préparation à cette construction.

On notera sur notre Figure un élément essentiel : la pensée a été définie comme une boucle désignée sous le terme de réflexivité qui englobe en les réunissant les trois pôles du savoir, du faire et de l'être.

Alors, la pensée en tant que recherche du sens *représente une nécessité.*

II

Nécessité de la pensée

Que se passerait-il, si tout d'un coup, *nous arrêtions de penser ou si l'on nous y forçait*?

Ceci est arrivé de manière cataclysmique dans l'histoire contemporaine, sous la forme du totalitarisme, et c'est par l'analyse de cet événement que nous commencerons cette « philosophie de la clinique », avec Hannah Arendt (1906-1975) : en effet, cette philosophe a su tirer les leçons des deux drames principaux qui ont émaillé son siècle, sous la forme de deux entreprises totalitaires monstrueuses, l'hitlérisme et le stalinisme. Elle y a vu, de manière lucide, une nature radicalement différente de tous les systèmes despotiques qui les avait précédées : elle a décrit non sans effroi jusqu'où l'homme est capable d'aller, vers un mal *a priori* inimaginable, incompréhensible, impensable dans le cadre de l'humanité. Elle a voulu analyser les racines de ce mal absolu. Elle en a tiré une contribution importante pour comprendre ce qu'est, justement, l'humanité, ce qui nous ramène au but de ce livre.

Un point culminant de la réflexion de Hannah Arendt est sans doute sa réflexion sur le « cas Eichmann », à l'occasion du procès de celui qui avait été, trente ans auparavant, un organisateur de premier plan de ce mal absolu représenté par la Shoah. D'une manière « clinique », elle a identifié la cause profonde qui, à ses yeux, permettait d'expliquer ce qui semblait inexplicable : Eichmann avait pu accomplir ses actes inhumains sans se poser de question, en fait *parce qu'il avait arrêté de penser*. Il avait cessé de manifester cette faculté qui définit l'être humain.

Entreprendre l'étude de la faculté de penser en médecine justifiait donc de commencer par une invocation de cette philosophe majeure du XXe siècle.

1. Hannah Arendt, une vie

Hannah Arendt naît en 1906 à Hanovre, en Allemagne, dans une famille juive progressiste[1]. Ses parents n'étaient pas religieux. Son père mourut alors qu'elle avait sept ans. Enfant extraordinairement douée, elle n'a que 14 ans quand elle lit pour la première fois la *Critique de la raison pure* de Kant. Ayant un goût tout particulier pour la poésie grecque et une mémoire qui se révélera étonnante, elle pouvait réciter par cœur de nombreux poèmes. À la fin de sa vie, quand elle travaillera à son dernier ouvrage, *La Vie de l'esprit*, elle citait souvent de mémoire les philosophes qu'elle convoquait pour illustrer sa pensée.

Après son baccalauréat en 1924, elle partit à Marburg pour étudier la philosophie chez Martin Heidegger, qui, alors âgé de 37 ans, était en train d'élaborer un livre qui allait rapidement être considéré comme une des œuvres philosophiques les plus importantes du XXe siècle, *Être et Temps* (*Sein und Zeit*). Elle eut avec Heidegger une relation amoureuse. Elle le revit après la guerre bien que Heidegger, en 1933, ait adhéré au système nazi, faute que beaucoup ne lui pardonnèrent jamais. En 1925, elle alla à Fribourg suivre l'enseignement d'Edmund Husserl, le fondateur de la phénoménologie. Elle passa son année de maîtrise à Heidelberg chez Karl Jaspers, à qui Husserl l'avait recommandée. Elle considéra toute sa vie Jaspers comme son

1. Les éléments biographiques donnés ici sont issus de l'ouvrage qui lui est consacré par Wolfgang Heuer (1987). Heuer Wolfgang, *Hannah Arendt*, trad. Chambon J.T., Paris, Jacqueline Chambon Éditions, 2005, 235 p.

véritable maître et le revit à de nombreuses reprises après la guerre. C'est sous sa direction qu'elle passa en 1928 sa thèse sur *Le concept d'amour chez Augustin*. En 1929, elle s'installa à Berlin avec Günther Stern (connu sous le nom de Anders), qu'elle épousa.

En 1933, Hitler fut nommé chancelier du Reich, et la persécution des juifs commença. Hannah Arendt quitta Berlin dès 1933 et rejoignit Paris, où commença le début de sa vie politique. En particulier, elle travailla dans différentes associations sionistes. Elle rencontra de nombreux réfugiés, dont Walter Benjamin, chez qui elle fit la connaissance de Heinrich Blücher qu'elle épousa en 1940, ayant divorcé de Stern en 1937. En 1940, Hannah Arendt fut déportée dans le camp de Gurs (près des Pyrénées) dont elle fut libérée au bout de cinq semaines. Avec sa mère et Blücher, elle put partir pour New York en passant par Lisbonne. Pendant la guerre, elle vécut en publiant des articles dans un journal d'émigrés juifs allemands.

Peu de temps avant la fin de la guerre, elle avait commencé à travailler aux *Origines du totalitarisme*, qui fut publié en 1951 et qui la fit connaître, conduisant à de nombreuses invitations à donner des conférences dans diverses universités. C'est cette année-là qu'elle obtint la nationalité américaine. La deuxième grande œuvre de cette période fut *Condition de l'homme moderne*, publié en 1958, qui remporta un succès extraordinaire.

En 1961 s'ouvrit le procès d'Eichmann à Jerusalem et Hannah Arendt proposa au *New Yorker* d'aller couvrir ce procès comme reporter. Elle voulait *voir* celui qui était pour elle l'incarnation même du mal radical. De cette extraordinaire expérience, elle tira un livre, *Eichmann à Jerusalem, essai sur la banalité du mal*, qui devait paraître l'année suivante et fit l'objet d'une controverse : Hannah Arendt avait non seulement analysé d'une manière froide et lucide, presque clinique, le cas Eichmann, mais avait aussi mis en lumière le fait que le système nazi avait conduit les juifs à participer à leur propre anéantissement. Cet événement majeur de la vie intellectuelle de Hannah Arendt est superbement mis en scène dans le film *Hannah Arendt* de Margarete von Trotta (2012). La force du film vient du fait qu'on ne voit pas les atrocités commises, que chacun connaît dans leur caractère extraordinaire et leur ampleur, mais qu'on en voit l'un des instigateurs, qui n'est pas « joué » par un acteur : comme l'avait fait Hannah Arendt, le spectateur rencontre avec stupeur le personnage Eichmann lui-même, filmé au moment de son procès.

En 1963, Hannah Arendt obtint la chaire de science politique de l'université de Chicago et, en 1967, elle devint professeure à l'université New School for Social Research à New York. En 1973, elle donna une conférence sur la pensée dans le cadre des prestigieuses conférences de Gifford. Elle commença alors la préparation de son œuvre philosophique principale, *La Vie de l'esprit*. Cet ouvrage devait avoir trois parties, la faculté de penser, la faculté de vouloir, et la faculté de juger. Seules les deux premières parties furent achevées, la dernière fut publiée en l'état. En effet, en décembre 1975, elle eut une attaque cardiaque qui l'emporta. Son ami de toujours, le philosophe Hans Jonas, autre élève d'Heidegger, prononça son éloge funèbre.

2. Hannah Arendt, une œuvre cohérente

L'œuvre de Hannah Arendt est donc fondamentalement une réflexion sur la réponse à donner au problème du mal. Le mal, elle l'avait connu dans sa chair, d'abord lorsqu'elle fut obligée de quitter l'Allemagne en 1933. En 1940, elle fut elle-même internée dans un camp dont, heureusement, elle fut libérée quelques semaines plus tard et elle put partir en exil. C'est sa découverte, avec horreur, du mal absolu des camps de concentration nazis qui la conduisit à une réflexion systématique sur le totalitarisme, dont, on le verra, ils sont les « laboratoires ». On comprend sa stupéfaction lorsqu'elle découvrit ensuite la banalité du mal sous les traits d'Eichmann, qui en avait été un organisateur majeur.

L'autre partie de son œuvre, consacrée à une description de l'homme moderne et aux différents aspects de sa vie active, puis à l'admirable analyse de ces trois fonctions qui caractérisent l'être humain, le penser, le vouloir et la faculté de juger, représentent autant de réponses lucides à la question de savoir comment, face au mal, une issue est possible. Dans ce sens, la réflexion de Hannah Arendt, d'abord comme philosophe politique, puis comme philosophe au sens général du terme, conduit inévitablement à la nécessité d'une éthique : on a dit que l'éthique, et singulièrement l'éthique biomédicale avec le code de Nuremberg[2], était née sur les cendres de la Shoah.

Hans Jonas (1903-1993), lui aussi élève de Husserl et de Heidegger, lui aussi exilé dès 1933, d'abord en Palestine puis aux États-Unis, ami de Hannah Arendt dont il prononça l'éloge funèbre, avait au fond conduit une démarche analogue. Mis en face de l'horreur nazie, il tira sa réflexion *Le Concept de Dieu après Auschwitz* (1994). Mais il pressentait aussi la possibilité de survenue d'une nouvelle catastrophe, celle de la destruction, des mains mêmes de l'homme, de la planète que nous devrions laisser en héritage aux générations futures. Cette réflexion, il l'exprima dans son livre fondateur de l'écologie, plus actuel que jamais, *Le Principe responsabilité* (1979). Dans ce livre, il cite le chœur d'Antigone, rappelant que toute action humaine est une croisée des chemins. Il est beau de voir évoqué dans ce texte de Sophocle le pouvoir de la médecine et sa limite :

> Contre la mort seule l'homme n'aura pas de charme permettant de lui échapper, bien qu'il ait déjà su, contre les maladies les plus opiniâtres, imaginer plus d'un remède.

---

2. <https://www.espace-ethique.org/ressources/article/du-proces-au-code-de-nuremberg-principes-de-lethique-biomedicale>

> Mais, ainsi maître d'un savoir dont les ingénieuses ressources dépassent toute espérance, il peut prendre ensuite la route du mal tout comme du bien.

2.1 Les origines du totalitarisme

Le totalitarisme est d'abord une négation de la personne : il constitue une idéologie qui fait disparaître les individus organisés en classes, qu'elle transforme en *masses*. Dans cette idéologie, le monde obéit à des lois, de la Nature (hitlérisme) ou de l'Histoire (stalinisme). Cette idéologie est en mouvement, conduit par un chef.

Elle recourt à la terreur, reposant sur l'idée que tout étant permis, tout devient possible : comme l'écrira Paul Ricœur dans sa préface au livre suivant de Hannah Arendt, *Condition de l'homme moderne*,

> la prolifération de l'analyse ne fait qu'épaissir l'énigme. Il faut, une bonne fois, faire face à l'hypothèse monstrueuse : le saut du « tout est permis » au « tout est possible », selon le mot de David Rousset. Or ce saut est proprement *inexplicable*[3].

Mais il conduit à construire des camps qui sont de véritables laboratoires :

> les camps de concentration et d'extermination des régimes totalitaires servent de laboratoires où la croyance fondamentale du totalitarisme – tout est possible – se trouve vérifiée.

L'idéologie totalitaire utilise comme méthode l'isolement et le déracinement des hommes qui n'appartiennent plus au monde, ni public, ni privé et qui, n'ayant plus de choix, ne

---

3. Ricœur Paul, préface à *Condition de l'homme moderne*, p. 12, in Arendt Hannah, *Condition de l'homme moderne*, trad. Fradier G., Paris, Calmann-Lévy, coll. « Pocket Agora », 1983, 406 p.

peuvent qu'accepter et participer au système : sa véritable horreur est qu'elle règne sur une population complètement soumise. Hannah Arendt décrit ainsi ce concept d'isolement et de déracinement, utilisant le terme de *désolation* (au sens de déracinement, d'avoir perdu son sol) :

> On a souvent observé que la terreur ne régnait absolument que sur les hommes qui sont isolés les uns des autres, et qu'en conséquence, le premier souci de tous les régimes tyranniques est de provoquer cet isolement [...] Les hommes isolés n'ont par définition aucun pouvoir [...] Être déraciné, cela veut dire n'avoir pas de place dans le monde, reconnue et garantie par les autres ; être inutile, cela veut dire n'avoir aucune appartenance au monde, être superflu [...] L'isolement requiert que l'on soit seul alors que le déracinement n'apparaît jamais mieux qu'en compagnie[4].

Réduits à l'état de *masse*, les individus sont à la fois isolés et ensemble, dans des camps de *concentration*.

2.2 Eichmann et l'arrêt de la pensée

Adolf Eichmann, né en 1906, gravit tous les échelons de la SS. Il devint un organisateur majeur de l'extermination des juifs pendant la deuxième guerre mondiale. Après la guerre, il réussit en 1950 à se réfugier en Argentine. Il fut capturé en 1960 par les Israéliens qui organisèrent son procès à Jerusalem (1961). Il fut condamné à mort et pendu (1962).

Hannah Arendt demanda au *New Yorker* de couvrir ce procès, car elle voulait voir de ses yeux cet être qui représentait pour elle l'organisateur de l'horreur du totalitarisme nazi, dont elle avait analysé l'essence du mal qu'il représentait. Or, avec surprise, elle se trouva en présence d'un personnage insignifiant,

---

4. Arendt Hannah, *Les Origines du totalitarisme, 3. Le système totalitaire*, trad. Bourget J.-L., Davreu R., Lévy P., Paris, Seuil, coll. « Points », 1972, 313 p., p. 224-226.

n'éprouvant aucun regret : il trouvait plutôt du plaisir et de la fierté à obéir aux ordres ; il avait accompli au mieux le projet qu'on lui avait confié. Par moments, ses réponses aux questions des juges en devenaient comiques.

Hannah Arendt tira cette terrible conclusion, comme un diagnostic : *il avait arrêté de penser.* À la suite de son reportage elle écrivit un livre, *Eichmann à Jerusalem*, avec le sous-titre : *Essai sur la banalité du mal* dont l'explication apparaît à la fin du livre : « [...] la leçon que nous a apprise cette longue étude sur la méchanceté humaine : la terrible, l'indicible, l'impensable banalité du mal[5]. »

Elle reviendra de manière explicite sur son « diagnostic » dans l'Introduction de *La Vie de l'esprit :*

> Les actes étaient monstrueux, mais le responsable, tout au moins le responsable hautement efficace qu'on jugeait alors – était ordinaire, comme tout le monde, ni démoniaque, ni monstrueux. La seule caractéristique notable qu'on décelait dans sa conduite, passée ou bien manifestée au cours du procès, était de nature entièrement négative : ce n'était pas de la stupidité, mais un manque de pensée. C'est cette absence de pensée, tellement courante dans la vie de tous les jours où l'on a à peine le temps et pas davantage l'envie, de s'arrêter pour réfléchir – qui éveilla mon intérêt[6].

Comment ne pas voir dans cette *banalité du mal* un avertissement pour les générations futures, un avertissement ayant une portée générale ? Mais aussi un avertissement pour le sujet qui nous intéresse : évidemment sans aucune mesure avec ce qui s'était passé, faute de pensée, une inhumanité de la médecine est possible.

---

5. Arendt Hannah, *Eichmann à Jerusalem*, trad. Guérin A., Paris, coll. « folio », 1991, 484 p., p. 408.

6. Arendt H., *La vie de l'esprit, I. La pensée*, trad. Lotringer L., Paris, Presses Universitaires de France, coll. « philosophie d'aujourd'hui », 244 p., p. 18-19.

2.3 Condition de l'homme moderne

Paul Ricœur, dans sa préface à ce livre, montre la continuité qui existe entre *Condition de l'homme moderne* et *Les Origines du totalitarisme* :

> ce rapport résulte de l'inversion de la question posée par le totalitarisme ; si l'hypothèse : tout est possible conduit à la destruction totale, quelle barrière et quelle ressource la condition humaine elle-même oppose-t-elle à cette hypothèse terroriste ? C'est ainsi qu'il faut lire *Condition de l'homme moderne*, comme le livre de la résistance et de la reconstruction.

Dans ce livre, consacré surtout à la vie active et moins à la vie contemplative, Hannah Arendt distingue dans la première *le travail*, dont le fruit est périssable, a vocation à être consommé afin d'assurer la conservation de la vie ; *l'œuvre*, qui prend place dans le monde et le constitue, qui dure et pourra être utilisée par les générations suivantes : on peut prendre comme exemple une maison, une œuvre d'art ; enfin, *l'action*, cette capacité de prendre une initiative, dévoilant l'unicité de l'homme, qui en agissant indique qu'il a existé ; l'action est à la fois irréversible par ses conséquences et imprévisible : elle peut manquer son but.

Les premiers mots du livre, illustrant la clarté du style de Hannah Arendt, introduisent une notion qui sera essentielle dans le cadre de ce livre. C'est l'individualité de la personne :

> Je propose le terme de *vita activa* pour désigner trois activités humaines fondamentales : le travail, l'œuvre et l'action. Elles sont fondamentales parce que chacune d'elles correspond aux conditions de base dans lesquelles la vie sur terre est donnée à l'homme. [...] La condition humaine du travail est la vie elle-même [...] La condition humaine de l'œuvre est l'appartenance au monde. L'action, la seule activité qui mette directement en rapport les hommes, sans intermédiaire des objets ni de la matière, correspond à la condition

> humaine de la pluralité, au fait que ce sont des hommes et non pas l'homme qui vivent sur terre et habitent le monde. L'action serait un luxe superflu, une intervention capricieuse dans les lois générales du comportement, si les hommes étaient les répétitions reproduisibles à l'infini d'un seul et unique modèle, si leur nature ou essence était toujours la même, aussi prévisible que l'essence ou la nature d'un objet quelconque. La pluralité est la condition de l'action humaine, parce que nous sommes tous pareils, c'est-à-dire humains, sans que jamais personne soit identique à aucun autre homme ayant vécu, vivant, ou encore à naître[7].

Hannah Arendt insiste également sur le fait que l'action et la parole sont étroitement apparentées :

> c'est que l'acte primordial et spécifiquement humain doit en même temps contenir la réponse à la question posée a tout nouveau venu : « qui es-tu ? » Cette révélation de qui est quelqu'un est implicite aussi bien dans ses actes que dans ses paroles ; il est clair, cependant, que l'affinité entre la parole et la révélation est beaucoup plus intime qu'entre l'action et la révélation, de même que l'affinité entre action et commencement est beaucoup plus intime qu'entre parole et commencement, encore que bien des actes, sinon la plupart, sont accomplis en manière de langage. En tout cas, sans l'accompagnement du langage, l'action ne perdrait pas seulement son caractère révélateur, elle perdrait aussi son sujet, pour ainsi dire ; il n'y aurait pas d'hommes mais des robots exécutant des actes qui, humainement parlant, resteraient incompréhensibles.

Enfin, elle ajoute un point qui se révélera capital lorsque, dans la deuxième partie de ce livre, nous aurons à examiner la rencontre entre les deux acteurs du soin, le soignant et le soigné :

7. Arendt Hannah. *Condition de l'homme moderne*, *op. cit.*, p. 42, 43.

> L'action ne serait plus action parce qu'il n'y aurait plus d'acteurs, et l'acteur, le faiseur d'actes, n'est possible que s'il est en même temps diseur de paroles. L'action qui commence est révélée humainement par le verbe, et bien que l'on puisse percevoir son acte dans son apparence physique brute sans accompagnement verbal, l'acte ne prend un sens que par la parole dans laquelle l'agent s'identifie comme acteur, annonçant ce qu'il fait, ce qu'il a fait, ce qu'il veut faire. Il n'y a pas d'activité humaine qui ait autant que l'action besoin de la parole[8].

Importance de la parole, d'un point de vue général, philosophique. Nous retrouverons cette idée tout au long de ce livre, notamment lorsque nous aborderons la pensée de Paul Ricœur et d'Emmanuel Levinas. Mais n'est-ce pas, à nouveau, un *critère qui fera qu'une médecine est humaine*, pour reprendre l'objet de ce livre ?

De plus, l'homme est mortel.

> Laissées à elles-mêmes, les affaires humaines ne peuvent qu'obéir à la loi de la mortalité, la loi la plus sûre, la seule loi certaine d'une vie passée entre naissance et mort. C'est la faculté d'agir qui interfère avec cette loi parce qu'elle interrompt l'automatisme inexorable de la vie quotidienne, laquelle [...] a déjà interrompu et troublé le processus ou la vie biologique. La vie de l'homme se précipitant vers la mort entraînerait inévitablement à la ruine, à la destruction, tout ce qui est humain, n'était la faculté d'interrompre ce cours et de commencer du neuf, faculté qui est inhérente à l'action comme pour rappeler constamment que les hommes, bien qu'ils doivent mourir, ne sont pas nés pour mourir, mais pour innover. Le miracle qui sauve le monde, le domaine des affaires humaines, de la ruine normale, naturelle, c'est finalement le fait de la natalité, dans lequel s'enracine ontologiquement la faculté d'agir. En d'autres termes : c'est la naissance d'hommes nouveaux, le fait qu'ils commencent à

8. *Ibid.*, p. 235.

> nouveau l'action dont ils sont capables par droit de naissance. [...] C'est cette espérance et cette foi dans le monde qui ont trouvé sans doute leur expression la plus succincte, la plus glorieuse dans la petite phrase des Évangiles annonçant leur bonne nouvelle : « un enfant nous est né[9] ».

Ainsi, la deuxième œuvre de Hannah Arendt se conclut sur une vision optimiste, *glorieuse.*

2.4 La pensée, créatrice de la durée

Dans le premier volume, *La Pensée,* de son livre consacré à *La Vie de l'esprit,* Hannah Arendt pose une question : *où est-on quand on pense*? Pour répondre, elle commente un aphorisme de Kafka[10] (figure 2).

> Il a deux adversaires. Le premier le presse sur ses arrières depuis le début. Le second arrête sa progression. Il lutte contre eux deux. Plus exactement le premier le soutient dans sa lutte contre le second car il veut le pousser vers l'avant. Symétriquement le second soutient sa lutte contre le premier car il veut le repousser en arrière. Mais tout cela n'est que théorie. En effet il n'y a pas que les deux adversaires, lui aussi tient sa place, et qui connaît vraiment ses intentions ? En tout cas il rêve qu'il profitera d'un instant où la surveillance se relâchera, par une nuit d'encre comme on n'en a pas encore connu, et qu'il bondira au-dessus de la ligne de front et, profitant de son expérience du combat, il se fera reconnaître comme arbitre du combat entre ses deux adversaires.

---

9. *Ibid.*, p. 312-314.

10. Kafka Franz, *Aphorismes*, édition bilingue, trad. Fillion G., Nantes, Joseph K., 1994, 88 p., p. 13.

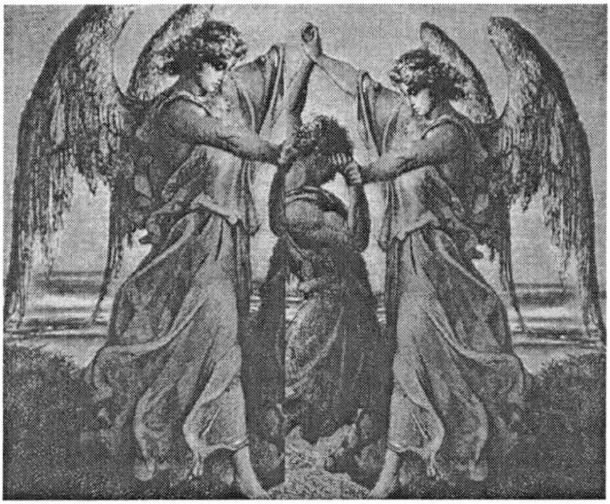

Figure 2. Le combat de « il » avec ses deux adversaires

Cette parabole, que j'ai représentée ici en recomposant le *Combat de Jacob avec l'ange* de Gustave Doré, permet à Hannah Arendt de placer le processus de pensée dans une conception du temps.

> À mes yeux, cette parabole décrit la sensation du temps telle que la perçoit le moi pensant [...]. La scène est un champ de bataille où s'affrontent les forces du passé et du futur [...]. La parabole de Kafka ne s'applique pas à l'homme plongé dans ses activités journalières, mais uniquement au moi pensant, dans la mesure où il s'est placé en retrait du mouvement de la vie. Le fossé entre passé et futur ne se creuse qu'au cours de la réflexion, dont le sujet même est ce qui est absent – soit pour avoir disparu, soit pour n'être pas encore apparu. La réflexion amène ces « régions » absentes en présence de l'esprit : sous cet angle, on peut comprendre l'activité de penser comme une lutte contre le temps lui-même. C'est seulement parce qu'« il[11] » pense et, par conséquent, n'est plus pris dans le courant

11. Cet aphorisme de Kafka fait partie d'une série d'aphorismes dont le sujet est « il » (*Er* en allemand).

> continu de la vie quotidienne au milieu du monde des phénomènes, que le passé et le futur se manifestent comme de pures entités, tant et si bien qu'« il » peut prendre conscience d'un « ne plus » qui le pousse de l'avant et d'un « pas encore » qui le renvoie en arrière. [...] Dans ce creux entre passé et futur, on trouve sa place dans le temps quand on pense, c'est-à-dire quand on a suffisamment de recul par rapport au passé et au futur pour se voir confier la responsabilité d'en découvrir la signification, et d'assumer par là le rôle d'arbitre, de juge des affaires multiples, sans fin, de l'existence humaine, sans jamais en élucider pour de bon les énigmes, mais toujours prompt à apporter de nouvelles réponses à la question de savoir ce que c'est que tout ça[12].

On peut voir cette réponse comme un retour, après l'exploration de la *Vita activa* de *Condition de l'homme moderne*, à la *Vita contemplativa*. Le *cogito*, je pense, donc je suis peut ainsi être remplacé par un *je pense, donc j'existe dans le présent* : la pensée est créatrice du présent. L'absence de *penser* retire le présent du temps qui devient une flèche allant directement du passé au futur, de la naissance à la mort. La vie contemplative donne son sens à la vie active et toute la suite de notre réflexion visera à préciser cette capacité du penser à justifier l'agir – c'est-à-dire le fondement de l'éthique.

2.5 Une leçon pour la médecine

Cette introduction à la pensée de Hannah Arendt avait pour objectif de montrer que celle-ci peut avoir une résonance pour la pratique médicale. D'abord, la terrible observation de la disparition de l'individu dans la masse réalisée par les idéologies totalitaires rappelle de manière bouleversante la beauté de l'individualité, de ces êtres humains qui existent en tant que tels parce qu'ils sont uniques, dont les actions

---

12. Arendt Hannah, *La Vie de l'esprit*, *op. cit.*, p. 234.

sont possibles en tant que telles grâce à leur rencontre qui les conduit à se parler, sinon, ils agiraient comme des robots : ce mot, utilisé par Hannah Arendt, a aujourd'hui un caractère presque prophétique, au moment du développement de l'intelligence artificielle.

Dans toute pratique, qui est un agir, il est nécessaire de se donner le temps de penser, pour être dans le présent : sinon on passe directement du passé au futur, et on meurt, sans avoir réellement existé. En médecine, cette idée est magnifiquement illustrée par cet infirmier-réanimateur, joué par Nicolas Cage dans le film *À tombeau ouvert* de Martin Scorsese, qui passe d'un cas à l'autre de manière effrénée, le *burn-out* étant assuré : il roule vers la mort.

J'avais utilisé la métaphore de Kafka et son analyse par Hannah Arendt comme conclusion de mon livre *Une Théorie du soin*. En effet, comme nous le verrons, la personne malade, elle aussi, est un être luttant entre les forces du passé – la nostalgie de la santé perdue – et du futur. Une signification du soin apparaissait alors : comment l'amener à comprendre qu'elle peut, comme le « il » de la métaphore de Kafka, si elle le désire, s'élever au rôle d'arbitre, en quelque sorte en s'extrayant du combat qui est celui de la maladie contre la vie, ou, comme nous le verrons plus loin dans ce livre, un combat entre elle et elle-même.

Hannah Arendt insiste aussi sur le fait que les hommes agissent et pensent ensemble, en se parlant. L'exercice de la médecine ne peut être un exercice silencieux lors de la rencontre entre le médecin et le patient. L'un et l'autre doivent se parler pour sortir de ce que Jay Katz a appelé « le monde silencieux du docteur et du patient », qui empêche toute participation du patient aux décisions qui le concernent[13]. De plus, les hommes travaillent ensemble : la médecine ne peut pas être exercée de manière solitaire et, ici aussi, la communication est essentielle.

---

13. Katz Jay, *The silent world of doctor and patient*, Baltimore, John Hopkins Unversity Press, 1983, 320 p.

Combien d'erreurs médicales pourraient être évitées par une communication appropriée ! Combien de conflits entre les médecins et leurs patients sont simplement dus à un défaut criant de communication ! Nous reverrons à plusieurs reprises les fondements théoriques de cette importance de la parole dans cette *rencontre* qui fait l'objet de ce livre.

Enfin, cesser de penser représente un « péché capital » pour un être humain. En médecine, cela conduit à oublier de distinguer le possible, techniquement, et le permis, éthiquement. Arrêter de penser, et tout devient permis et donc possible : c'est la terrible leçon de ce qui s'était passé au XXe siècle, mais qui risque de se reproduire. Or, justement, tout ne peut pas être permis, c'est la seule barrière qui nous protège contre le *tout sera possible*. On voit ici une mission de l'éthique médicale, qui est de réaliser une sorte d'auto-censure prédictive en sachant au besoin utiliser des moratoires.

Pour illustrer cette conclusion qui pourrait paraître discutable, je prendrai un exemple médical. Face à la pénurie d'organes en vue de transplantation, on s'interrogea sur la possibilité d'utiliser des organes d'animaux (« xénotransplantation »).

Mais en 1998, on découvrit que des rétrovirus endogènes porcins pouvaient infecter des cellules humaines en culture, éventuellement les transformer. N'allait-on pas prendre le risque de créer de nouvelles maladies, comme un nouveau sida ? Ce fut l'honneur des immunologistes que de demander un *moratoire* (interrompons notre action pour réfléchir) sur tous les essais cliniques qui pourraient tenter de continuer à valider le concept de xénotransplantation chez l'homme. À ceux qui s'opposaient à ce moratoire, l'immunologiste Robin Weiss, dans un éditorial publié dans la revue *Nature*, déclara :

> *I'm not telling you that it would be better not to realize clinical trials, but I ask you the question : did you stop thinking*[14] *?*

---

14. Weiss Robin, « Last chance to stop and think on risks of xenotransplants », *Nature*, n° 391, janvier 1998, p. 321-322.

Je ne suis pas en train de vous dire qu'il serait meilleur de ne pas réaliser des essais cliniques, mais je vous pose la question : avez-vous arrêté de penser ?

III

Comment pensons-nous ?

Le chapitre précédent a montré pourquoi la pensée représentait une nécessité. Mais il faut maintenant comprendre *comment* nous pensons, en tentant de décrire les processus qui se passent « dans notre tête ». Cette question est pertinente pour notre objectif, la construction d'une médecine humaine. En effet, comme ceci apparaîtra dans la deuxième partie de ce livre, le médecin, souvent, éprouve des difficultés à comprendre les comportements de ses patients, par exemple lorsqu'ils ne suivent pas ses prescriptions : lui-même avait eu des raisons de faire ces prescriptions, et si le patient ne les suit pas, c'est sans doute qu'il a des raisons de ne pas les suivre. Mais qu'est-ce que « la raison d'une action » ? Au fond, que voulons-nous dire par là ?

Cette question a toute sa justification dans ce livre qui se propose d'établir les fondements théoriques d'une médecine humaine : ainsi que je l'ai indiqué, je définis une médecine humaine comme une médecine qui admet qu'elle repose sur l'interaction de deux personnes qui appliquent leur faculté de penser. Il est donc nécessaire d'aborder la question des *mécanismes* de la pensée humaine. Ces mécanismes sont complexes, ce qui explique la longueur de ce chapitre.

Par mécanismes, on peut entendre des processus biologiques, *cérébraux*. Mais on peut aussi se cantonner à des processus *mentaux* et c'est ce type de description qui sera développé ici. Dans ce chapitre, je proposerai une hypothèse et un objectif. L'hypothèse initiale est la suivante : il existe des outils de la pensée appelés « états mentaux » et ces états mentaux ont des effets *causaux*, au sens propre, de même que la force de gravitation *cause* la chute de la pomme ou que l'insuline *cause* la baisse de la glycémie. Disons-le d'emblée : cette hypothèse d'une causalité mentale n'est qu'une hypothèse initiale, un point de départ permettant de décrire des mécanismes qui font que l'esprit humain est rationnel, leur absence expliquant que l'irrationalité soit possible. Plus loin dans ce livre, nous reprendrons cette hypothèse et nous verrons que d'autres conceptions de l'esprit sont possibles, notamment lorsqu'il s'agira de tenter de faire le lien entre le mental et le cérébral.

Quant à l'objectif, il devient tout d'un coup très ambitieux : il s'agit ni plus ni moins de proposer une sorte de physiologie et même de physiopathologie de l'esprit[1].

1. PRÉLIMINAIRE : UNE EXPLICATION CAUSALE DU MENTAL

Qu'est-ce qu'une explication causale? C'est essentiellement la recherche d'un mécanisme.

Je fais une observation : j'observe qu'après une injection d'insuline, le taux de sucre dans le sang, la glycémie, de ce patient diabétique a baissé. Comment expliquer ce phénomène? Un physiologiste et un biochimiste pourront en donner une explication causale : ils pourront ainsi affirmer que l'injection d'insuline *a (vraiment) causé* la baisse de la glycémie.

1. Ce chapitre reprend en leur donnant un éclairage nouveau des éléments de mon premier livre *Pourquoi se soigne-t-on* (2005, nouvelle édition augmentée parue en 2007). Reach Gérard, *Pourquoi se soigne-t-on, une esquisse philosophique de l'observance,* Préface de Pascal Engel, (2005), deuxième édition *Pourquoi se soigne-t-on, Enquête sur la rationalité morale de l'observance,* (2007), Latresne, Le Bord de l'Eau.

D'abord, ils ont observé la régularité de cet effet (statistiques). Mais après tout, cela ne suffit pas à invoquer une relation de causalité : après le jour survient toujours la nuit, cela ne veut pas dire que le jour cause la nuit. Mais surtout, ils ont une théorie explicative qui a une *nature causale* parce qu'ils peuvent en démonter le mécanisme : sans entrer dans les détails, l'insuline se fixe à un récepteur, celui-ci subit des modifications qui entraînent une migration de transporteurs du glucose vers la surface de la cellule, ce qui permet l'entrée du glucose dans la cellule, ce qui *cause* la baisse de la glycémie. Fait important, il y a des méthodes expérimentales qui permettent littéralement de *voir* les effets de chacune de ces étapes : par exemple on peut *voir* que les transporteurs du glucose ont bien migré vers la surface de la cellule, on peut en faire une photographie qu'on peut *montrer* (et publier).

La connaissance de cet effet causal permet de prédire qu'une injection d'insuline *causera* une baisse de la glycémie. Il y a une sorte de loi, découlant du mécanisme qu'ils ont découvert, une loi au sens physique : toute injection d'insuline entraîne, toutes choses égales par ailleurs, une baisse de la glycémie, faisant de l'insuline une hormone hypoglycémiante. Cette propriété de l'insuline est d'ailleurs utilisée dans le traitement du diabète.

Ainsi, l'injection d'insuline *a vraiment causé* la baisse de la glycémie et on en connaît le mécanisme, l'explication causale. La flèche qu'il est possible de mettre entre la proposition « le patient a injecté de l'insuline » et la proposition « sa glycémie a baissé » reflète donc une véritable relation de *causalité* et pas seulement une association statistique.

1.1 Statistiques, mécanisme, et une question

La question est bien plus difficile lorsqu'il s'agit d'expliquer un comportement humain. Prenons par exemple le fait que, très précisément le 22 novembre 1998, j'ai décidé d'arrêter de fumer la pipe. Un observateur extérieur peut *voir* mon comportement (tout d'un coup je ne fume plus, il ne voit plus de fumée passer sous la porte de mon bureau), il peut m'entendre annoncer cette décision, mais *il ne peut pas voir* le mécanisme de cette décision, de ce que « j'avais dans la tête » au moment où je l'ai prise.

Un psychologue, confronté à la question de savoir pourquoi une personne adopte un comportement de santé, par exemple, comme moi, d'arrêter de fumer, peut répondre en utilisant un modèle explicatif, le *Modèle des Croyances de Santé*. Ce modèle prédit que l'adoption d'un tel comportement *est statistiquement plus fréquente* lorsque les personnes ont certaines croyances sur leur vulnérabilité aux complications du tabagisme et leur gravité, sur la menace qu'elles représentent, sur les bénéfices qu'il y a à arrêter de fumer, sur les barrières possibles à la mise en œuvre d'une telle décision, etc. Mais faire appel à un tel modèle n'a qu'une valeur statistique, *qui s'applique aux gens en général*, mais pas à un individu en particulier.

Ainsi, je peux vous dire qu'en ce qui me concerne, ce n'est pas du tout pour de telles raisons que j'ai arrêté de fumer le 22 novembre 1998. Étant diabétologue, je connaissais parfaitement les complications du tabagisme, j'étais sensible à ses menaces, etc. Non : ce qui m'a conduit à cette décision, c'est une scène que m'a faite un de mes enfants, me voyant fumer ma pipe, alors qu'à la télévision il y avait une émission sur les dangers du tabac. Si je devais invoquer un mécanisme causal, je dirais plutôt que c'est une émotion, qui n'a rien à voir avec le modèle des croyances de santé, avec les croyances que je pouvais avoir par ailleurs, qui a conduit à ma décision d'arrêter de fumer. Mais vous pourriez me dire que le *Modèle des Croyances de Santé* stipule l'intervention d'un signal : la scène que m'avait faite ma fille pourrait avoir joué ce rôle de signal.

Prenons un autre exemple : vous êtes à un carrefour et vous observez que lorsque le feu est rouge, les voitures s'arrêtent. Évidemment, il existe une loi, qui n'est plus une loi statistique ou une loi physique, mais qui fait partie du code de la route : lorsque le feu est rouge, les voitures doivent s'arrêter. Vous allez devant une voiture qui est située au premier rang de celles qui se sont arrêtées, vous demandez au conducteur pourquoi il s'est arrêté. Ce conducteur s'appelle Jérémie. Or Jérémie ne respecte pas le code de la route et ne s'arrête jamais aux feux rouges. Mais il vous répond : j'ai vu que la boulangerie du coin était ouverte, j'ai tout d'un coup eu envie de m'acheter un croissant, mais finalement je ne l'ai pas fait[2].

Alors, on peut se demander ce qui est plus important, en pratique : connaître des associations statistiques ou *les vraies raisons* de ce que font les gens? Jérémie avait envie de s'acheter un croissant et cette « envie » *avait causé* son arrêt au feu rouge; j'avais eu envie de faire plaisir à ma fille et cette envie *avait causé* mon arrêt du tabac. Mais que veut-on dire par là? Comment ces « envies » peuvent-elles avoir un effet causal?

Prenons un troisième exemple plus simple qui va montrer la difficulté de répondre à cette question. Considérons deux cas, A et B. Cas A : pour vous alerter de la présence d'un danger, j'ai eu envie de lever mon bras et j'ai levé mon bras. Cas B : pendant que j'étais endormi, sans me réveiller, vous avez pris mon bras et vous l'avez levé. Dans les deux cas, mon bras s'est levé, mais ce n'est que dans le cas A que l'on peut dire que c'est mon envie qui *a été la cause* du fait que mon bras s'est levé. Dans le cas B., c'était votre envie qui a causé le lever de mon bras. Mais, à nouveau, que veut-on dire par là?

Le philosophe Ludwig Wittgenstein (1889-1951) a reconnu qu'il y avait ici un « problème », et l'a énoncé d'une manière mystérieuse :

> Quand 'je lève mon bras', mon bras se lève. D'où ce problème : qu'est-ce que la chose qui reste, après que j'ai soustrait le fait que mon bras se lève, de celui que je lève mon bras[3]?

---

2. Descombes Vincent, *La Denrée mentale*, Paris, Éditions de Minuit, 1995, 352 p., p. 59-62.

3. Wittgenstein Ludwig, *Recherches Philosophiques*, § 621, trad. Dastur F., Élie M., Gautero J.-L., Janicaud D., Rigal E., Paris, Gallimard, 2004, 384 p., p. 228.

Peut-on faire appel à des entités dont on ne connaît même pas la nature, telles qu'une envie, une intention, un désir etc. ? Peut-on vraiment dire que mon envie de lever mon bras *a causé* le fait que je lève mon bras ?

1.2 Une question philosophique

Un conseil : ne vous posez pas ce genre de questions à 11 heures du soir, vous n'arriverez pas à dormir. C'est que vous posez ici une question philosophique essentielle, connue sous le terme du rapport du corps et de l'esprit, ou plutôt ici, de l'esprit et du corps : comment un état mental (une croyance, un désir, une intention) peut-il entraîner un phénomène physique qui est un mouvement de mon corps ?

Un neurobiologiste peut parfaitement expliquer la survenue d'un mouvement du corps : un neurone, parti de l'aire motrice cérébrale, fait la jonction, ce qu'on appelle une synapse, avec un premier neurone, qui lui-même fait la jonction avec un deuxième neurone qui arrive au niveau du muscle, où il y a une dernière synapse, la jonction neuromusculaire qui a été décrite à la fin des années trente du siècle dernier[4] et, depuis, on a compris le mécanisme de ce qui s'y passe : l'excitation du dernier neurone de la motricité produit la décharge d'un médiateur, l'acétylcholine, qui traverse l'espace sous-neural situé entre l'extrémité nerveuse et le muscle, se fixe sur un récepteur à la surface de celui-ci, ce qui déclenche sa contraction. Chacune de ces étapes fait appel à des mécanismes causaux, du même type que ceux que nous avons vus lorsque nous posions la question de comprendre comment l'insuline faisait baisser la glycémie. Les trois synapses que nous avons mentionnées peuvent être vues au microscope, photographiées, montrées.

---

4. Barbara Jean-Gaël, Tsuji Shigeru. « René Couteaux et l'étude de la synapse » in Barbara J.G. et Clarac F., *Le cerveau au microscope : la neuroanatomie française aux XIXe et XXe siècles*, Paris, Hermann, 2017, 536 p., p. 283-296, <https:// hal.archives-ouvertes.fr/hal-03110484/document>.

La jonction neuromusculaire représente la dernière synapse de la motricité. Mais comment décrire *une toute première synapse*, qui précéderait même ces trois synapses dont nous parlons, celles qui peuvent être vues : *la jonction* entre un état mental, mon envie de lever mon bras, et l'aire motrice de mon cerveau qui va commander à mes muscles de se contracter, ce qui va conduire mon bras à se lever ? Cette jonction, on ne peut pas la « voir ». Alors, comment mon envie peut-elle *causer* mon action ?

Cette question – existe-t-il vraiment une causalité mentale – fait l'objet d'un débat philosophique considérable, et, dans ce chapitre, nous proposerons une première interprétation, qui a été développée non pas par des neurologues ou des neurobiologistes, mais par des philosophes dans le cadre de ce que l'on appelle la philosophie de l'esprit. Il s'agit d'une question fascinante : comment un phénomène mental peut-il entraîner un phénomène physique ?

En d'autres termes, *comment* mon esprit peut-il modifier le monde !

1.3 Une Théorie Causale de l'Action

Une première réponse est due au philosophe Donald Davidson (1917-2003). Ce philosophe américain, auteur d'une œuvre considérable s'intéressant à tous les domaines de la philosophie, a publié en 1963 dans le *Journal of Philosophy* un article dont le titre était *Actions, raisons et causes.* Il a ensuite repris cet article comme premier essai d'un recueil consacré à la philosophie de l'action, intitulé *Actions et Événements*[5].

5. Davidson Donald, « Actions, reasons and causes », *Journal of Philosophy* n° 23, 1963, p. 655-700, republié comme 1er essai, p. 3-20, du volume *Actions and Events*, traduit en Français par le philosophe Pascal Engel : Davidson Donald, *Actions et événements*, trad. et préface Engel P., Paris, Presses Universitaires de France, coll. « épiméthée », 1993, 402 p., p. 15-36.

Dans cet article, Davidson soutenait qu'une action est un événement *causé* par une raison. Ainsi, la chute d'un arbre sous l'effet de la tempête est un événement, mais ce n'est pas une action, car elle n'est pas causée par une raison : l'arbre n'avait pas de raison de tomber, et la tempête n'avait pas de raison de faire tomber l'arbre.

Voici comment Davidson résume sa théorie causale de l'action (il utilise un exemple qui parlera à beaucoup de gens !)

> Il est nécessaire d'admettre qu'une raison d'une action est sa cause si on veut transformer le premier 'et' en un 'parce que' dans la phrase : 'il faisait de l'exercice et il voulait maigrir et pensait que l'exercice le ferait maigrir'.

En d'autres termes, Davidson met un lien de causalité entre ce qu'il appelle une « pro-attitude », le couple d'un désir (il veut maigrir) et d'une croyance (il croit que l'exercice fait maigrir) et l'action (faire de l'exercice). Ainsi, non seulement la raison explique l'action (c'est ce que la personne pourrait dire si on lui demandait pourquoi elle fait de l'exercice), mais, si c'est la vraie raison de son action (après tout, elle pourrait s'inscrire à un club de gymnastique pour une toute autre raison, *qui en serait vraiment la cause*, par exemple rencontrer sa petite amie qui y est également inscrite), il y a quelque chose de plus : ce qui fait la différence entre une raison et une explication, c'est son caractère causal. Non seulement cette raison explique l'action, mais en plus elle la *cause*, de la même façon que l'insuline *causait* la baisse de la glycémie : même si on ne peut pas « voir » cette causalité comme on pouvait voir les mécanismes causaux de l'effet hypoglycémiant de l'insuline, elle existe.

Dans son article, Davidson le dit très clairement : il veut défendre l'ancienne position, qui relevait du sens commun et qui était battue en brèche à cette époque, selon laquelle la rationalisation est une « espèce d'explication causale ordinaire ». Cette position était tout à fait originale à une époque où d'une part les psychologues disaient qu'il n'y avait que des comportements observables et qu'il était illusoire d'en rechercher des explications mentales (béhaviorisme) et où, d'autre part, des philosophes, notamment à la suite de Wittgenstein[6], niaient qu'une telle interprétation causale soit possible. Et pourtant, nous dit Davidson, c'est bien ce qui se passe, si nous considérons les gestes que nous faisons comme lever notre bras. Mais il y a une limite : supposons maintenant que, entrant dans une pièce, j'appuie sur l'interrupteur, que j'allume la lumière et que, en même temps, cette lumière fasse fuir des cambrioleurs. Je peux dire que mon action a allumé la lumière, mais je ne peux pas dire qu'elle a fait fuir les cambrioleurs ; la fuite des cambrioleurs n'est qu'une conséquence de mon action d'allumer la lumière :

> Nous devons conclure, peut-être avec quelque surprise, que nos actions primitives – celles que nous n'accomplissons pas en faisant quelque chose d'autre, les simples mouvements du corps – sont les seules actions qui existent. Nous ne faisons jamais autre chose que mouvoir nos corps : c'est la nature qui se charge de faire le reste[7].

2. Les différents états mentaux et l'arrière-plan

La Théorie Causale de l'Action de Davidson propose ainsi qu'une pro-attitude, faite d'un désir et d'une croyance, est le moteur de l'action : j'ai un certain désir et j'ai la croyance que si je fais quelque chose, ce désir sera assouvi. Les désirs et les croyances sont-ils nécessaires pour expliquer l'action ? Certes les croyances le sont, car on ne voit pas comment on pourrait agir intentionnellement sans avoir d'informations sur l'environnement. Mais les désirs le semblent aussi car les

---

6. Pour une discussion approfondie, voir Kistler Max « Les causes des actions », *Le temps philosophique*, n° 12, numéro spécial, 2006, p. 141-175.

7. Davidson Donald, « L'agir », in *Actions et événements*, *op. cit.*, p. 89-90.

croyances ne peuvent par elles-mêmes motiver les actions. C'est pourquoi l'idée que c'est le couple croyance-désir qui cause l'action semble si naturelle[8].

C'est à David Hume (1711-1776), dans son *Traité de la nature humaine* (1735), que nous devons une théorie de la motivation reposant sur la croyance et le désir : pour ce philosophe, le désir et la croyance sont bien des états mentaux distincts. Voici comment il définissait la croyance :

> Mais son véritable et propre nom est croyance, terme que tout un chacun comprend suffisamment dans la vie courante. Et en philosophie, nous ne pouvons aller plus loin que d'affirmer que c'est quelque chose de senti par l'esprit, qui distingue les idées du jugement des fictions de l'imagination. Elle leur donne plus de force et d'influence, les fait apparaître de plus grande importance, les fixe dans l'esprit, et en fait les principes qui gouvernent toutes nos actions[9].

Concernant les désirs, Hume, en avait pressenti la versatilité :

> Quoi de plus inconstant que les désirs de l'homme? […] Une heure, un moment suffisent pour le faire changer d'un extrême à l'autre et renverser ce qu'il a établi au prix de la plus grande peine et des plus grands efforts. La nécessité est régulière et certaine, la conduite humaine est irrégulière et incertaine. L'une ne provient donc pas de l'autre.

Voici un premier exemple d'un philosophe qui, au milieu du XVIIIe siècle, propose une théorie de l'action qui reconnaît l'existence d'actions irrationnelles, ce qui sera au cœur de notre

---

8. Analyse in Engel Pascal, « Une croyance nommée désir », *Klesis* n° 31, 2015, p. 31:4-18.

9. Hume David, *Traité de la nature humaine, essai pour introduire la méthode expérimentale dans les sujets moraux*, trad. Leroy A., Paris, Aubier, 1962, 367 p., p. 173-174.

discussion lorsque nous voudrons comprendre pourquoi un patient se soigne ou ne se soigne pas ou pourquoi un médecin parfois ne fait pas ce qu'il sait qu'il devrait faire. Cependant, Hume pensait qu'on pouvait facilement modifier ses désirs, et donc qu'une morale était possible : « Je peux désirer un fruit en pensant son goût excellent mais, dès que vous me convainquez de mon erreur, mon envie cesse. » Comme nous le verrons, cette vision était sans doute quelque peu optimiste.

Mais à l'évidence, parmi nos états mentaux, il n'y a pas que des désirs et des croyances. Il y a aussi des connaissances, ce que je sais, des compétences, ce que je sais faire, des émotions, et bien d'autres états mentaux. J'ai représenté ces différents états mentaux sous forme d'une Figure[10].

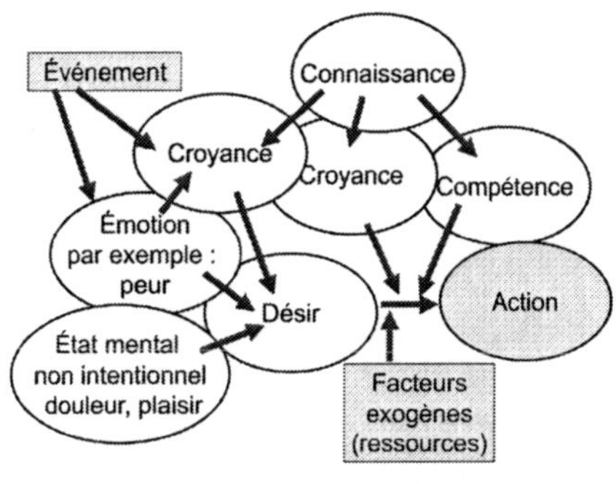

Figure 3. Un modèle de l'action :
états mentaux, événements et ressources

Ce modèle de l'action, que nous reprendrons souvent dans ce livre, peut être appliqué à toutes nos actions, quelle qu'en soit la nature. Essayez par exemple de vous demander pourquoi vous avez pris votre voiture pour aller ce matin à votre travail. Vous verrez qu'interviennent chacun des états mentaux représentés sur cette Figure : vous aviez le désir d'arriver à l'heure,

---

10. Cette Figure est tirée de mes deux premiers livres, *Pourquoi se soigne-t-on*, 2005 et *Une théorie du soin*, 2010.

et la croyance que si vous preniez votre voiture, vous aviez plus de chance que si vous preniez les transports en commun ; mais vous deviez savoir où se trouve votre voiture, vous deviez savoir conduire ; si vous aviez peur de prendre votre voiture parce que vous avez eu un accident récemment, peut-être ne l'auriez-vous pas prise ; à l'inverse, si vous aimez conduire, ceci stimulera votre choix, etc.

Le but de ce chapitre sera de faire une description de ces états mentaux. Il s'agit au fond d'aborder vraiment les mécanismes de nos actions, « ce qu'il y a dans notre tête » quand nous agissons, ce que j'ai appelé un peu prétentieusement une physiologie de l'esprit. À nouveau, il ne s'agira pas ici d'en présenter le rapport avec les fonctions cérébrales, ce qui sera évoqué ailleurs dans ce livre. Il s'agit seulement de proposer un modèle fonctionnel, les philosophes diraient « fonctionnaliste » de l'esprit. Nous allons voir qu'on peut aussi le qualifier *d'intentionnaliste*, en précisant ici une certaine signification de l'intentionnalité.

2.1 La notion d'intentionnalité

Lorsque nous utilisons le mot intentionnalité, nous pensons immédiatement à l'application la plus courante du mot intention, *l'intention de faire quelque chose*. Par exemple, j'ai l'intention d'écrire un livre que j'intitulerai « *Pour une médecine humaine* ».

Mais il existe un autre usage du terme intentionnalité. Il s'agit d'un concept, développé initialement par des philosophes médiévaux, et remis en lumière au début du XXe siècle par le philosophe autrichien Franz Brentano (1838-1917)[11]. L'importance du concept d'intentionnalité vient du fait qu'il permet de distinguer les phénomènes psychiques des

11. Neveu du poète romantique allemand Clemens Brentano et de sa sœur Bettina (qui organisa la rencontre entre Goethe et Beethoven en 1812), Franz Brentano enseigna la philosophie à l'Université de Vienne.

objets physiques : ce qui définit un phénomène « intentionnel », au sens de Brentano, *c'est qu'il a quelque chose pour objet*, on pourrait dire un « contenu ». Ainsi, je ne peux pas dire seulement « je crois ». Oui, mais vous croyez *quoi* ? Je répondrai, par exemple, je crois que Dieu existe, ou je crois qu'il pleut etc., ce que l'on peut résumer sous la forme « je crois que (p) » : (p) est le contenu d'une « attitude », ici une croyance. On peut remarquer qu'un même objet, (p), peut être le contenu de différentes attitudes : je crois qu'il pleut, je regrette, j'ai peur qu'il pleuve, etc. Les philosophes appellent aussi les états mentaux qui ont un contenu des « attitudes propositionnelles ».

Ce concept développé par Franz Brentano a eu une influence considérable sur le développement d'un nouveau courant philosophique, la phénoménologie, en particulier dans l'œuvre de son fondateur, Edmund Husserl (1859-1938) qui avait été un de ses étudiants à Vienne (de même que Sigmund Freud, excusez du peu).

Si on examine notre Figure décrivant des états mentaux, on se rendra compte qu'à côté des états mentaux intentionnels (qui ont un contenu), les connaissances, les compétences, les croyances, les émotions, et les désirs, il y a aussi des états mentaux qui n'en ont pas et que l'on peut donc qualifier de « non-intentionnels » : il s'agit de la douleur, mais aussi du plaisir, de l'ennui, du spleen de Baudelaire, de la nausée de Sartre, etc. Ainsi, concernant la douleur, je peux dire où j'ai mal, je peux dire comment j'ai mal, mais je ne peux pas dire « ce que » j'ai mal. Incidemment, ceci a une implication : dans la mesure où la douleur n'a pas de contenu, vous ne pouvez pas examiner ce contenu et procéder à une vérification ; je peux vous dire que j'ai mal sans avoir mal, je peux faire des grimaces, mais je peux être un simulateur. Ce n'est pas le cas des états mentaux intentionnels. Si je vous dis que j'ai peur qu'il y ait une araignée sous mon lit (j'ai peur des araignées), vous pouvez aller regarder, et me dire : mais non, rassure-toi, il n'y en a pas.

Le philosophe John Searle a consacré un livre à cette conception de l'esprit, *L'Intentionalité, essai de philosophie des états mentaux*[12].

2.2 Direction des états mentaux intentionnels

Une croyance et un désir sont donc des états intentionnels, puisqu'ils ont un contenu. Mais il y a une différence dans « la direction » de l'intentionnalité de ces deux états mentaux : supposons que je dise « je crois qu'il pleut » et que je me rende compte qu'il ne pleut pas (l'état du monde). Je peux changer le contenu de ma croyance. Comme le dit John Searle, j'ajuste mon esprit au monde : la croyance à une *direction d'ajustement* de l'esprit au monde.

C'est le contraire pour le désir : je peux désirer que le livre que je suis en train d'écrire soit lu. Je peux avoir ce désir quel que soit l'état du monde; même si personne ne lit jamais mon livre, je peux encore désirer qu'il soit lu. Ainsi, mon désir ne peut donc pas être vrai ou faux; c'est au contraire l'état du monde qui, selon qu'il sera ou non un jour conforme à mon désir, est responsable du fait que son contenu sera ou non satisfait, et donc que mon désir sera ou non assouvi. Au fond, le but de mon désir est de changer l'état du monde. Je peux même le faire moi-même en vous donnant mon livre : au moins, une personne aura lu mon livre (si vous le lisez) et le monde aura changé. John Searle dit que le désir a une *direction d'ajustement* « du monde à l'esprit ».

Searle utilise une jolie comparaison pour faire comprendre qu'un ajustement, concept en principe symétrique, puisse avoir deux directions possibles. Lorsque Cendrillon cherche dans un magasin, avant d'aller au bal, une chaussure à son

---

12. Searle J.R., *L'Intentionalité, essai de philosophie des états mentaux*, trad. Pichevin C. Paris, Éditions de Minuit, 1985, 345 p. Par convention, Searle met un seul n et un I majuscule à Intentionalité, lorsqu'il utilise le mot au sens de Brentano.

pied, la direction d'ajustement va de la chaussure au pied de Cendrillon. Lorsque le Prince Charmant cherche la jeune fille qui a perdu le soulier, tombé ce soir-là sur une marche de l'escalier de son palais, la direction d'ajustement va du pied de Cendrillon à ce soulier de vair[13].

2.3 Réflexivité : états mentaux de second ordre

L'esprit humain a une capacité importante, celle de pouvoir réfléchir à ses propres états mentaux. C'est ce que l'on peut appeler la réflexivité : je peux évaluer mes croyances et mes désirs. Ainsi, non seulement je peux désirer fumer ma pipe, mais je suis capable d'apprécier ou non ce désir. Je peux le désirer ou le haïr. Il existe donc des états mentaux que l'on peut qualifier d'états mentaux de second ordre, par exemple le désir de désirer quelque chose (figure 4).

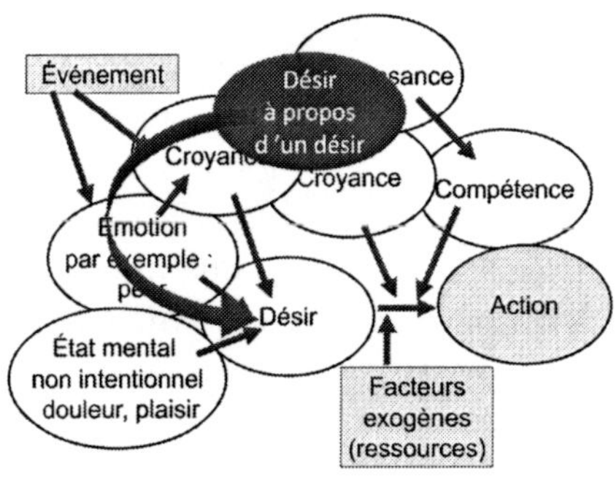

Figure 4. Réflexivité : les états mentaux de second ordre

Dans un chapitre ultérieur, nous verrons l'importance considérable de ce concept de réflexivité pour définir la notion de préférence, mais aussi et surtout le concept de personne, et, singulièrement, de personne autonome.

---

13. *Op. cit.* p. 54. Ce passage est repris de mon livre *Pourquoi se soigne-t-on.*

2.4 Le puzzle mental

En fait, nous avons une infinité de croyances. Donald Davidson propose qu'« une seule attribution de croyance repose sur la supposition qu'il en existe de nombreuses autres – une infinité d'autres[14] ». John Searle donne une illustration saisissante de cette idée :

> Pour avoir une croyance ou un désir, il me faut avoir tout un Réseau d'autres croyances et désirs. Ainsi, par exemple, si j'ai envie de manger un bon repas dans un restaurant du quartier, il me faut avoir une multitude d'autres croyances et désirs, tels que les croyances qu'il y a des restaurants dans les environs, que les restaurants sont le genre d'établissements où l'on y sert des plats, que les plats sont le genre de choses que l'on peut acheter et manger dans les restaurants à certains moments de la journée moyennant certaines sommes d'argent, et ainsi – plus ou moins à l'infini – de suite[15].

Nous pouvons ainsi imaginer que l'esprit est un immense puzzle, fait d'une infinité de pièces accrochées les unes aux autres. On comprend que l'acquisition d'une nouvelle croyance, une nouvelle pièce du puzzle, nécessite que la forme de celle-ci trouve une bordure au niveau d'autres pièces où s'accrocher. Elle ne peut pas rester à flotter dans mon esprit. Je dirais : « excusez-moi, je ne peux croire cela, cela *ne colle pas* ». En effet, pour pouvoir être acceptée de manière durable, une nouvelle croyance doit être en accord avec ce que je pense antérieurement, à la suite de plusieurs estimations. D'abord, celle de sa crédibilité : fais-je confiance à la source ? Ensuite, celle de sa plausibilité : est-ce que c'est possible ? Enfin, celle de sa probabilité, tenant compte de tout ce que je pense par

---

14. Davidson Donald, *Paradoxes de l'irrationalité*, trad. Engel P., Paris, Éditions L'Éclat, 1991, 80 p., p. 39.

15. Searle John, *La redécouverte de l'esprit*, trad. Tiercelin C., Paris, Gallimard, coll. « nrf Essais », 1995, 368 p., p. 238.

ailleurs[16]. On ne peut donc pas décider volontairement de croire quelque chose, comme on décide de partir en week-end, a dit le philosophe Pascal Engel. Ceci confère à notre réseau mental une certaine cohérence, disons, une certaine rationalité[17] (les gens qui lancent des *fake news* jouent sur l'existence de notre irrationalité).

Ceci a une conséquence importante : quand je présente à quelqu'un un concept qu'il ne connaissait pas, c'est comme si j'extrayais de mon propre puzzle une pièce pour la lui donner. Je ne peux espérer qu'il l'accepte que si cette pièce de mon puzzle a quelque part dans son puzzle à lui une bordure où se raccrocher. Nous reviendrons largement sur ce problème dans la deuxième partie de ce livre, quand il s'agira de la relation entre les puzzles mentaux d'un médecin et d'un patient pour montrer la difficulté de la communication médicale (et de la communication en général).

Mais nous n'avons pas que des croyances, nous avons aussi des désirs, des émotions, et ces états mentaux sont eux aussi en nombre infini. L'ensemble de nos états mentaux représente donc un tout dans l'ensemble cohérent, un tout qui est plus que l'ensemble de ses parties, ce que l'on peut désigner sous le terme de holisme. Ce tout est dans l'ensemble cohérent, mais certaines de ses parties peuvent être contradictoires. Ceci a aussi une conséquence importante : la réalisation effective d'une action est donc mise en relation avec un ensemble d'états mentaux pertinents, mais la nature holistique de l'organisation de l'esprit implique qu'il ne puisse y avoir de loi, mais seulement des mécanismes, qui permettent d'expliquer après coup

---

16. Fridja Nico H., Mesquita Batja, « Beliefs through emotions », in Fridja N.H., Manstead A.S.R., Bem S., *Emotions and beliefs, how feelings influence thoughts*, Cambridge University Press, 2000, 249 p., p. 45-77.

17. Sur la question discutée de savoir si l'on peut vouloir croire, voir Engel Pascal, *Believing and accepting*, Dordrecht, Kluwer Academic Publishers, coll. « Philosophical studies series », 2000, 300 p.

des phénomènes observés, mais non de prédire ce qui arrivera[18]; ainsi, une personne dont les parents étaient alcooliques peut avoir significativement plus souvent deux types opposés de comportement : être alcoolique ou au contraire abstinente. Ceci représente au fond une illustration de la critique que nous avions faite plus haut aux modèles statistiques, tels que le modèle des croyances de santé, qui permettaient certes d'expliquer des observations répétées, mais certainement pas de prédire des comportements, à l'échelle d'un individu.

2.5 Focus sur les émotions

Les émotions sont également des états mentaux intentionnels, ayant un contenu : j'ai peur des araignées, je méprise Dupont, je suis fier de mon pays. À ce titre, on peut dire qu'elles font partie de notre cognition. Le philosophe Spinoza (1632-1677), sur lequel nous reviendrons souvent, a décrit dans son livre l'*Éthique* une véritable classification des émotions, en émotions positives et négatives, reliées respectivement au concept de Joie et de Tristesse, qui apparaissent comme des émotions fondamentales, de la même manière qu'il y a des couleurs fondamentales à partir desquelles on peut construire les autres couleurs. Ainsi, le couple Joie/Tristesse peut amener aux couples espoir/peur, soulagement/déception, soulagement/regret, fierté/honte, fierté/culpabilité, admiration/mépris, goût/dégoût, amour/haine, etc.

Spinoza, qui a été décrit comme un philosophe de la Joie[19], fait dans son livre *l'Éthique* la proposition suivante, qu'il démontre mathématiquement (*l'Éthique* présente une construction géométrique du monde) : « un désir qui naît de la joie

---

18. Elster Jon, « Un plaidoyer pour les mécanismes », in *Proverbes, maximes, émotions*, Paris, Presses Universitaires de France, 2003, 186 p., p. 25-82.

19. Misrahi Robert, *Spinoza, une philosophie de la joie*, Paris, Entrelacs, 2016, 288 p.

est plus fort, toutes choses égales par ailleurs, qu'un désir qui naît de la douleur[20]. » Nous reviendrons sur l'importance de cette proposition, expliquant que certaines personnes soient d'un naturel optimiste ou pessimiste, donc d'un naturel Joyeux ou Triste, car cela a une influence importante sur leur comportement. La proposition de Spinoza suggère que les optimistes ont plus de chances de transformer le monde : Winston Churchill ne disait-il pas que les pessimistes voient des difficultés dans les opportunités alors que les optimistes voient des opportunités dans les difficultés ?

Comment naissent les émotions ? Le philosophe Pierre Livet[21] a proposé qu'elles surviennent en réponse à des événements (voir notre Figure). Les émotions naissent de la constatation, lors d'un événement, d'un différentiel entre ce que nous pensions de l'état du monde et ce que nous observons : par exemple, je croyais être bien tranquille dans la forêt, la vue d'un serpent entraîne l'apparition d'une frayeur. Pour la philosophe Christine Tappolet, les émotions peuvent être assimilées à la perception d'une valeur : la peur que je ressens en rencontrant un ours dans la forêt est la perception de la valeur du danger que représente l'ours[22].

Une émotion peut aussi être causée par une croyance (voir notre Figure) : je crois que ce bout de bois est un serpent, et cela déclenche ma peur. En retour, Pierre Livet a proposé que les émotions entraînent une *révision* des croyances et des désirs. Je croyais que j'étais bien tranquille, en fait en voyant le serpent, je dois réviser cette croyance et modifier mon désir de poursuivre mon chemin : je vais rester pétrifié sur place, m'enfuir, ou tuer le serpent.

---

20. Spinoza, *Éthique*, 4, Proposition 18.

21. Livet Pierre, *Émotions et rationalité mor*ale, Paris Presses Universitaires de France, coll. « Sociologies », 2002, 304 p., p. 23 et 29.

22. Tappolet Christine, « Emotions and the intelligibility of akratic actions » in Stroud S. et Tappolet C., *Weakness of Will and Practical Irrationality*, Oxford, Clarendon Press, 2003, 317 p., p. 97-120

Nous ne devons pas avoir peur de nos émotions et les blâmer : elles ont un rôle formateur[23]. Par exemple, une étude montre qu'on ressent plus de colère quand on a raté son train de trois minutes que lorsqu'on le rate d'une demi-heure ; en fait il est important que vous vous rappeliez cette histoire de manière vivace : vous êtes arrivé en retard parce que vous aviez pris un café chez vous avant de partir. La prochaine fois, quand vous aurez un train à prendre, vous ne prendrez pas de café, penserez à regarder votre montre, vous arriverez même en avance, et vous ne raterez plus votre train. On voit ici le rôle éducationnel des émotions *immédiates.*

À côté des émotions immédiates (j'ai eu peur, cela me servira de leçon), il y a les émotions *anticipées* : avant d'agir, j'imagine les émotions désagréables que je pourrais ressentir lorsque j'aurai le résultat de mon action ; les émotions peuvent donc être vues comme une évaluation prospective du risque[24]. Le regret anticipé est un exemple d'émotion anticipée : normalement, nous évitons de faire des choses, lorsque nous savons qu'ensuite nous allons le regretter, cet évitement ayant pour but d'éviter le regret, qui est une émotion Triste. Une expérience le montre de manière amusante : on a proposé à des gens un abonnement de remonte-pente qui vaut normalement 100 €. Ces personnes étaient divisées en deux groupes, au premier, on le proposait à 40 €, et au deuxième, à 80 €. Certains refusent. La semaine suivante on le propose à 90 € à ceux qui avaient refusé. Ceux qui étaient dans le premier groupe ont plus souvent refusé cette deuxième occasion d'économiser de l'argent. On peut interpréter ce résultat en évoquant leur désir d'éviter la sensation plus importante de regret d'avoir raté une bonne occasion la

---

23. Baumeister Roy F., Vohs Kathleen D., DeWall C Nathan, Zhang Liqing, « How emotions shape behavior : feedback, anticipation, and reflexion, rather than direct causation », *Pers Soc Psychol Rev* n° 11, 2007, p. 167-203.

24. Loewenstein George F., Weber Elke U., Hsee Christopher K., Welch Ned, « Risk as feelings », *Psychol Bulletin* n° 127, 2001, p. 267-286.

semaine précédente : l'évitement de ce déplaisir était la cause de leur comportement[25].

On peut aussi *utiliser* des émotions anticipées, par exemple, la fierté et la honte : Jon Elster, dans son livre *Agir contre soi, la faiblesse de volonté*[26], rappelle que lorsque le général De Gaulle a décidé d'arrêter de fumer, il l'annonça à tous ses proches afin de rendre plus coûteuse et donc moins probable une rechute. À l'évidence, tous ces concepts auront une implication importante lorsqu'il s'agira de discuter, dans la deuxième partie de ce livre, les conditions de l'acceptation d'un traitement médical.

2.6 Les états mentaux non-intentionnels

Nous avons dit que la notion d'intentionnalité permettait de distinguer les phénomènes psychiques des objets physiques. Cependant à l'évidence, il y a des états mentaux qui n'ont pas de contenu : il en est ainsi de sensations, comme la douleur, mais aussi le plaisir, l'ennui, l'angoisse, où d'autres états plus indéfinissables comme le spleen, la nausée etc. Ainsi, comme on l'a vu, je ne peux pas dire *ce que* j'ai mal.

L'ennui et l'angoisse

Pour Pierre Livet, l'ennui est le contraire de ce qu'il a appelé accoutumance. Dans le cas de l'accoutumance, au fur et à mesure que se produit le processus de révision des croyances et des désirs sous l'effet des émotions, celles-ci disparaissent parce que le différentiel entre la réalité et notre perception du monde diminue. Il n'en est pas de même dans le cas de l'ennui : ici, le monde ne change pas, et au lieu qu'il

---

25. Tykocinski Orit E., Pittman Thane S., « Product aversion following a missed opportunity: price contrast or avoidance of anticipated regret ? » *Basic and Applied Social Psychology* n° 23, 2001, p. 149-156.

26. Elster Jon, *Agir contre soi, la faiblesse de volonté*, Paris, Odile Jacob, coll. « Travaux du Collège de France », 2007, 160 p., p. 88.

> ne provoque plus de révision parce que nous aurions accompli la révision nécessaire, il ne suscite plus de révision alors même que nous nous attendions à voir suggérées des révisions. Le monde ne produit plus ce différentiel de base qui parasite le cours normal des choses[27].

Concernant l'angoisse, il s'agit pour Pierre Livet d'une émotion « secondaire à toute émotion, quand la révision [qu'elle implique] se révèle difficile et incertaine ». On peut citer ici Sartre, quand il évoque le cas de l'homme qui a perdu une grosse partie de ses ressources à la suite d'un krach boursier, et qui a peur de la pauvreté menaçante :

> il s'angoissera l'instant d'après quand, en se tordant nerveusement les mains (réaction symbolique à l'action qui s'impose mais qui demeure entièrement indéterminée), il s'écrie : qu'est-ce que je vais faire ? mais qu'est-ce que je vais faire[28] ?

Un continuum

Ainsi, selon Elster,

> les facteurs motivationnels peuvent être situés de manière non ambiguë sur un continuum ayant à un extrême des états non cognitifs ou purement viscéraux comme la faim, le vertige etc. ; puis, il y a des états qui possèdent des objets intentionnels mais qui peuvent ne pas être influencés par la cognition comme la faim, la soif et le désir sexuel, ou, comme certains besoins compulsifs, avoir des objets intentionnels et mettre en jeu des cognitions. Ensuite, il y a les émotions. À l'autre extrême de ce continuum, il y a les états motivationnels qui n'impliquent en aucune façon une excitation

27. Livet Pierre, *Émotions et rationalité morale*, *op. cit.*, p. 23.

28. Sartre Jean-Paul, *L'Être et le Néant*, Paris, Gallimard, coll. « Tel », 1976, 848 p., p. 64.

viscérale, comme ma décision calme de prendre un parapluie parce que je crois qu'il va pleuvoir et que je ne veux pas être mouillé[29].

2.7 L'Arrière-plan

Les états mentaux, intentionnels ou non, conscients ou non, que nous venons de décrire ne résument cependant pas « ce que nous avons dans notre tête ». John Searle propose de plus l'existence de ce qu'il appelle l'Arrière-plan, c'est-à-dire un ensemble des présupposés permettant aux états mentaux de fonctionner. Il imagine quelqu'un qui aurait l'ambition de décrire tout ce qui est nécessaire au geste, par exemple, d'aller chercher une bouteille de bière fraîche au réfrigérateur pour la boire. Après des croyances et des désirs conduisant à des actions assez spécifiques (la porte du réfrigérateur qu'il convient d'ouvrir, la soif que l'on désire étancher, le verre que l'on sort de l'armoire, le décapsuleur etc.), il arriverait rapidement à des entités qui ne sont plus des états intentionnels. Il s'agit de capacités telles que la faculté de reconnaître la porte et de l'ouvrir, du fait que la table est suffisamment solide pour qu'on puisse y poser la bouteille de bière, bref des notions évidentes au point qu'on n'ait pas besoin d'y penser, qu'il regroupe sous le nom d'« Arrière-plan » (*Background*) :

> Nous avons bien des états Intentionnels, les uns conscients, la plupart inconscients, et ils forment un Réseau complexe. Le Réseau se fond dans un Arrière-plan de capacités (incluant différentes compétences, habiletés, assomptions, présuppositions préintentionnelles, positions et attitudes non représentatives). L'Arrière-plan ne se situe pas à la périphérie de l'Intentionalité mais pénètre tout le Réseau des états Intentionnels [...]. Tel que je le conçois, l'Arrière-plan est bien plutôt un ensemble de pratiques, de compétences, d'habitudes et de positions permettant aux contenus Intentionnels de fonctionner

---

29. Elster J., *Strong feelings, emotion, addiction, and human behavior, The 1997 Jean Nicod Lectures*, A Bradford Book, 2000, 266 p., p. 2-3.

selon toutes les façons dont ils fonctionnent, et c'est en ce sens qu'il fonctionne causalement : en conférant aux états Intentionnels un ensemble de conditions de possibilité pour leur exercice[30].

2.8 Une mathématique des croyances : Ramsey et Bayes

On peut donner un aspect quantitatif à des concepts qui semblent purement qualitatifs, comme une croyance. Le sens commun nous dit cependant qu'il y a différents niveaux de croyances (impression, croyance, conviction, certitude etc.)[31]. On n'a pas tendance à agir de la même façon si on croit seulement quelque chose ou si on en est convaincu. Je citerai ici deux penseurs qui ont visé à apporter une conceptualisation mathématique de la croyance, Ramsey et Bayes.

Théorèmes de Ramsey

Le philosophe anglais Frank Ramsey (1903-1930) a certainement été ce que l'on appelle un génie. Ayant appris l'allemand en 15 jours, c'est lui qui traduisit en anglais le *Tractatus logico-philosophicus* de Wittgenstein, qu'il alla rencontrer en Autriche en 1923. Ses nombreux écrits, traduits en français, portent sur la logique, les mathématiques, l'économie et la philosophie en général. Atteint d'une maladie de foie, il mourut à l'âge de 26 ans.

Ramsey a énoncé deux théorèmes sur la croyance : 1) plus le contenu de ma croyance est vrai, plus les actions que je pourrais être amené à accomplir sur la base de cette croyance seront couronnées de succès (plus il est vrai que les champignons jaunes sont comestibles, moins je prends de risque à en consommer) ; 2) plus je crois quelque chose avec conviction, plus je serai enclin à agir sur la base de cette croyance (plus je

30. Searle John, *op. cit.*, p. 175-192.

31. Engel Pascal, « Les croyances », in Kambouchner D. *Notions de philosophie.* 1995, p. 9-101. C'est en lisant ce chapitre en 1999 que j'ai découvert la philosophie analytique de l'esprit.

suis convaincu que les champignons jaunes sont comestibles, plus je serai enclin à en manger)[32]. Mes actions reposent sur mon degré de conviction, de *preuves* que ma croyance est vraie. En médecine, c'est peut-être le fondement de ce que l'on appelle aujourd'hui l'*evidence-baded medicine*, l'EBM, la médecine fondée sur les preuves, j'y reviendrai dans la deuxième partie de ce livre.

Le théorème de Bayes

Voici ce que l'on retrouva dans les affaires du Révérend Thomas Bayes (1701-1761) dans les jours qui suivirent son décès, et qui fut publié sous le titre « *An Essay towards solving a Problem in the Doctrine of Chances.* »

Soient deux événements indépendants A et B, de probabilités respectives *P*(A) et *P*(B). La probabilité d'avoir B si A a eu lieu, que l'on peut noter *P*(B|A) est égale à la probabilité d'avoir A si B a eu lieu *P*(A|B) multipliée par le rapport des probabilités de B et de A.

Le théorème de Bayes s'écrit :

$$P(B|A) = \frac{P(A|B)P(B)}{P(A)}$$

La démonstration du théorème de Bayes est extraordinairement simple : en effet notons *P*(A&B) la probabilité que A et B aient lieu en même temps (les logiciens puristes diraient $A \cap B$). Elle est égale au produit de la probabilité que B ait lieu si A a eu lieu *P*(B|A) par la probabilité de A., *P*(A), et au produit de la probabilité que A ait lieu si B a eu lieu *P*(A|B) par la probabilité de B., *P*(B). Ceci s'écrit : *P*(B|A) x *P*(A) = *P*(A&B) = *P*(A|B) x *P*(B).

32. Ramsey Frank, *Logique, Philosophie et Probabilités*, trad. Engel P., Marion M., Paris, Vrin, coll. « Mathesis », 2003, 352 p., p. 164, et Dokic Jérôme, Engel Pascal, *Ramsey, Vérité et succès*, Paris, Presses Universitaires de France, coll. « Philosophies », 2001, 128 p., p. 71.

Donc, par transitivité, $P(B|A) \times P(A) = P(A|B) \times P(B)$. En divisant les deux membres de cette équation par $P(A)$, on obtient le théorème de Bayes, C.Q.F.D. !

Ceci permet d'expliquer la valeur informative du résultat d'un test diagnostique dans une maladie (pensez, dans le cas de la COVID-19, à l'intérêt de faire un test PCR) : soit un malade dont je pense a priori qu'il a une maladie M avec une probabilité P(M). J'utilise un test diagnostique (il peut s'agir d'une question de mon interrogatoire, de la recherche d'un signe lors de mon examen clinique ou d'un examen complémentaire biologique ou relevant d'une radiographie), qui est positif dans un pourcentage de cas $P(+)$. Le résultat de ce test, réalisé chez mon patient, revient : il est positif. Maintenant que je connais ce résultat, ma croyance qu'il a la maladie a changé : je pense maintenant qu'il a la maladie avec une probabilité qui est devenue $P(M/+)$, qui est donnée par le théorème de Bayes. La beauté du théorème de Bayes est de montrer que cette nouvelle probabilité $P(M/+)$ dépend de la probabilité $P(M)$ qu'il ait la maladie avant de faire le test.

Mais elle dépend aussi des caractéristiques du test, sa sensibilité et sa spécificité, dont on parle beaucoup à propos des tests de dépistage d'une maladie comme la COVID-19. De quoi s'agit-il ?

Due à la variabilité des phénomènes vivants, il est rare que les tests diagnostiques apportent une certitude : un test positif ne permet pas d'affirmer à 100 % que le patient a la maladie, de même qu'un test négatif ne l'élimine pas à 100 %. Un bon test diagnostique sera positif chez la plupart des gens qui ont la maladie (« vrais positifs » VP) et négatif chez la plupart des gens qui ne l'ont pas (« vrais négatifs » VN), mais il sera positif chez quelques patients qui ne l'ont pas (« faux positifs » FP) et négatifs chez quelques patients qui l'ont (« faux négatifs » FN).

Ainsi, un test est « sensible » s'il est le plus souvent positif lorsqu'il est pratiqué chez un patient qui a la maladie (forte proportion de vrais positifs et peu de faux négatifs). Il est dit

« spécifique » s'il est rarement positif lorsqu'il est pratiqué chez des patients qui ne l'ont pas (figure 6) :

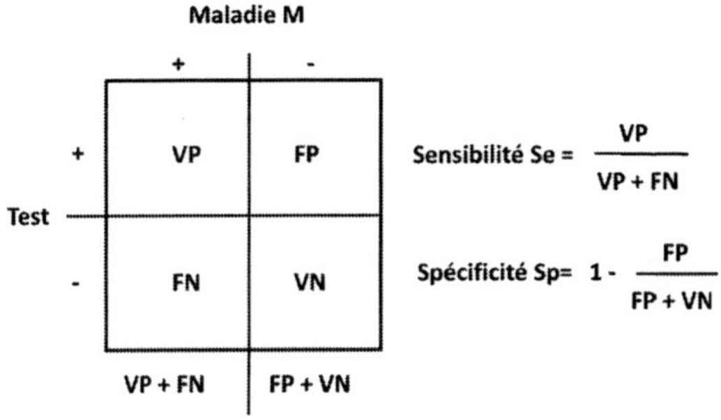

Figure 5. Sensibilité et spécificité d'un test diagnostique

Équations de Laplace

On doit au mathématicien Laplace (1749-1827) une formulation qui introduit ces notions de sensibilité et de spécificité dans le théorème de Bayes.

Appelant Se et Sp la sensibilité et la spécificité du test, P_M, la probabilité d'avoir la maladie d'une manière générale (sa prévalence) ; $P_{M|+}$, la probabilité d'avoir la maladie si le test diagnostique est positif, et $P_{M|-}$, la probabilité d'avoir la maladie si le test diagnostique est négatif. Laplace arrive, après une démonstration relativement simple, aux équations suivantes :

Probabilité post-test lorsque le test est positif

$$P_{MI+} = \frac{P_M \times Se}{P_M \times Se + (1 - P_M) \times (1 - Sp)}$$

Probabilité post-test lorsque le test est négatif

$$P_{MI-} = \frac{P_M \times (1 - Se)}{P_M \times (1 - Se) + (1 - P_M) \times Sp}$$

On retrouve ce qu'avait prédit le théorème de Bayes en l'enrichissant des notions familières de sensibilité et de spécificité des tests diagnostiques, tout en gardant sa conclusion principale : ce que je crois après avoir obtenu le résultat d'un test ($P_{M|+}$ ou $P_{M|-}$) dépend de ce que je croyais avant de le faire (P_M). La différence entre ma croyance post-test ($P_{M|+}$ ou $P_{M|-}$) d'une part et ma croyance pré-test P_M d'autre part, c'est ce qu'apporte le test. La représentation graphique des équations ci-dessus montre toute la beauté du théorème de Bayes (figure 6).

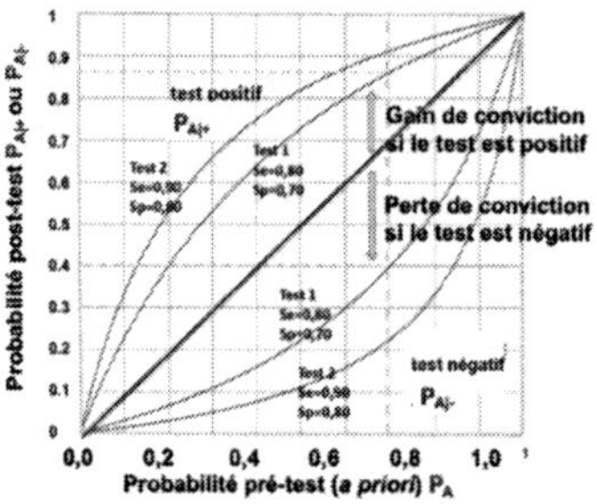

Figure 6. Gain de conviction apporté par deux tests de sensibilité et de spécificité différentes

Cette Figure représente graphiquement les fonctions données par les équations pour deux valeurs de sensibilité et de spécificité : elle illustre le gain de conviction qu'apporte le résultat d'un test en fonction de sa sensibilité et de sa spécificité. La diagonale représente l'effet d'un test qui n'est ni sensible ni spécifique (Se = Sp = 0), un test qui n'apporte rien : la probabilité que le patient ait ou non la maladie ne change pas quand on en a obtenu le résultat, qu'il soit positif ou négatif.

Nous avons mis sur cette Figure deux exemples de $P_{M|+}$ ou $P_{M|-}$ (la probabilité que le patient a la maladie selon que le résultat du test est positif ou négatif) en fonction de P_M, la probabilité a priori qu'il l'ait avant de faire le test (qui pourrait être la fréquence de la maladie dans la population à laquelle appartient le patient), pour deux tests ayant l'un une sensibilité de 0,80 et une spécificité de 0,70 et l'autre une sensibilité de 0,90 et une spécificité de 0,70. On voit que le résultat du test modifie la probabilité, et l'importance de cette modification est montrée par la taille des flèches verticales.

Il apparaît immédiatement que c'est au centre de la Figure, pour les valeurs incertaines de P_M, que cet effet est le plus grand, et qu'aux deux bornes de P_M, lorsqu'on est presque sûr à gauche que le malade n'a pas la maladie (P_M proche de zéro) ou à droite qu'il a la maladie (P_M proche de 1), cela ne sert pas à grand-chose de faire un test supplémentaire : le gain d'information apporté par le résultat (la différence entre P_M et $P_{M|+}$ ou $P_{M|-}$) serait très faible, à moins d'utiliser un excellent test, très sensible et spécifique. C'est bien ce que prédisait le théorème de Bayes : la modification de ma croyance sous l'effet de la survenue d'une information nouvelle dépend de la force de ma croyance antérieure. Dans le chapitre suivant, nous verrons que cette croyance antérieure est souvent erronée.

2.9 Comment raisonnons-nous ?

Dans notre Figure, que je reprends ci-dessous (figure 7), on voit l'intervention des connaissances et des compétences. Comment les appliquons-nous lorsqu'elles doivent conduire à une action *qui est maintenant de répondre à une question que l'on se pose*? Comment raisonnons-nous ?

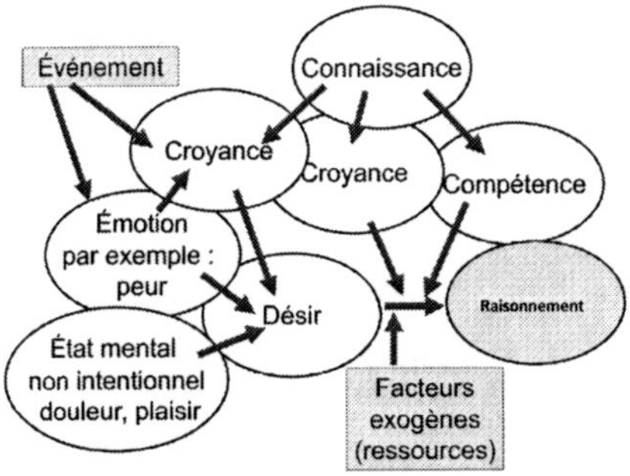

Figure 7. Connaissances et compétences : utilisation dans l'action de raisonner

Cette question, ce peut être pour le chercheur une question scientifique ; pour le détective, la découverte de l'assassin ; pour le médecin, la réalisation d'un diagnostic : ce qui suit est donc pertinent dans le cadre de ce livre. Je voudrais montrer que la véritable compétence qui intervient ici, *c'est la faculté d'étonnement* qui met en jeu l'application des connaissances.

D'une manière générale, il y a trois types de raisonnement logique : d'abord, *la déduction* qui consiste à utiliser une règle connue (connaissance) et à en déduire ce qui découle de cette règle : supposons que je voie sur une table un sac de billes et que l'on m'a dit que toutes les billes contenues dans ce sac sont blanches (la règle). Je prends une bille dans ce sac. Je peux déduire de la règle que cette bille sera blanche ; c'est une simple application de ma connaissance, dont on comprend toute la valeur : il faut avoir des connaissances pour être capable de tirer des déductions.

Il y a ensuite *l'induction*. Ici, je découvre une règle à partir de l'expérience. À chaque fois que j'ai tiré des billes de ce sac qui était sur la table, elles étaient blanches, et je l'ai fait un très grand nombre de fois. Je peux en tirer une règle : ce sac ne contient que des billes blanches. On voit que la démarche par induction fait découvrir une règle qui n'était pas connue antérieurement, alors que de la déduction on ne trouvait que ce que l'on s'attendait à trouver : c'est ainsi qu'autrefois on a fait avancer les connaissances médicales en observant de « grandes séries » de malades que l'on publiait, ce qui a conduit à la progression et la diffusion des connaissances sur les maladies.

Mais il y a un troisième type de raisonnement logique, le raisonnement par *abduction* : on m'a dit que le sac posé sur cette table contient des billes blanches ; or, à côté du sac, je vois une bille noire, ce qui est surprenant. Je cherche à comprendre ce phénomène, et je propose une hypothèse explicative : ou bien cette bille ne provient pas de ce sac, ou bien la règle (ce sac ne contient que des billes blanches) est fausse (figure 8).

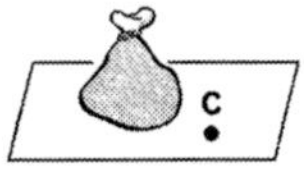

Le fait surprenant, C., est observé ;
Mais si A était vrai, C irait de soi.
Par conséquent, il est raisonnable de suspecter que A est vrai[33].

Figure 8. Une surprise

Ici, C est : la bille est noire. Une hypothèse explicative, A., est : le sac ne contenait pas que des billes blanches.

Cette description extraordinairement concise de la démarche par abduction a été faite par le philosophe américain Charles Sanders Peirce (1839-1914), qui l'a découverte. Cet auteur d'une œuvre considérable, pour l'essentiel publiée après sa mort, est considéré comme un des plus grands philosophes américains. Ainsi, l'abduction, que l'on a pu décrire sous le terme de logique de la surprise[34], revient à chercher une explication d'un phénomène surprenant. Pour Peirce,

> expliquer un phénomène, c'est produire une proposition, qui, si on avait su qu'elle est vraie avant que le phénomène se présente, aurait rendu ce phénomène prédictible, sinon de manière certaine, au moins de manière très vraisemblable[35].

33. The surprising fact, C, is observed;
But if A were true, C would be a matter of course.
Hence, there is reason to suspect that A is true. Peirce Charles S., *Collected Papers* 5.189.

34. Nubiola Jaime, « Abduction, a logic of surprise », *Semiotica* n° 153, 2005, p. 117 – 130, et Tiercelin Claudine, « Abduction and the semiotics of perception », *Semiotica* n° 253, 2005, p. 389-412.

35. *Collected Papers* 7.192.

Il va jusqu'à dire que

> l'abduction est le processus qui forme les hypothèses explicatives. C'est la seule opération logique qui puisse introduire une quelconque idée nouvelle[36].

Cependant, l'abduction a des limites, car elle ne *prouve pas* que l'hypothèse est vraie : selon Claudine Tiercelin, l'abduction doit être vue, dans l'esprit de Peirce, comme une inférence, non pas à une explication forte, ou même à « la meilleure explication », mais au moins à une bonne explication, dont le choix, parmi un certain nombre de possibilités, est effectué dans le cadre d'un solide bagage de connaissances préalables. Les hypothèses retenues doivent donc être vérifiées avant d'être adoptées (et il se peut qu'après le test, l'une des hypothèses soit sélectionnée comme « la meilleure explication[37] »).

Il est donc nécessaire de vérifier nos hypothèses : comme le dit Peirce,

> n'importe quelle hypothèse peut être admissible, en l'absence de toute raison spéciale de croire le contraire, pourvu qu'elle puisse être soumise à une vérification expérimentale et seulement dans la mesure où on est capable d'une telle vérification[38].

En résumé, le raisonnement par abduction consiste à s'étonner devant une anomalie, proposer, sur la base de nos connaissances, une hypothèse explicative qui soit au moins plausible et qui soit vérifiable, et tester l'hypothèse. C'est typiquement la démarche de la recherche scientifique (figure 9) :

---

36. *Collected Papers* 5.172.

37. Tiercelin Claudine. *Le Ciment des Choses. Petit traité de métaphysique scientifique réaliste*. Paris, Ithaque, coll. « Sciences et Métaphysiques », 2011, 416 p., p. 241.

38. Peirce Charles S., *Essential Peirce*, 2, 235.

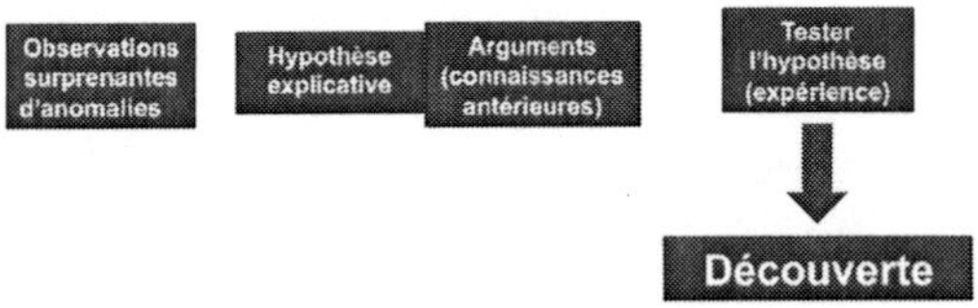

Figure 9. Abduction et recherche scientifique

L'étape de vérification de l'hypothèse est donc indispensable. Le bon chercheur doit faire attention à ne pas devenir amoureux de son hypothèse, au point d'avoir peur, comme un amoureux transi – pensons aux tergiversations de Swann à propos d'Odette ! – de la tester, craignant que la réponse soit non, parce que si c'est non, c'est non ! Comme l'a dit le prix Nobel de Médecine Sir Peter Medawar :

> Je ne peux pas donner un meilleur conseil à un scientifique de tout âge que celui-ci : l'intensité de la conviction qu'une hypothèse est vraie n'a aucune incidence sur le fait qu'elle est vraie ou non. L'importance de la force de notre conviction est seulement de fournir une incitation proportionnellement forte à déterminer si l'hypothèse résistera à un examen critique[39].

L'abduction est aussi utilisée dans l'art du diagnostic (figure 13) :

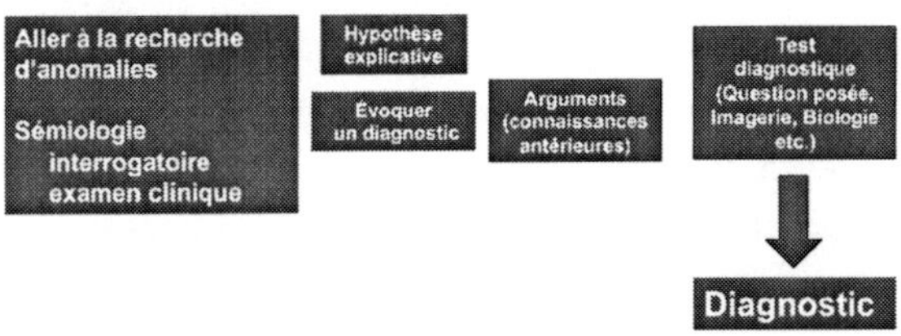

Figure 10. Abduction et diagnostic en médecine

39. Medawar Paul B., *Advice to a Young Scientist*, London, Harper & Row, 1980, 108 p.

En médecine, cette partie du diagnostic, la recherche des indices, s'appelle la sémiologie, science des signes. Mais comme on le voit sur nos Figures, on ne peut faire une hypothèse explicative, c'est-à-dire évoquer un diagnostic, que si l'on a des connaissances antérieures, et, en retour, ces connaissances antérieures ne suffisent pas si l'on n'est pas capable d'aller systématiquement à la recherche d'anomalies, par ce que l'on appelle l'interrogatoire et l'examen clinique du patient. La véritable compétence pour un médecin, c'est donc bien la curiosité et la capacité d'étonnement qui permet d'utiliser ses connaissances – mais il doit avoir ces « connaissances antérieures ».

Ensuite il ne suffit pas d'évoquer un diagnostic, il faut le prouver, et c'est pour cela que l'on fait des tests (en médecine, on parle « d'examens complémentaires »), dont nous avons vu la valeur, lorsque nous avons décrit le théorème de Bayes. Rappelons que ce théorème insiste sur la prévalence de la maladie que l'on évoque. Il est également important, d'après le théorème de Bayes, de connaître la sensibilité et la spécificité des tests que l'on utilise pour confirmer ou infirmer l'hypothèse que l'on a formulée. Il n'est pas difficile de comprendre comment tous ces concepts s'appliquent au raisonnement médical.

2.10 L'autorité de la première personne

Le procédé d'abduction est aussi utilisé dans le raisonnement du détective. Celui-ci est curieux, il recherche des indices, des choses qu'il ne comprend pas. Pensez au lieutenant de police Columbo qui dit : voyez-vous, Madame, excusez-moi de vous importuner encore, mais il y a quelque chose qui me tracasse.

Il est fascinant d'observer une conversation entre Columbo et celui dont nous savons qu'il est l'assassin : c'est tout l'intérêt de cette série télévisée, qui n'est pas de découvrir l'assassin – nous avons assisté au crime et à sa préparation, mais de voir comment Columbo va le découvrir par des processus successifs d'abduction, formulant sur la base de détails « qui le chiffonnent » des hypothèses qu'il teste pour finir par confondre l'assassin. Dans les multiples conversations que Columbo a avec l'assassin, celui-ci ne peut pas savoir ce que Columbo a dans la tête, ce qui d'ailleurs l'angoisse de plus en plus quand il sent le piège, progressivement, se refermer sur lui. Or nous, nous imaginons sans peine ce que l'un et l'autre pensent.

Ainsi, d'une manière assez mystérieuse, quand j'évoque « mes » états mentaux, je suis davantage certain de ce qui se passe dans ma tête que de ce qui se passe dans la vôtre, comme si j'avais une autorité spéciale sur ce qui constitue ma pensée privée. Il est d'ailleurs assez heureux que nous n'ayons pas accès à ce que les autres pensent. Marcel Aymé a montré ce qui se passerait dans sa pièce *Les Quatre vérités* : en fait, aucune vie sociale ne serait possible. Peut-être cette « autorité de la première personne » a-t-elle représenté une condition de l'émergence des sociétés : les hommes devaient pouvoir garder leurs pensées secrètes. Un des buts de la philosophie de l'esprit est d'essayer de comprendre cette fondamentale asymétrie liée à l'autorité de la première personne que nous avons sur nos pensées[40].

Mais cette asymétrie a une conséquence importante : une personne agit sur la base de ses propres croyances et désirs, auxquels elle a un accès privilégié. Une autre personne ne devrait donc pas se croire autorisée à juger ce qu'elle fait à l'aune de ses propres croyances et désirs. En effet, elle n'a pas accès aux croyances et désirs de la personne dont elle observe le comportement. Elle doit seulement accepter que d'autres croyances et désirs que les siens sont possibles. Si elle veut les connaître, elle doit le lui demander.

Cette notion, dont nous verrons toute l'importance dans la deuxième partie de ce livre lorsqu'il s'agira de comprendre la relation entre un médecin et un patient, a été montrée clairement par le philosophe Vincent Descombes :

---

40. Voir par exemple : Davidson Donald, « First person authority », in Davidson D., *Subjective, Intersubjective, Objective*, Oxford, 2001, 237 p., p. 3-14.

> Lorsque je veux savoir si telle personne croit telle histoire, je ne me demande pas principalement si l'histoire elle-même est croyable, s'il y a donc des raisons de la croire. Je me demande si elle est croyable par la personne en question, avec les idées et les dispositions qu'on lui connaît. Autrement dit, je me demande s'il est croyable que cette personne, avec sa « psychologie » qui est la sienne, accorde un crédit suffisant à cette histoire pour y croire. Il n'en va pas autrement de l'attribution d'un désir. L'enfant veut-il ce gâteau ? Je ne me demande pas si le gâteau est bon, s'il y a des raisons de le trouver appétissant, mais bien s'il y a des raisons de juger que l'enfant le trouve appétissant. En revanche, s'il s'agit de moi, l'asymétrie de la troisième et de la première personne qui caractérise les verbes psychologiques fait qu'il s'agit maintenant de mes raisons. Pour savoir si je crois l'histoire que vous m'avez racontée, je me demande si elle est croyable, et non s'il est croyable que je sois dans l'état de croire. Je cherche s'il y a des raisons de croire l'histoire, pas s'il y a des raisons de juger que je la crois. Et de même pour le désir : il s'agit de savoir si la chose est désirable, et non si l'état dans lequel je me découvre est celui de la désirer[41].

En médecine, ce qui est important dans la genèse des comportements des patients, c'est bien plus ce qu'ils croient ou désirent que ce qu'en pense le médecin.

3. Actions intentionnelles et non-intentionnelles

Searle, dans son livre *L'Intentionalité,* propose qu'il existe un état mental, l'intention, cette fois prise au sens le plus habituel du mot, qui est irréductible aux croyances et aux désirs, et qui intervient comme véritable moteur de l'action : c'est si l'action est causée par une intention qu'on peut la qualifier « d'action ».

---

41. Descombes Vincent, *La Denrée mentale, op.cit.,* p. 270-271.

On retrouve ici la définition de l'action donnée par Sartre :

> Une action est par principe intentionnelle. Le fumeur maladroit qui a fait, par mégarde, sauter une poudrière, n'a pas agi. Par contre, l'ouvrier chargé de dynamiter une carrière et qui a obéi aux ordres donnés a agi lorsqu'il a provoqué l'explosion prévue : il savait, en effet, ce qu'il faisait ou, si l'on préfère, il réalisait intentionnellement un projet conscient[42].

Comme le dit aussi le philosophe Alfred Mele,

> enlevez l'intentionnel de l'action intentionnelle et vous avez le simple comportement, un mouvement physique brut ressemblant au mouvement du sable battu par les vents sur les rivages du Lac Michigan[43].

Il est intéressant de noter que Mele semble associer ici les notions de comportement et de mouvement physique, rappelant ce que nous avions dit de l'intentionnalité, cette fois-ci au sens de Brentano, le fait qu'elle permet de distinguer les phénomènes psychiques des phénomènes physiques. Tout se passe comme si c'était la présence d'une intention (au sens habituel du mot) qui était le critère d'appartenance d'un objet au monde de l'esprit : une pomme qui tombe n'a pas l'intention de tomber, elle est attirée vers la Terre par la loi de la gravitation. Davidson disait qu'une action est un événement causé par une raison, mais la notion de « raison » est donc sans doute plus complexe qu'il apparaît au premier coup d'œil, ne se résumant pas au couple désir-croyance, ou aux autres états mentaux que nous avions mis sur notre Figure.

---

42. Sartre Jean-Paul, *op.cit.*, p. 477.
43. Mele Alfred R., Moser Paul K., « Intentional actions », *Noûs* n° 28, 1994, p. 39-68.

3.1. Décision et intention

Nous avons défini les états intentionnels (au sens de Brentano) comme les états mentaux qui ont un contenu : l'intention et la décision peuvent alors être considérées comme des types particuliers d'état intentionnel, car comme pour les croyances et les désirs, elles ont un contenu (obligatoirement, on a l'intention ou on prend la décision *de faire quelque chose*) : ici, le contenu de l'intention ou de la décision est une action. J'ai dit plus haut que l'intérêt pour un état mental d'avoir un contenu est qu'il pouvait être soumis à une vérification : si je crois qu'il pleut, je peux regarder par la fenêtre. Pour la décision, c'est la même chose : si je décide d'aller à ma maison de campagne, la condition de vérification de ma décision sera le fait que je suis parti à la campagne (Searle utilise le terme de « condition de satisfaction »).

Pour l'intention, c'est un peu différent : je peux avoir l'intention d'aller à la campagne, et ne pas y aller, si par exemple j'apprends qu'il pleut. Ainsi, comme l'a proposé Michael Bratman, l'intention dépend du contexte[44]. Par ailleurs, elle porte davantage sur une action future, c'est-à-dire un événement qu'on prévoit, qu'on planifie. Ces intentions portant sur le futur jouent un rôle essentiel de coordination, d'ajustement des moyens aux buts, de mise en cohérence entre les projets futurs et anciens.

Searle fait une distinction entre deux types d'intention : il y a « l'intention préalable », dont la condition de satisfaction est l'action dans sa globalité (dans l'exemple de partir à la campagne, me reposer), et « l'intention en action », dont la condition de satisfaction est le mouvement précis que j'accomplis en ce moment (je pars à la campagne) (figure 11) :

---

44. Bratman Michael E., *Faces of intention, selected essays on intention and agency, Cambridge studies in philosophy*, Cambridge, coll. « Cambridge studies in philosophy », 1999, 288 p., p. 33.

Ainsi l'intention préalable cause l'intention en action. Par transitivité de la causalité Intentionnelle, l'intention préalable représente et cause l'action entière, alors que l'intention en action cause le seul mouvement du corps[45].

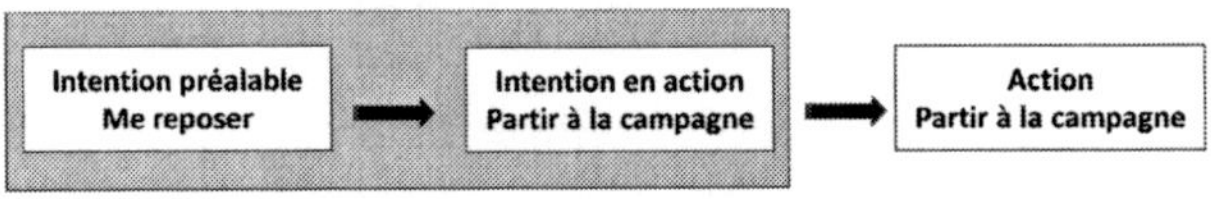

Figure 11. Transitivité intentionnelle selon Searle

3.2 Volonté et volition

Pour le moment, nous avons parlé de désir, et pas encore de volonté. Dans son livre sur *La nature de la volonté*[46], la philosophe Joëlle Proust reprend la définition de la volonté et de la volition donnée autrefois par John Locke (1632-1704) :

> Cette puissance que notre esprit a de disposer ainsi de la présence ou de l'absence d'une idée particulière, ou de préférer le mouvement de quelque partie du corps au repos de cette même partie, ou de faire le contraire, c'est ce que nous appelons *volonté.* Et l'usage actuel que nous nous faisons de cette puissance, en produisant ou en cessant de produire telle ou telle action, c'est ce qu'on nomme *volition* (John Locke, 1690).

Ainsi, pour Joëlle Proust, la volition doit être vue comme

> une action de base : la volition est l'événement par lequel l'agent « se met en mesure d'agir » en vue d'un résultat [...] et l'action

45. Searle John, *L'Intentionalité, op.cit.*, p. 118.

46. Proust Joëlle, *La Nature de la volonté*, Paris, Gallimard, coll. « folio essais », 2005, 363 p., p. 161. La citation est tirée de Locke John, *Essai sur l'entendement humain*, II, 21, 5, trad. Coste P., Paris, Le livre de poche, coll. « Les classiques de la philosophie », 2009, 1114 p., p. 395.

> complète, celle qui inclut le changement du monde qui forme le but de l'action, est l'expansion causale de l'action de base.

Cette nouvelle description de l'action, intégrant une étape de volition qui permet à l'individu de se mettre en mesure d'agir, peut être intégrée dans notre modèle de l'action, représenté sur notre Figure : elle met en place une étape, la formation d'une volition, qui précède l'action.

Joëlle Proust ajoute que l'agent a conscience d'avoir une volition « par le sentiment d'effort auquel la volition est associée, [qui lui] permet d'avoir un accès réflexif à la volition qui constitue présentement le noyau de son action. » La mise en œuvre d'une volition, qui fait que « l'on se met en marche » suppose donc un effort mental. Je me demande si ce ne pourrait pas être une explication simple de la procrastination, cet état dans lequel nous remettons à demain ce que nous pourrions faire aujourd'hui : tout simplement, nous reculons devant cet effort, dont en fait nous exagérons l'importance. Nous allons voir maintenant toute l'importance de cette notion d'effort.

3.3 L'effort et la force de l'habitude

Il y a de nombreuses actions que nous accomplissons sans faire un effort, sans avoir à forger une intention ou une volition, ce sont les actions que nous faisons par habitude. L'habitude, qui permet donc d'éviter les efforts, représente ainsi un moyen puissant de nous faciliter la vie. Il s'agit d'une observation courante : on fait plus facilement quelque chose quand on en a l'habitude – pensez au fait que tous les matins, vous vous donnez un coup de peigne sans avoir à le décider. Or le processus de décision doit faire appel à la mise en jeu d'une volition, qui, comme nous venons de le voir, nécessite un effort : ne pas réussir à répéter cet effort représente donc une cause majeure d'abandon des gestes que l'on doit faire quotidiennement, s'ils nous sont tant soit peu désagréables. Nous reverrons dans la deuxième partie de ce livre toute l'importance de ce concept, quand il s'agira de comprendre comment les patients acceptent d'accomplir les gestes quotidiens de leur traitement dans une maladie chronique.

C'est bien pour éviter d'avoir à faire des efforts que l'habitude est présente dans l'esprit humain ; nous ne vivons pas sans habitude, nous développons des habitudes, les choisissons, nous nous structurons par des habitudes, a dit le philosophe Félix Ravaisson dans sa thèse (1837) sur l'habitude[47]. Le philosophe présocratique Démocrite (460-370 av. J.-C.) l'avait vu : « la fatigue continue s'allège avec l'habitude[48]. » En quelque sorte, la force de l'habitude contredit Sartre. Toutes les actions ne sont pas intentionnelles, précédées par des intentions : *il existe des actions non-intentionnelles.*

Je vais illustrer cette idée par l'exemple suivant : il y a quelques années, on construisit le bâtiment où devait se situer le service d'endocrinologie de l'hôpital dont j'allais prendre la chefferie. Je venais de publier un article sur l'importance de l'habitude dans l'observance thérapeutique, reposant sur le concept d'intention préalable et d'intention en action de Searle, dans lequel j'avais proposé que la force de l'habitude fût un moyen de faire des choses facilement, sans faire appel à une intention[49]. Je décidai de tester sur moi-même cette hypothèse : lorsque le bâtiment serait construit, je ne prendrais jamais l'ascenseur, quelque chose que je recommandais souvent à mes patients.

Voici comment cela se passait : on arrivait à ce bâtiment par une allée, qui conduisait à une porte vitrée, et la première chose que l'on voyait lorsqu'elle s'ouvrait sous l'effet de nos pas, c'était l'ascenseur. J'ai dû d'abord faire l'effort de trouver

---

47. Ravaisson Félix, *De l'habitude*, Paris, Payot, coll. « Rivages poche », préface de Frédéric de Towarnicki, 1997, 144 p.

48. Démocrite, fragment B CCXLI, in *Les Présocratiques*, La Pléiade, 1988, 1680 p., p. 902.

49. Reach Gérard, « The role of habit in therapeutic adherence », *Diabetic Medicine* n° 22, avril 2005 : p. 415-20.

l'escalier, il y en avait deux, cachés par des portes coupe-feu (figure 12).

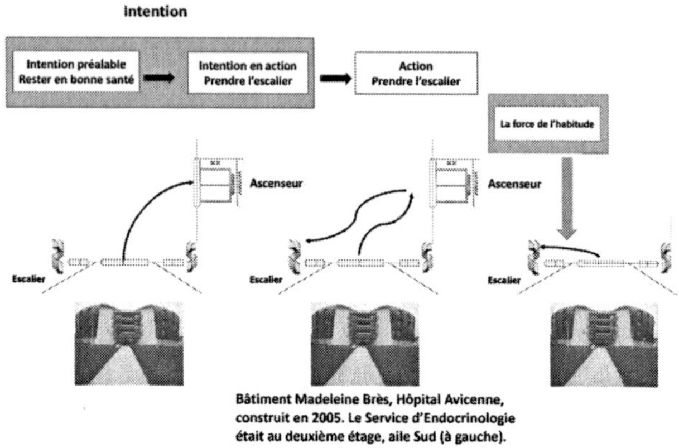

Figure 12. Comment la force de l'habitude peut rendre inutile l'intentionnalité

Au début, j'allais vers l'ascenseur (figure de gauche), puis, me rappelant mon intention, je faisais demi-tour et allais vers l'escalier, ce qui nécessitait à chaque fois un effort (figure du milieu). Or, au bout d'un mois, *je ne voyais plus l'ascenseur* : il avait tout simplement disparu de mon champ de vision. *Je n'avais plus de raison de prendre l'ascenseur* et je me dirigeais spontanément vers l'escalier (figure de droite). Grâce à la force de l'habitude, mon action (prendre l'escalier) était devenue « non-intentionnelle » : elle n'était plus causée par une raison ou par une intention.

Ce qui est amusant, c'est qu'il y avait deux escaliers, l'un à gauche et l'autre à droite, et comme le service d'endocrinologie était du côté gauche du bâtiment, instinctivement j'avais choisi l'escalier de gauche. Pendant des années c'est celui que je pris le matin pour monter dans mon service. En fait, il est bien possible que j'avais pris cette habitude pour donner l'exemple. Le service était au deuxième étage, et ce n'était pas un très gros effort de prendre l'escalier. Je dois avouer que chez moi, mon appartement est au troisième étage (en plus, il y a un entre-sol), et je prends toujours l'ascenseur. On pourrait s'interroger sur les vraies raisons, ô Davidson ! qui avaient *causé*, à l'hôpital, ma décision de ne pas prendre l'ascenseur.

Dans la deuxième partie de ce livre, nous verrons que faire appel à la force de l'habitude est un moyen puissant d'aider les patients à prendre leur traitement quotidien.

3.4 L'obéissance

Il y a aussi des actions que nous accomplissons alors que nous n'avions pas l'intention de le faire. Je ne parle pas ici du fait que mon bras se lèverait parce que quelqu'un l'aurait mis en mouvement pendant que je dormais, ou à l'encontre de ma volonté : il ne s'agirait pas, à l'évidence, d'une action de ma part. Je m'intéresse ici aux actions que j'accomplis en suivant *l'intention de quelqu'un d'autre*. C'est ce qu'on appelle l'obéissance.

Comme nous le verrons dans la deuxième partie de ce livre, certains patients prennent leur traitement, simplement parce qu'ils obéissent à leur médecin. Sartre disait que l'ouvrier qui a obéi aux ordres et fait sauter la carrière a accompli une action intentionnelle. Dans ce sens, on peut se demander si les actions accomplies par obéissance sont vraiment des actions intentionnelles, car l'intention qui la précède (l'« intention en action »), elle-même précédée par une « action préalable », comme le dit Searle, a été formée par quelqu'un d'autre, en fonction de ses motivations à lui. Cependant, on peut aussi dire que l'action de l'ouvrier de Sartre a été d'accepter d'obéir aux ordres : il aurait pu refuser, faire agir une « clause de conscience » etc. Ici, Sartre avait raison : une action accomplie par obéissance est bien une action intentionnelle. Il apparaît donc que l'intentionnalité (au sens habituel du mot) des actions est au cœur du concept de responsabilité. Eichmann pour sa défense disait qu'il « n'avait fait qu'obéir aux ordres ». Oui, mais s'il n'avait pas « arrêté de penser », comme l'a dit Hannah Arendt, il aurait refusé et n'aurait pas commis les actions dont il a pour finir été jugé responsable.

4. Rationalité et irrationalité

Cependant, il y a des actions que nous accomplissons à l'encontre de notre raison : ce sont les actions *irrationnelles.* Nous abordons ici une question critique à laquelle conduit toute théorie causale de l'action : si une pro-attitude, au sens de Davidson, consistant en un désir et une croyance, *cause* l'action, et si, au sens de Searle, une intention « préalable » *cause* une intention « en action » qui *cause* l'action, alors nous devrions toujours accomplir les actions qui sont causées par notre raison.

Or à l'évidence, ce n'est pas le cas. Il est donc nécessaire, dans le cadre d'une théorie de l'esprit faisant intervenir une causalité, d'être en mesure d'expliquer non seulement la rationalité, mais aussi l'irrationalité. Ce que nous allons montrer maintenant, c'est que les mécanismes mêmes de la rationalité portent en germe la possibilité de l'irrationalité. Ceci nous conduira à la notion de *principe de rationalité.*

Cette discussion sera cruciale pour notre projet de théoriser une médecine humaine : je montrerai en effet dans la deuxième partie du livre, consacrée à la pratique de la clinique, que les patients et les médecins ne se conduisent pas toujours de manière rationnelle. Accepter une place pour l'irrationalité en médecine et comprendre pourquoi il en est ainsi est donc une étape importante de la construction d'une médecine qui tire son humanité du fait qu'elle considère que les deux protagonistes du soin sont des personnes, que nous allons définir maintenant plus précisément comme des êtres doués d'une pensée complexe, cette complexité se traduisant notamment par le fait qu'êtres rationnels, ils puissent se comporter parfois de manière irrationnelle, ce que nous allons tenter de comprendre.

4.1 Paradoxes de l'irrationalité

Donald Davidson, dans son recueil d'essais *Paradoxes de l'irrationalité*[50], s'est attaché à décrire trois manifestations de l'irrationalité : 1) la faiblesse de la volonté, ou *akrasia* : l'agent accomplit une action, alors que son meilleur jugement lui dit qu'une autre action aurait été préférable ; 2) la duperie de soi : le sujet arrive à croire des choses qu'il sait être fausses, à se tromper lui-même (*self-deception*) ; et 3) le fait de prendre ses désirs pour des réalités (*wishful thinking*).

La *faiblesse de la volonté* conduit à accomplir des actions paradoxales : je fumais alors que j'avais le désir de conserver ma santé et que je croyais que ne pas fumer faisait partie des actions qui font que je conserverai ma santé, connaissant tous les méfaits du tabac. Selon la théorie causale de l'action, je n'aurais pas dû fumer, or je fumais. Si on m'avait demandé pourquoi, j'aurais pu répondre : que voulez-vous, c'est plus fort que moi, je ne peux pas m'en empêcher. *C'est plus fort que moi* : c'est pour cela que les philosophes grecs ont appelé ce type de comportement un manque de force, *akrasia* en grec, que l'on peut également traduire par faiblesse de la volonté. *Je ne peux pas m'en empêcher* : les philosophes latins décriront le phénomène sous le terme d'action incontinente.

Socrate rejetait la possibilité que des individus, en toute connaissance de cause, puissent mal agir. Voici ce qu'en dit Aristote :

> Socrate combattait l'idée qu'on pût sciemment se montrer intempérant, comme si le manque de maîtrise de soi n'existait pas. Il affirmait que nul, avec une conception juste, ne pouvait agir autrement que d'une façon excellente ; dans le cas contraire, cela ne pouvait être fait que par ignorance.

---

50. Davidson Donald, *Paradoxes de l'irrationalité*, Éditions L'Éclat, 1991, trad. Engel P., 79 p.

Mais Aristote ajoute :

> Cette affirmation contredit des faits qui sautent aux yeux, alors qu'il faudrait rechercher, au sujet de cette passion si c'est vraiment l'ignorance qui la cause, et de quelle sorte d'ignorance il s'agit[51].

Aristote a consacré une partie importante du livre VII de l'*Éthique à Nicomaque* à l'*akrasia*, définie comme un trait de caractère observé dans certains comportements intentionnels, non compulsifs, qui conduisent un sujet à agir contre son meilleur jugement. L'existence même des actions incontinentes pose des problèmes théoriques qui ont été analysés par de nombreux philosophes contemporains, notamment par Davidson lui-même dès le deuxième essai[52] de *Actions et événements* et dans *Paradoxes de l'irrationalité*. On peut résumer ainsi ce premier paradoxe de l'irrationalité que constitue la faiblesse de la volonté : l'agent a le choix entre faire (a) et faire (b). Sa raison lui dit, après avoir tout bien considéré, de faire (a), or il accomplit l'action (b) : il s'agit donc d'une *action irrationnelle*.

La *duperie de soi* représente le deuxième type de paradoxe de l'irrationalité : le sujet arrive à croire en même temps quelque chose et son contraire, (p) et (non-p) par exemple, il croit au Père Noël, alors qu'il croit ou même qu'il sait bien que le Père Noël n'existe pas. Ici il s'agit d'une *croyance irrationnelle*.

Enfin, dans *le fait de prendre ses désirs pour des réalités* (*wishful thinking*), le sujet arrive à croire que son désir est réalisé, c'est-à-dire, pour utiliser la terminologie de John Searle, que le contenu de son désir est satisfait, alors qu'il ne l'est pas : très peu de gens ont lu mon livre un an après sa publication,

---

51. Platon, *Protagoras*, 352b-358d, et Aristote, *Éthique à Nicomaque*, livre VII, 2, 1-2.

52. Davidson Donald, « Comment la faiblesse de la volonté est-elle possible ? », in *Actions et événements*, *op. cit.*, p. 37-65.

et pourtant je suis convaincu que mon livre est en train de devenir un best-seller.

Nous allons maintenant examiner comment de tels phénomènes sont, d'un point de vue philosophique, *possibles*. Pour cela, nous allons faire le chemin inverse : nous allons d'abord examiner comment *la rationalité* est possible.

4.2 Comment la rationalité est-elle possible ?

En fait, la plupart du temps, nous ne nous conduisons pas de manière irrationnelle. Pour Davidson, c'est que nous nous plions à des principes de rationalité : nous n'accomplissons pas d'action incontinente parce que nous nous plions à un principe qui nous enjoint d'agir après avoir tout bien considéré et en fonction de la raison qui, au terme de cette analyse (nous pesons le pour et le contre), nous semble la meilleure. Tout naturellement, Davidson appela ce premier principe de rationalité un « principe de continence ».

De la même façon, nous ne nous dupons pas nous-mêmes, parce que nous obéissons à un principe qui nous enjoint de ne croire quelque chose qu'après avoir utilisé la totalité des données disponibles. Davidson appela ce deuxième principe le « principe de la garantie ».

Davidson a donc proposé que l'irrationalité apparaisse en cas de déficit de ces principes de rationalité. En d'autres termes, les mécanismes de la rationalité portent en germe la possibilité de l'irrationalité : le sujet irrationnel est celui qui ne met pas en œuvre ses principes de rationalité. Les principes de rationalité sont donc des outils mentaux, qu'il faut rajouter aux états mentaux, que nous avons décrits jusqu'à maintenant, et qui nous empêchent de nous comporter de manière irrationnelle. Le philosophe américain Robert Nozick (1938-2002) a proposé de décrire les principes en tant qu'outil (*device*)[53]

---

53. Nozick Robert, *The Nature of Rationality*, Princeton University Press, 1993, 242 p., p. 40.

qui nous permettent « de ne pas faire ou penser n'importe quoi » et, ainsi, le fait de disposer de principes de rationalité nous serait bénéfique. C'est peut-être pour cela que, dans une perspective évolutionnaire, ils seraient apparus dans le processus de l'hominisation.

Quand Davidson propose que l'irrationalité soit due à un déficit des principes de rationalité, qui sont les outils qui permettent d'éviter d'être irrationnel, il ne faut voir aucune circularité : après tout, les diabétologues disent bien que le diabète est dû à un déficit d'insuline, l'insuline étant l'hormone (« l'outil ») qui permet d'éviter d'être diabétique.

On peut donc dire, d'un point de vue médical, que la démarche de Davidson a été une démarche physiopathologique, ou plutôt pathophysiologique. Le philosophe-médecin Georges Canguilhem (1904-1995), dans son ouvrage *Le Normal et le pathologique*, a écrit que « le *pathos* conditionne le *logos* parce qu'il le précède » : c'est parce que le diabète existe que l'on a découvert l'insuline – s'il n'y avait pas eu de patients diabétiques, on ne l'aurait jamais découverte[54]. Aujourd'hui, on crée même de nouvelles maladies chez les souris en modifiant leurs

---

54. Canguilhem Georges, *Le Normal et le pathologique*, Paris, Presses Universitaires de France, coll. « Quadrige », 1991, 300 p., p. 139 : Canguilhem rappelle qu'il a fallu attendre la description clinique en 1855, par Addison, de l'insuffisance de la glande surrénale pour en comprendre la fonction (en 1716, le jury d'un concours, présidé à l'Académie des Sciences de Bordeaux par Montesquieu, portant sur la question « quelle est la fonction de la glande surrénale », avait dû renoncer à décerner le prix) : la fonction de la glande surrénale est d'éviter l'insuffisance surrénale dont les symptômes ont été décrits par Addison. Serait-il justifié de dire que cette explication n'était qu'une « explication ad hoc » ? Un siècle après Addison, l'hormone produite, la cortisone, était isolée. Elle est utilisée aujourd'hui dans le traitement de cette maladie. Voir le discours de remise du Prix Nobel de Médecine et Physiologie 1950 à Philip Hench, Edward Kendall et Tadeus Reichstein par G. Liljestrand. J'ai développé ces idées dans un article publié à l'occasion du centenaire de la découverte de l'insuline, Reach Gérard, « Insuline, hormone de la vie, épistémologie d'une découverte », *Médecine des maladies métaboliques* n° 15, 2021, p. 3582-8.

gènes (transgenèse), et ceci permet de faire des découvertes physiologiques.

De la même façon, c'est parce que l'irrationalité existe que Davidson, dans une démarche typique d'abduction a « découvert » le principe de continence : il s'étonnait que la faiblesse de la volonté et la duperie de soi existent (« paradoxes de l'irrationalité »), il se demandait comment elles sont *possibles*, et il a été amené à découvrir les principes de rationalité comme hypothèse explicative.

4.3 Comment l'irrationalité est-elle possible?

La question de l'irrationalité peut donc maintenant être posée en ces termes : pourquoi, de temps en temps, l'agent rationnel n'utilise-t-il pas ses principes de rationalité?

Revenons au principe même de la Théorie Causale de l'Action de Davidson. Un désir et une croyance (par exemple, je désire éviter les complications du tabac, et je crois que si je ne fume pas, mon désir sera assouvi) causent le fait que je ne fume pas; il s'agit d'une véritable relation de causalité : ce désir et cette croyance ont *causé* mon action de ne pas fumer (par exemple, j'ai refusé la cigarette que vous me tendiez). Ce n'est pas seulement une *explication*, car j'aurais pu arrêter de fumer pour une tout autre raison : ce désir et cette croyance sont *à la fois* une explication et une cause de mon action.

Mais en fait, nous étions en présence de deux actions opposées, un peu comme dans les deux films d'Alain Resnais, *No smoking* et *Smoking*. Pour *No smoking*, les désirs sont le fait d'éviter d'avoir le cancer, de ne pas avoir de maladies cardiovasculaires, de voir grandir mes enfants etc., et je crois que ne pas fumer fera que ces désirs seront assouvis. Pour *Smoking*, le désir est alimenté par le plaisir de bourrer ma pipe, de fumer, le fait que fumer m'aide à penser, que si je ne fume pas je suis en manque etc., et je crois que fumer fera en sorte que ces désirs seront assouvis : incidemment, on voit que les raisons de non(a) sont différentes de l'absence des raisons de (a).

Je vois sur la boîte de tabac que fumer nuit gravement à la santé, provoque le cancer ; je suis médecin, et je sais que tout cela est vrai ; mes enfants n'aiment pas que je fume et me le répètent. Je devrais donner la priorité, après avoir tout bien considéré, à ces arguments. Dans ce cas mon principe de continence devrait me dire de ne pas fumer. *Or je fumais* : tout se passe comme si j'ignorais mon principe de continence, comme si celui-ci était exilé.

La question devient donc maintenant : comment un principe de continence peut-il être exilé de mon esprit ? On peut dire que mon désir de fumer a *causé* l'exil de mon principe de continence. On est donc dans un cas où *un état mental, ce désir, a causé un événement, l'exil de mon principe de continence, sans en être une raison*, car rien ne peut rationaliser un événement irrationnel. À l'évidence, Davidson se trouvait ici en présence d'une énorme difficulté rencontrée par sa Théorie Causale de l'Action, dans laquelle la pro-attitude, le couple désir-croyance, était *à la fois* une cause et une raison d'une action : selon la théorie, les actions incontinentes ne devraient donc pas être possibles, *d'où le titre de son article : comment la faiblesse de la volonté est-elle possible* ? C'est ici que se situait véritablement le « paradoxe de l'irrationalité ».

Pour résoudre ce paradoxe, Davidson a proposé dans *Paradoxes de l'irrationalité* une hypothèse, celle d'une partition de l'esprit. Il s'en explique :

> J'en arrivai, pour expliquer cette notion un peu vague et confuse qu'un principe puisse être ignoré ou supprimé, à faire appel à une idée freudienne, celle d'une partition de l'esprit. Cette idée supposait qu'au sein d'un même esprit, des attitudes seraient empêchées de pouvoir interagir activement, si bien que l'agent serait finalement protégé du clash qui résulterait d'une confrontation avec des pensées malvenues ou leurs conséquences[55].

---

55. Davidson Donald, « Reply to Ariela Lazar » in Hahn L.E., *The Philosophy of Donald Davidson*, coll. « The library of living philosophers »,

Voici les termes mêmes de cette explication :

> Il existe cependant une manière pour un événement mental de causer un autre événement mental sans être une raison pour cet événement, sans qu'aucun problème ne se pose et sans que l'irrationalité surgisse nécessairement. C'est ce qui peut se passer quand la cause et l'effet surviennent dans des esprits différents. Par exemple, souhaitant que vous entriez dans mon jardin, je fais pousser une fleur de toute beauté dedans. Vous mourez d'envie de voir ma fleur de plus près et entrez dans mon jardin. Mon désir a causé votre envie et votre action, mais mon désir n'était pas une raison de votre envie, ni une raison qui vous a fait agir. (Peut-être ne connaissiez-vous même pas mon souhait.) Des phénomènes mentaux peuvent donc causer d'autres phénomènes mentaux sans être des raisons pour ces phénomènes, et pourtant conservé leur caractère mental, pour autant que la cause et l'effet se trouvent séparés de façon appropriée. Les cas les plus évidents et les plus clairs sont ceux où il y a une interaction sociale. Mais je suggère que l'on peut appliquer cette idée à un seul et unique esprit et une seule et unique personne. Il va de soi que si nous devons effectivement expliquer l'irrationalité, il semble que nous devions supposer que l'esprit peut être scindé en plusieurs structures quasi-indépendantes qui interagissent de diverses manières sans que le principe de Platon puisse l'autoriser ou l'expliquer[56].

Bien que *Paradoxes de l'irrationalité* ait été initialement publié dans un recueil d'essais consacrés à Freud, Davidson insiste sur le fait qu'il ne s'agit pas ici de la partition freudienne conscient/inconscient :

---

vol. XXVII, Open Court, 1999, 800 p. p. 404.

56. Davidson Donald, *Paradoxes de l'irrationalité*, *op. cit.*, p. 35. Davidson a défini le principe de Platon comme la doctrine de la rationalité pure (p. 28).

> le cas le plus ordinaire d'*akrasia* est celui dans lequel l'agent sait ce qu'il fait et pourquoi, et sait que ce n'est pas ce qu'il a de mieux à faire, et sait pourquoi. Il reconnaît sa propre irrationalité[57].

Quand je fumais ma pipe, je savais que j'avais tort, mais c'était plus fort que moi. Je retirais même des boîtes de tabac la petite étiquette sur laquelle il était écrit que fumer donne le cancer, peut-être parce qu'elle me mettait en face de mon irrationalité.

4.4 Une interprétation philosophique des paradoxes de l'irrationalité

Nous pouvons, à la lumière de ce qui précède, tenter maintenant de donner une description logique des phénomènes irrationnels[58].

Dans la faiblesse de la volonté, l'*akrasia*, le sujet accomplit l'action que, tout bien considéré, il n'aurait pas dû accomplir. C'est le tout, du *tout* bien considéré, qu'il a modifié. Ce tout n'est rien d'autre que le puzzle de son esprit, dont il a écarté les pièces qui auraient dû le conduire à accomplir l'action continente. Un moyen d'écarter des arguments, proposé par Davidson, est, par une partition de l'esprit, de les placer dans des domaines différents. Ceci revient, dans l'image de notre puzzle mental à admettre que l'esprit est constitué de puzzles distincts. Mais une autre explication est possible : nous avons vu que Christine Tappolet propose que les émotions, en ce qu'elles agissent en influençant la manière dont nous percevons la valeur des choses (elle proposait que les émotions soient en fait la perception des valeurs), rendent intelligibles les actions

57. Davidson Donald, *Paradoxes de l'irrationalité, op. cit.*, p. 196.

58. J'ai repris ici un passage de mon livre *Pourquoi ce soigne-t-on* (2005-2007).

akratiques[59] ; tout simplement, le plaisir de fumer rend intelligible le fait que je fume. On notera que dans cette conception, l'*akrasia* (l'irrationalité) pourrait bien être la conséquence de l'utilisation, par l'esprit, *du rôle normal* de l'émotion.

Dans la duperie de soi (*self-deception*), le sujet veut croire quelque chose, par exemple, qu'il n'est pas malade, contre toutes les évidences disponibles. Au lieu d'un ajustement de l'esprit au monde, comme dirait Searle, (c'est le contenu de sa croyance qu'il aurait dû modifier – je croyais que j'étais en bonne santé, j'accepte l'idée que je suis malade), il commet une erreur logique en mettant en œuvre au sujet de sa croyance un ajustement du monde à l'esprit : pour rendre satisfait le contenu de sa croyance, il modifie le monde et change la direction normale d'ajustement de la croyance. Ou plus exactement, parce qu'il ne peut, en fait, changer le monde, et faire en sorte que, réellement, il ne soit pas malade, il agit au niveau du puzzle de son esprit : c'est au niveau de sa représentation du monde qu'il réalise cet ajustement, en écartant du puzzle certaines composantes qui empêchaient l'ancrage de la croyance à laquelle il tient. On a vu que cette erreur logique pouvait être faite sous l'emprise d'un désir (je désire croire que je suis en bonne santé) ou d'une émotion (j'ai peur d'être malade). Dans les deux cas, à nouveau, l'esprit utilise *des rôles normaux* du désir ou de l'émotion : conduire à une saine révision des croyances. Mais les émotions peuvent aussi conduire au déni.

Enfin, dans le fait de prendre ses désirs pour des réalités (*wishful thinking*), le sujet arrive à croire que son désir est réalisé, c'est-à-dire que son contenu est satisfait, alors qu'il ne l'est pas. Il n'a même pas essayé de changer le monde en vous donnant son livre à lire (ajustement du monde à l'esprit). Personne n'a donc lu son livre, et pourtant il arrive à croire que son livre est lu. Ici, l'esprit, sous l'effet du désir, commet une erreur logique qui consiste à confondre les attitudes, c'est-à-dire

---

59. Tappolet Christine, « Emotions and the intelligibility of akratic actions », in *Weakness of will and practical irrationality*, *op. cit.*, p. 97-120.

à déplacer un contenu (mon livre est lu) d'une attitude (un désir) dans une autre (une croyance) : le désir modifie donc la structure de l'esprit, alors que son rôle normal est de modifier le monde. Prendre ses désirs pour des réalités revient en fait à vivre dans ses rêves, c'est-à-dire à confondre le puzzle mental avec la réalité du monde dont il n'est qu'une représentation, et c'est en cela qu'il y a, ici, irrationalité.

5. Face à la temporalité : nécessité d'un nouveau principe

J'aborde maintenant le problème de la rationalité face à la temporalité. Cette question est à l'évidence importante pour la construction d'une théorie d'une médecine humaine, qui doit traiter des maladies *chroniques*, dans lesquelles le traitement doit se concevoir dans la durée : je montrerai dans la deuxième partie de ce livre que les maladies chroniques représentent de nos jours l'immense majorité des maladies, ceci en fait grâce aux progrès de la médecine.

Jusqu'à présent nous avons considéré des actions isolées, immédiates, comme me lever pour aller me faire un café. Joëlle Proust donne comme exemple le simple fait de traverser une place : une seule volition est nécessaire, « commençant au premier pas et se terminant au dernier, les étapes intermédiaires constituant autant d'indices permettant d'apprécier la réduction de l'écart avec la cible ». Mais qu'en est-il d'un projet complet, comme celui d'écrire un traité de philosophie,

> où on peut faire valoir que le sujet ne peut évidemment effectuer son action d'un trait, ce qui rend nécessaire la formation de volitions distinctes, comme en témoigne le sentiment subjectif d'avoir à renouveler l'effort[60].

60. Proust Joëlle, *op. cit.*, p. 148.

En effet, nous avons vu deux concepts importants. Avec Joëlle Proust, on reconnaissait l'existence d'une volition à la notion d'effort qu'elle implique ; avec John Searle, une action était précédée par une intention en action, elle-même précédée par une intention préalable : j'ai l'intention de me reposer, intention préalable qui cause mon intention en action d'aller à la campagne, et je pars à la campagne. Nous avons aussi vu le recours à l'habitude comme un moyen d'éviter l'effort de la volition et de la formation d'une intention.

Nous allons maintenant voir que la notion de *projet*, qui implique notre relation à la temporalité, pose un problème redoutable à la Théorie Causale de l'Action.

5.1 Une mathématique du désir

Dans un chapitre antérieur, nous avons vu qu'il était possible de proposer une mathématique de la croyance. Il en est de même pour le désir.

Jusqu'à présent nous ne nous sommes pas encore intéressés à la force du désir, qui est, comme nous l'avons vu, le moteur de l'action. Or la force d'un désir dépend de la proximité de sa récompense ; il suffit de penser à la nuit qui précède la livraison d'une voiture que vous avez commandée il y a six mois, où le désir semble augmenter de manière asymptotique, ce qui suggère que la fonction qui décrit l'évolution de la force du désir en fonction du temps est de nature hyperbolique, pouvant être décrite sous la forme $F(t) = 1/(1 + kt)$. La nature asymptotique de l'augmentation de la force du désir est montrée sur la partie droite de la Figure ci-dessous.

Ceci peut être démontré expérimentalement. On demande à des individus quelle valeur résiduelle ils donnent à une certaine somme d'argent, par exemple 1 000 € si cette somme ne leur est pas donnée maintenant, mais dans 1 mois, 6 mois, 12 mois, 5 ans, 10 ans : pour les délais longs, les individus attribuent plus souvent, de manière attendue, une valeur résiduelle plus faible. La fonction mathématique qui s'ajuste le mieux aux données expérimentales est la fonction hyperbolique : V(t) = 1 000/ (1 + kt)[61].

La figure ci-dessous montre à gauche les courbes obtenues pour deux valeurs du coefficient k de la fonction F(t) = 1/ (1 + kt) : la courbe apparaît plus « pentue » pour le coefficient k le plus grand (k = 0,05).

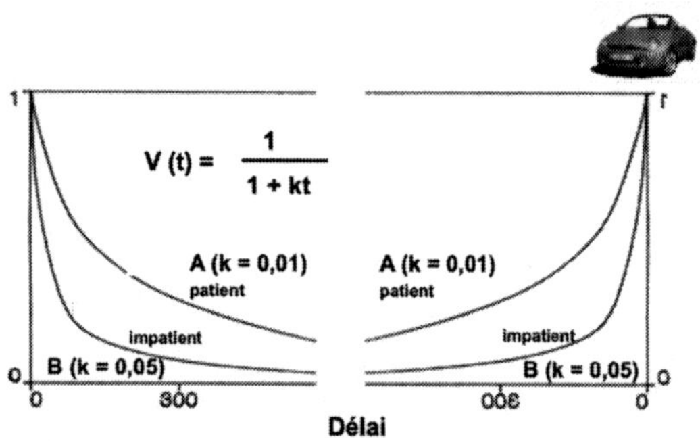

Figure 13. Une mathématique du désir : un coefficient d'impatience

La figure de gauche est renversée autour d'un axe vertical pour donner la Figure de droite : celle-ci illustre le fait que dans le cas du fort coefficient k (sujet B., k = 0,05), la force du désir augmente de manière plus abrupte lorsque l'individu se rapproche de la récompense (dans l'exemple de l'attente de la livraison de sa voiture, sa dernière nuit est plus atroce). Ceci montre que le coefficient k peut être décrit comme un coefficient d'impatience. En utilisant ce test monétaire, on trouve un degré d'impatience, apprécié par la valeur de ce coefficient k, plus élevé chez les fumeurs, chez les alcooliques même lorsqu'ils sont devenus abstinents et dans d'autres formes d'addiction, chez les femmes obèses, ou chez les adolescents comparés aux adultes, et, comme nous l'avons montré nous-même dans

61. Rachlin Howard, Raineri Andres, Cross David, « Subjective probability and delay ». *J Exp Anal Behav* n° 55, p. 233-244.

plusieurs études, chez des patients diabétiques concernant la prise de leur traitement[62].

Ainsi, les êtres humains sont plus ou moins impatients : comme l'a dit Jon Elster, « de même que certains préfèrent le goût du chocolat à celui de la vanille, c'est un fait brut que certains aiment le présent, alors que d'autres ont un goût pour le futur[63]. » Le choix de l'immédiateté peut expliquer ce que fait un sujet, s'il est d'un naturel impatient, lorsqu'il est confronté à un choix « inter-temporel » qui met en compétition les perspectives d'une petite récompense proche et d'une grande récompense lointaine. La forme asymptotique (hyperbolique) des courbes fait qu'elles se croisent, conduisant obligatoirement à un changement de préférence[64]. On peut prendre comme exemple la question du dessert au moment d'un dîner au restaurant (figure 14).

---

62. Cet effet de l'impulsivité sur les comportements repose sur une importante littérature, résumée en particulier dans mon article Reach Gérard, « Temporality in chronic diseases and adherence to long-term therapies: From philosophy to science and back » *Diabetes Metab* n° 45, 2019 ; p. 419-428.

63. Elster Jon and Skog Ole-Jørgen « Introduction » in Elster J. et Skog O.-J., *Getting hooked, rationality and addiction,* Cambridge University Press, 1999, p. 1-30.

64. Ainslie George, *Breakdown of Will*, Cambridge, Cambridge University Press, 2001, 258 p.

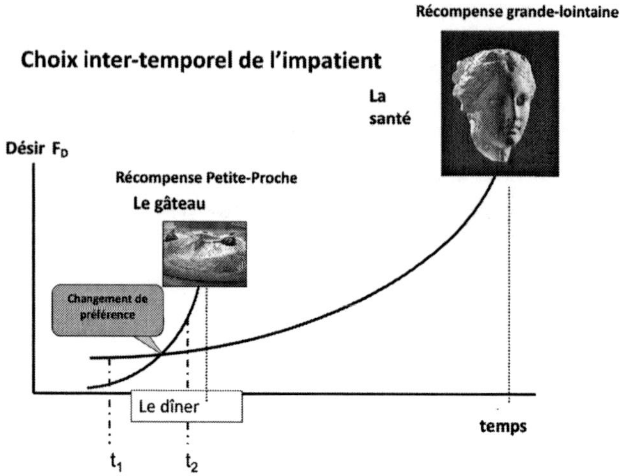

Figure 14. Choix inter-temporel et changement de préférence

Le sujet impatient, lorsqu'il était entré dans le restaurant, donnait plus de valeur à l'idée de rester mince dans le but de conserver sa santé qu'à celle de prendre un dessert. Mais les courbes s'étant croisées, il finit, *rationnellement,* par commander le dessert qu'il s'était interdit au début du repas, tout simplement parce que le moment de le prendre est venu.

5.2 L'attrait du présent

Nous avions vu que l'on pouvait décrire le phénomène de faiblesse de la volonté sous la forme suivante : l'agent a en face de lui deux possibilités, (a) et (b) ; il évalue le pour et le contre de chacune de ces actions, et après qu'il ait « tout bien considéré », son principe de continence lui dicte d'agir en fonction de ce que sa raison lui dit être le meilleur choix. S'il n'obéit pas à son principe de continence, c'est-à-dire s'il accomplit l'action (b) alors que sa raison lui disait d'accomplir l'action (a), on parle de faiblesse de la volonté : que voulez-vous, c'était plus fort que moi.

Parmi les arguments qu'il va considérer, il y a évidemment la notion de récompense qu'il espère pouvoir tirer de l'action (a) ou de l'action (b). Et ici, il arrive souvent qu'il se trouve en face d'un dilemme : la récompense de l'action (a) peut-être plus importante que celle de l'action (b), mais elle sera reçue dans un avenir très lointain, alors que la récompense de l'action (b), plus faible que celle de l'action (a), sera reçue immédiatement. Comment notre agent va-t-il se comporter ? Ne va-t-il pas se dire qu'un tiens vaut mieux que deux tu l'auras ?

C'est typiquement ce que l'on appelle un « choix intertemporel », entre une petite récompense immédiate et une grande récompense lointaine, que nous avons représenté sur la Figure précédente à propos de la prise du dessert à la fin du dîner. En général, les récompenses immédiates sont concrètes, alors que les récompenses lointaines sont plus abstraites. Une théorie psychologique, élaborée par Nira Liberman et Yaacov Trope[65], suggère que, d'une manière générale, nous catégorisons nos concepts en concepts de haut niveau, abstraits et lointains, et de bas niveau, concrets et immédiats : ainsi, si je pense à la lecture sur un mode abstrait, je pense qu'elle va m'enrichir l'esprit alors que si j'y pense sur un mode immédiat, je pense au livre que je suis en train de lire.

Le caractère concret des récompenses immédiates leur donne un attrait saillant, qui masque souvent l'intérêt des récompenses lointaines. C'est pourquoi très souvent, nous avons tendance à choisir des récompenses immédiates, « après avoir tout bien considéré ». Notre principe de continence nous enjoint donc d'accomplir les actions immédiates, parce que le désir qui les accompagne est beaucoup plus fort que celui des désirs concernant les actions lointaines.

---

65. Liberman Nira, Trope Yaacov, « Construal-level theory of psychological distance ». *Psychological Review* n° 117, 2010, p. 440-463.

5.3 Étonnement face au véritable paradoxe

Et ici, nous nous trouvons face au *véritable paradoxe* de l'irrationalité : en effet, très souvent, nous ferions mieux, pour notre bien, d'attendre, d'être patients, de préférer les récompenses lointaines lorsqu'elles ont une valeur plus grande que les récompenses immédiates. La fourmi est économe, c'est là sa grande force. Pour notre bien, nous ferions mieux de nous comporter comme des fourmis. Or, à cause de l'attrait pour le présent, voici que notre principe de continence qui nous enjoint d'agir après avoir tout bien considéré, nous dit de choisir les récompenses immédiates, même si, objectivement, dans une perspective à long terme, nous aurions intérêt à choisir des récompenses lointaines.

Nous avions vu avec Robert Nozick que les principes de rationalité avaient été, d'un point de vue évolutionnaire, téléologique, « inventés pour notre bien ». Il écrivait :

> [...]. Ceci ne montre-t-il pas que le but des principes est de nous guider vers quelque chose, quel que soit ce but, que nous n'atteindrions pas si nous agissions au hasard[66] ?

De la même façon, certaines réactions chimiques, qui nécessitent de l'énergie, sont orientées par des enzymes qui les rendent possibles ; on pourrait dire que les principes de rationalité agissent comme des enzymes de l'esprit, qui nous permettent d'être rationnels, alors que notre tendance naturelle nous conduirait à l'irrationalité. André Gide a dit dans *Les Faux-monnayeurs* : il est bon de suivre sa pente, pourvu que ce soit en montant. Les principes sont là pour nous y aider.

On voit ici que *l'utilisation d'un principe, qui devrait nous être bénéfique, comme le disait Nozick, se retourne contre nous, sur le long terme.* Nous tombons ici sans doute sur l'aspect le

---

66. Nozick Robert. *op. cit.*, p. 40.

plus paradoxal de l'irrationalité des comportements humains. Selon le philosophe Olav Gjelsvik,

> le concept de Davidson permet de rendre compte de l'existence de déviations de type causal/irrationnel par rapport à ce qui est considéré comme le meilleur, tout bien considéré. En théorie, il n'y a pas de raison d'attendre un profil particulier dans ces déviations de type causal/irrationnel. Elles peuvent favoriser une perspective à long terme, comme une perspective à court terme[67].

Le véritable paradoxe philosophique (les philosophes diraient : l'aporie) est donc le suivant : dans le cadre d'une théorie de la rationalité, le principe de continence nous conduit à choisir la récompense proche, c'est-à-dire à agir contre notre intérêt à long terme, alors que les principes, d'un point de vue téléologique, ont été inventés par l'évolution pour notre bien, pour persévérer dans notre être, aurait dit Spinoza.

Comment alors, répondre à ce qui est *la véritable question* : comment, face à la tentation de l'immédiat que nous offre en permanence notre rapport à la temporalité, pouvons-nous nous comporter d'une manière rationnelle, *celle qui garantit notre survie*, et renoncer à une récompense immédiate, attendant une récompense lointaine et abstraite, que nous ne pourrions en fait jamais saisir de nos mains ? Comment pouvons-nous, finalement, ne pas fumer, puisque la récompense, *ne pas avoir eu, au terme de notre vie, de cancer*, est une récompense que nous ne recevrons qu'à la fin, en fait une récompense que nous ne recevrons jamais de notre vivant ? On pourra écrire sur ma tombe : il n'a pas eu de cancer !

Or, nous le pouvons. Hannah Arendt dans le volume de *La Vie de l'esprit* consacré au Vouloir, écrivait :

---

67. Gjelsvik Ole-Jørgen, « Addiction, weakness of the will, and relapse », in Elster J. et Skog O.-J., éds., *Getting hooked: Rationality and addiction. op. cit.*, p. 47-64.

> Le désir est influencé par ce qui est à proximité et ainsi facile à obtenir – suggestion présente dans le mot même qui désigne le désir ou l'appétit, *orexis*, dont la signification première, venue de *orego*, se réfère à la main qui se tend vers quelque chose de proche. Ce n'est que quand la satisfaction d'un désir se place dans le futur, et doit tenir compte du facteur temps, que la raison pratique est indispensable et que ce désir la stimule. Dans le cas de l'incontinence, c'est la force du désir axé sur ce qui est à portée de la main qui y conduit, et la raison pratique intervient alors par souci des conséquences futures. Mais les hommes ne désirent pas que ce qu'ils ont sous la main ; ils sont capables d'imaginer des objets de désir qu'ils assureront en mettant au point des moyens appropriés. C'est cet objet de désir imaginé dans le futur qui donne un coup de fouet à la raison pratique ; en ce qui concerne le mouvement produit, l'acte lui-même, l'objet désiré est point de départ, tandis que pour le processus de calcul il est aboutissement[68].

Oui, mais alors, comment font-ils, ceux qui attendent ?

5.4 Un principe de prévoyance

Je me souviens de mon excitation, alors que je m'intéressais au problème de l'observance des patients diabétiques qui ne prenaient pas leur traitement, lorsque j'avais découvert l'œuvre de Davidson, pendant l'été 1999. J'avais d'abord lu *Actions et événements*, puis *Paradoxes de l'irrationalité.* Mais j'avais un problème avec le principe de continence. En lisant Davidson j'avais compris que la non-observance de mes patients représentait typiquement un exemple de faiblesse de la volonté : ils ne faisaient pas ce qui était bon pour eux, préférant des récompenses immédiates. J'en étais arrivé à la conclusion qu'il était finalement rationnel d'être « non-observant », étant donné le

---

68. Arendt Hannah. *La vie de l'esprit, II. Le vouloir*, trad. Lotringer L., Paris, Presses Universi-taires de France, coll. « philosophie d'aujourd'hui », 270 p., 1983, p. 75.

caractère saillant de la récompense de la non-observance et du caractère abstrait et lointain de la récompense de l'observance, éviter les complications des maladies. Je me demandai alors : *mais comment font-ils, ceux qui se soignent ?*

Alors j'ai fait un dessin, qui m'a permis de trouver une solution à ce paradoxe : le principe de continence de Davidson ne suffisait pas ; il était donc nécessaire, pour expliquer *le fait devenu étonnant que certaines personnes se soignent*, de décrire un nouveau principe, que j'ai appelé « principe de prévoyance ». J'ai gardé ce dessin, qui est montré sur la Figure 15, parce que j'avais l'impression d'avoir tout d'un coup découvert quelque chose, d'avoir eu ce que les psychologues appellent un *insight*.

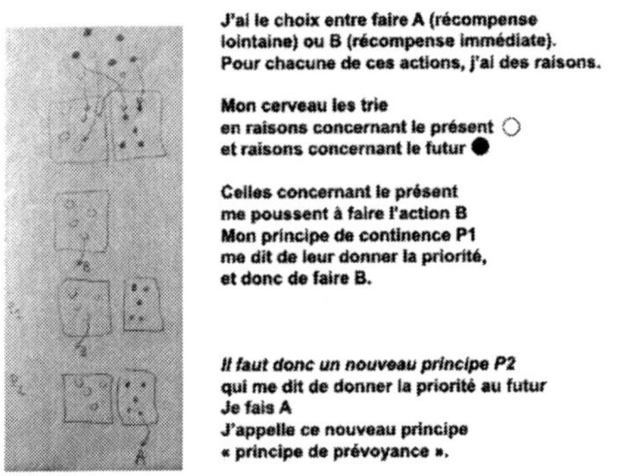

Figure 15. Découverte du principe de prévoyance

5.5 Avatars du principe de prévoyance

En fait, je n'avais rien découvert du tout. J'ai compris par la suite que ce « principe de prévoyance », qui permet de faire le choix des actions dont la récompense est lointaine, se retrouve sous d'autres appellations dans de nombreux textes de philosophes et de psychologues : on peut citer le « Système froid » de Mischel, la « Considération des conséquences futures » de Strathman, le « Self-control » de Mele, le « Pouvoir de la volonté » (will-power) de Baumeister, la « Force de la volonté » de Holton, enfin « l'Amour de soi » de Frankfurt[69]. Il est aussi possible d'assimiler ce principe de prévoyance aux concepts freudien d'*Éros* et spinozien de *Conatus.* Je voudrais préciser ici certains de ces concepts qui semblent s'apparenter à « mon » principe de prévoyance.

Le « Système froid » de Mischel

Les travaux de Walter Mischel (1930-2018), un psychologue américain, montrent l'apparition progressive au cours de la petite enfance de la capacité de retarder l'acquisition d'une récompense, en donnant peu à peu la prédominance à ce qu'il appelle un système froid (cool), cognitif, régulateur, permettant la réalisation de projets à long terme, sur un système chaud (hot), présent dès la naissance, émotionnel, impulsif, permettant de déclencher la consommation immédiate ou des réactions d'évitement (fuir ou combattre)[70]. Mischel utilisait

69. Mischel Walter, Shoda Yuichi, Rodriguez Monica L., « Delay of gratification in children », *Science* n° 244, 1989, p. 933-938.

Strathman Alan, Gleicher F., Boninger David S., Scott Edwards C., « The consideration of future consequences: weighing immediate and distant outcomes of behavior » J *Pers Soc Psychol* n° 66 : 1994, p. 742-752.

Mele Alfred R., *An Essay on Akrasia, Self-deception and Self-control,* Oxford, Oxford University Press, 1987, 183 p., p. 4.

Baumeister Roy F., Tice Dianne M., Vohs Kathleen D., « The strength model of self-regulation: conclusions from the second decade of willpower research », *Perspect Psychol SCI* n° 13, 2018, p. 141-145.

Holton Richard, « How is strength of will possible? » in Stroud S., Tappolet C., éds., *Weakness of Will and Practical Irrationality, op. cit.*, p. 39-67.

Loewenstein George, « Out of control: visceral influences on behavior », *Organizational behavior and human decision processes* n° 65, march 1996, p. 272-292.

Frankfurt Harry G. *The Reasons of Love.* Princeton: Princeton University Press, 2004, 112 p.

70. Mischel Walter, Ayduck Ozlem, Mendoza-Denton Rodolfo, « Sustaining delay of gratification over time: a hot-cool systems perspective », in Loewenstein George, Read D., Baumeister Roy F., *Time and decision:*

son test du marshmallow : il présentait à des enfants de quatre ans un marshmallow en leur disant – je reviens dans vingt minutes, si tu ne l'as pas mangé, je t'en donne un deuxième. Ceux qui avaient réussi à attendre répondaient, quand on leur demandait comment ils avaient fait : j'ai pensé à un nuage. Ils semblaient être déjà capables d'abstraction. Fait intéressant, les enfants qui, à l'âge de 4 ans, étaient le plus capables d'attendre avaient à l'adolescence de nets avantages intellectuels en termes de capacité à développer des projets planifiés et atteignaient un niveau d'éducation plus élevé. Ces données montrent que la capacité de patience et d'abstraction apparaît tôt chez certains enfants, mais, comme nous le verrons, elle est acquise le plus souvent beaucoup plus tardivement.

La force de la volonté

Le philosophe contemporain Richard Holton[71], dans un essai intitulé « *Comment la force de la volonté est-elle possible ?* » dont le titre est le miroir de celui de Davidson s'interrogeant sur la faiblesse de la volonté, a proposé que l'action n'est pas seulement déterminée par un désir et une croyance (dans ce cas, il suffirait, pour que le sujet persiste dans son projet, que son désir qui conduit à l'action soit plus fort qu'un désir contraire qu'il pourrait rencontrer en chemin), voire, comme le propose Searle, une croyance, un désir et une intention (dans ce cas, il suffirait que la force de son intention soit plus forte).

Il propose qu'intervienne, en plus, une capacité de l'agent, qu'il appelle pouvoir de la volonté (*will-power*). C'est la possibilité d'exercer cette capacité qui confère à l'agent la force de s'en tenir à son intention, même lorsqu'il rencontre de puissants désirs le poussant à succomber à la tentation. On voit ainsi se dégager un nouveau schème de l'action, faisant intervenir un désir, une croyance, une intention, et la force

---

Economic and Psychological Perspectives on Intertemporal Choice, New York, Russel Sage Foundation, 2003, 569 p., p. 175-200.

71. Holton Richard, « How is strength of will possible ? », *op. cit.*

de la volonté : la nécessaire formation de volitions distinctes permettant la réalisation d'un projet complexe étalé dans le temps pourrait précisément être réalisée grâce à ce que Holton appelle le pouvoir de la volonté (*will-power*). Pour Holton, parmi nos intentions, il en est certaines que l'on peut qualifier de *résolutions* : il s'agit de ces intentions dont la caractéristique est précisément d'être capables de surmonter les inclinations, contraires à un projet, qui pourraient se rencontrer : si un nouveau désir s'avère plus fort qu'une intention habituelle et si le sujet change d'avis, on dira simplement qu'il est versatile ; c'est si ce nouveau désir gagne contre une résolution qu'on dira qu'il fait preuve de faiblesse de la volonté.

Or certains sujets sont capables de maintenir le cap qu'ils se sont fixé. Ils y arrivent donc parce qu'ils disposent d'une capacité spéciale qui leur permet de se répéter mentalement ce à quoi ils se sont engagés – car il faut le faire si l'on veut persister – mais sans que cette répétition mentale ne risque de conduire à une reconsidération de leur décision. C'est précisément ce que fait le pouvoir de la volonté : c'est vrai que c'est difficile, mais je dois le faire, courage ! Holton propose que cette capacité, comme un muscle, a une capacité limitée, s'épuisant peu à peu, ses performances dépendant du contexte (ainsi, les alcooliques repentis risquent davantage de rechuter s'ils sont fatigués, déprimés ou anxieux).

C'est un argument, pour Holton, pour penser que cette faculté existe en soi, s'exerçant sur l'ensemble des projets des sujets. Comme pour la force musculaire, on peut, à l'inverse, développer le pouvoir de sa volonté en le mettant souvent en jeu, de même qu'on devient vertueux en s'exerçant à la vertu. Le psychologue Roy Baumeister a présenté de nombreux arguments empiriques plaidant en faveur de l'hypothèse d'une force épuisable[72], suggérant que ce que l'on appelle pouvoir

72. Baumeister Roy F., Tice Dianne M., Vohs Kathleen D., « The strength model of self-regulation: conclusions from the second decade of willpower research », *Perspect Psychol SCI* n° 13, p. 141-145.

de la volonté (will-power) ne serait pas qu'une métaphore[73] : il dépendrait même du glucose comme substrat énergétique, ce qui n'est pas pour déplaire à un diabétologue!

Cette hypothèse aboutit, on le voit, à une nouvelle conception de l'action : sa mise en œuvre initiale dépend certes, en accord avec le schème Humien repris par Davidson, de l'existence d'un désir et d'une croyance spécifique, mais la persistance de sa réalisation suppose que le sujet dispose de la capacité générale que représente le pouvoir de la volonté : je m'arrête de fumer parce que j'ai peur pour ma santé ou parce que je veux faire plaisir à ma fille; mais c'est la force de ma volonté qui me permet de ne pas rechuter[74].

L'amour de soi

Nous avons vu avec Davison que la faiblesse de la volonté pouvait être expliquée par une partition de l'esprit. Dans *Les raisons de l'amour* (2004), le philosophe américain Harry Frankfurt, sur lequel nous aurons souvent l'occasion de revenir, propose que l'amour de soi puisse être une solution pour sortir de cette ambivalence : il s'agit de reconstruire un lien à soi, d'être pleinement soi-même.

> En s'aimant elle-même, la personne fait taire ses conflits intérieurs : elle est sans réserve avec celle dont elle a le souci, elle s'aime. Être sans réserve *est* s'aimer soi-même, c'est la même chose[75].

---

73. Gailliot Matthew T., Baumeister Roy F., DeWall C Nathan, Maner Jon K., Plant E Ashby, Tice Dianne M., Brewer Lauren E., Schmeichel Brandon J., « Self-control relies on glucose as a limited energy source: will-power is more than a metaphor », *J Pers Soc Psychol* n° 92, 2007, p. 325-36.

74. Memon Saliman B., Memon Abdul M., « Why physicians and lay people smoke and how can it be reduced? » *J Pak Med Assoc* n° 49, janvier 1999, p. 2-4.

75. Frankfurt Harry G., *The Reasons of Love*, *op.cit.*, p. 112.

Freud : le principe de réalité et *Éros*

Dans tout ce qui précède, on ne peut s'empêcher de penser à la distinction freudienne entre principe de plaisir et principe de réalité :

> Nous savons notamment que notre appareil psychique cherche tout naturellement, et en vertu de sa constitution même, à se conformer au principe de plaisir, mais qu'en présence des difficultés ayant leur source dans le monde extérieur, son affirmation pure et simple, et en toutes circonstances, se révèle comme impossible, comme dangereuse même pour la conservation de l'organisme. Sous l'influence de l'instinct de conservation du moi, le principe de plaisir s'efface et cède la place au principe de réalité qui fait que, sans renoncer au but que constitue le plaisir, nous consentons à en différer la réalisation, à ne pas profiter de certaines possibilités qui s'offrent à nous de hâter celle-ci, à supporter même, à la faveur du long détour que nous empruntons pour arriver au plaisir, un déplaisir momentané[76].

Cet instinct de conservation du moi s'exprime dans un des derniers concepts de Freud, *Éros,* qui s'oppose à l'instinct de mort, *Thanatos,* la tendance native de l'homme à la méchanceté, à l'agression, à la destruction et donc aussi à la cruauté[77]. *Éros,* c'est cet instinct qui « assure la conservation et la persistance de tout ce qui est vivant[78]. »

Le *Conatus*

Enfin, le concept de l'*Éros freudien* semble proche de celui, central chez Spinoza, de *conatus* : « Chaque chose, autant qu'il

76. Freud Sigmund, « Par-delà le principe de plaisir », in *Essais de psychanalyse*, trad. Laplanche J., Petite Bibliothèque Payot, 1968, 181 p., p. 10.

77. Freud Sigmund, *Malaise dans la civilisation,* trad. Odier C et Odier J., Presses Universitaires de France, coll. « Bibliothèque de Psychanalyse » 1971, 107 p., p. 75.

78. Freud Sigmund, « Par-delà le principe de plaisir », *op. cit.,* p. 66.

est en elle, s'efforce de persévérer dans son être[79] ». Et « l'effort par lequel chaque chose s'efforce de persévérer dans son être n'est rien d'autre que l'essence actuelle de cette chose[80] ».

Persévérer dans son être, c'est bien ce que propose le principe de prévoyance que j'ai présenté comme nécessaire pour l'accomplissement de projets à long terme comme celui que nous aborderons dans la deuxième partie de ce livre : se soigner pour conserver sa santé.

6. Où, dans le cerveau ?

Intuitivement, nous pensons aujourd'hui que nos états mentaux ont pour siège notre cerveau. Qu'ils aient un substratum cérébral, c'est-à-dire biologique, c'est-à-dire corporel, représente une question que nous n'aborderons pas ici, mais un peu plus loin dans ce livre. La brève incursion dans le domaine des neurosciences que nous allons faire maintenant a seulement pour but de montrer comment la faculté de prévoyance, à laquelle nous avons abouti, a quant à elle un substratum cérébral qui commence à être aujourd'hui bien défini.

6.1 L'étrange cas de Phineas Gage

Une grande partie de ces connaissances proviennent de l'observation d'un cas qui a passionné les foules à son époque, celui de Phineas Gage, un ingénieur chargé de percer des collines pour construire la voie ferrée qui devait relier l'est à l'ouest des États-Unis. Il utilisait une barre de fer et de la dynamite. Le 13 septembre 1848, accidentellement, la barre de fer traversa sa mâchoire et ressortit de l'autre côté du crâne. Il perdit connaissance pendant quelques heures puis, à la suite d'une infection, il guérit et survécut de nombreuses années.

---

79. Spinoza, *Éthique*, III, Proposition 6.
80. Spinoza, *Éthique*, III, Proposition 7.

Il avait survécu mais il serait devenu, d'après le docteur J.M. Harlow, son premier médecin, impulsif et grossier, incapable de mener des projets à long terme, de prendre des décisions appropriées lorsqu'il jouait aux cartes, et d'évaluer la valeur des biens. Quand il mourut, son crâne et la barre de fer furent mis dans un musée. Son cas a été popularisé par un livre justement célèbre, *l'Erreur de Descartes*[81] du neurologue Antonio Damasio. Celui-ci utilisa les techniques anatomiques modernes pour démontrer, sur la base des trous qu'il pouvait observer sur le crâne de Phineas Gage, que la barre de fer avait dû endommager une partie du cerveau, le cortex préfrontal dont on sait aujourd'hui qu'il est le siège de ce que l'on appelle les fonctions cognitives exécutives. De fait, des patients qui présentent des lésions à cet endroit du cerveau souffrent de troubles analogues de ceux présentés par Phineas Gage.

Une étude chez des sujets sains, dans laquelle le test du choix monétaire que nous avons vu plus haut était couplé à une analyse en IRM fonctionnelle (une méthode qui permet de mesurer l'activité de différentes zones du cerveau), a montré l'existence d'une corrélation négative entre le degré d'activité d'une zone censée intervenir dans la capacité à prendre des décisions à long terme, le cortex orbitofrontal, et le degré d'impatience monétaire, et une corrélation positive avec des zones cérébrales intervenant dans les circuits de la récompense[82]. De plus, cette étude a montré que le degré d'impulsivité et le fonctionnement de ces zones cérébrales étaient différents selon le polymorphisme génétique d'une enzyme intervenant dans le métabolisme de la sérotonine, la catéchol-*O*-méthyl transférase. Avec l'IRM, qui donne une imagerie cérébrale, on

81. Damasio Antonio R., *L'Erreur de Descartes : la raison des émotions*, trad. Blanc M., Paris, Éditions Odile Jacob, 1995, 368 p.

82. Christakou Anastasia, Brammer Mick, Rubia Katya. « Maturation of limbic corticostriatal activation and connectivity associated with developmental changes in temporal discounting », *Neuroimage n° 54,* janvier 2011, p. 1344-54.

a l'impression de *voir* les mécanismes des choix, et avec ces données de nature biochimique, de les comprendre en termes de mécanismes, ce qui pourrait entraîner la tentation de les interpréter comme l'expression d'une vraie causalité, si nous revenons à la discussion initiale de ce chapitre.

On a ainsi décrit d'un point de vue neurophysiologique le couple impatience-patience comme une compétition entre un système impulsif primitif, mettant en jeu le fonctionnement de l'amygdale, du noyau accumbens, du noyau pallidum ventral, et un système exécutif incluant le cortex préfrontal[83]. Ce dernier système se développerait après l'âge de 20 ans, ce qui pourrait expliquer l'impulsivité et la prise de risque particulièrement observées chez les adolescents. On voit ainsi se dégager l'existence d'une physiologie et même d'une génétique de l'impatience, dont la description représente un des objets de la « neuro-économie[84] ».

Il apparaît qu'il est donc possible de représenter un seul et même concept, celui de la prévoyance, sous différents points de vue, neurologique, psychologique, et philosophique. En fait, on parle de la même chose, mais sous des angles différents, avec des vocabulaires différents (figure 16). Nous reviendrons plus loin sur cette notion.

---

83. Bickel Warren K., Miller Michelle L., Yi Richard, Kowal Benjamin P., Lindquist Diana M., Pitcock Jeffery A. « Behavioral and neuroeconomics of drug addiction: competing neural systems and temporal discounting processes », *Drug and Alcohol Dependence* n° 90 (Suppl. 1), septembre 2007, p. S85-S91.

84. Kalenscher Tobias, Pennartz Cyriel MA. « Is a bird in the hand worth two in the future? The neuroeconomics of intertemporal decision-making », *Prog Neurobiol* n° 84, mars 2008, p. 284-315 ;

Shulman Elizabeth P., Smith Ashley R., Silva Karol, Icenogle Grace, Duell Natasha, Chein Jason, Steinberg Laurence, « The dual systems model: Review, reappraisal, and reaffirmation ». *Developmental Cognitive Neuroscience* n° 17, février 2016, p. 103-117 ;

Frost Ralph, McNaughton Neil. « The neural basis of delay discounting: A review and preliminary model ». *Neuroscience and Biobehavioral Reviews* n° 79, août 2017, p. 48-65.

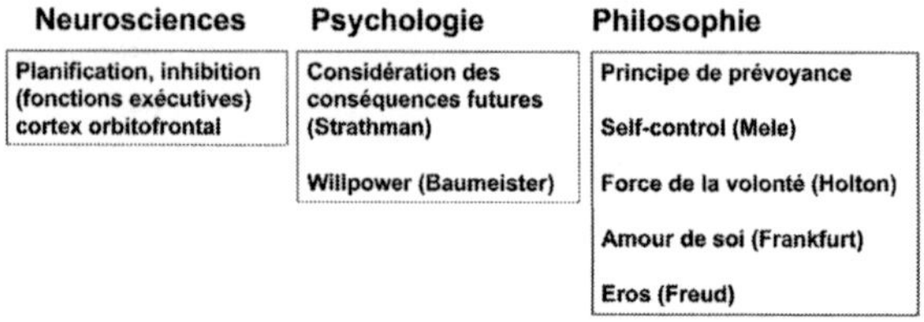

Figure 16. Trois points de vue sur le principe de prévoyance

6.2 L'invention de la patience

On peut aussi mettre en évidence un certain degré de patience chez le pigeon et le rat avec des tests qui s'apparentent au test du choix monétaire fictif qui est utilisé chez l'homme pour décrire le niveau d'impatience. Mais l'analyse des coefficients k de la fonction hyperbolique, dont nous avons vu qu'il est l'expression du degré d'impulsivité, montre qu'ils sont beaucoup plus impatients, un millier de fois plus, que les êtres humains.

Il pourrait donc y avoir eu une véritable évolution de la fonction de patience : les êtres vivants sont devenus peu à peu capables de résister au un tiens vaut mieux que deux tu l'auras. La patience représenterait donc une fonction d'une région du cerveau, déjà présente chez l'animal, mais l'énorme développement du cortex frontal chez l'homme lui permettrait de donner toute son expression à cette capacité protectrice[85] qui oriente les choix en imposant de donner la préférence aux arguments relevant du futur.

Le système émotionnel avait clairement un avantage sélectif, puisque permettant la fuite : il pouvait nous mettre à l'abri du danger et ainsi contribuer au développement de l'espèce ; il n'est donc pas étonnant qu'il se soit développé sous l'effet de la

85. Manuck Stephen B., Flory Janine D., Muldoon MatthewF, Ferrel Robert E., « A neurobiology of intertemporal choice », in *Time and decision*, *op.cit.* p. 144-148.

pression de l'évolution. Mais il pourrait en être de même, voire peut-être à un degré encore plus élevé, du système cognitif qui permet au contraire de calculer, froidement, qu'il est avantageux d'être économe : croire qu'il est bon de conserver sa nourriture en prévision de périodes de disette, plutôt que de la manger immédiatement, a pu représenter un avantage sélectif chez les premiers humains. N'est-ce pas le sens profond du songe de Pharaon, que lui expliqua Joseph ?

On peut ainsi spéculer que cette différenciation survient lentement, à l'âge adulte, et, après la formation d'un simple âge de raison (« Papa veut que je raisonne ») aboutirait bien plus tardivement à un âge de la prévoyance (j'accepte l'idée, « comme une grande personne » que la raison vaut mieux que les bonbons), qui explique que c'est souvent le moment où nous devenons observants, où par exemple nous contractons des assurances.

6.3 L'adolescence, l'âge de l'impatience et de la désobéissance

Nous avons donc vu que les adolescents sont d'un naturel impatient, parce que leur cerveau n'a pas encore accompli cette maturation qui consiste à donner au cortex préfrontal le contrôle des structures cérébrales primitives impulsives. Nous évoquerons ici une autre caractéristique, évidente intuitivement, de l'adolescence, qui se traduit par une opposition aux ordres donnés : la désobéissance. Il s'agit sans doute de cette période de la vie où l'on exprime le plus la capacité de *réactance*, qui consiste à ne pas faire quelque chose qui vous est demandé lorsque vous avez l'impression d'être menacé dans votre liberté, de façon à pouvoir exprimer cette liberté, ce qui renforce l'estime que vous avez de vous-même[86].

---

86. Brehm Sharon S., Brehm Jack W., *Psychological Reactance*. New York, NY: Academic Press, 1981, 446 p. La théorie avait été décrite par Jack Brehm en 1966.

Il apparaît ainsi que l'adolescence pourrait être définie par deux conditions, l'impatience et la désobéissance, qui risquent de conduire à des prises de risque dont il ne faut pas s'étonner qu'ils soient si fréquents à cet âge (pensons à la manière dont certains d'entre eux, aujourd'hui, ont bravé la COVID-19). Concernant l'impulsivité, sa présence à l'adolescence, selon la conception qui a été exposée ici, traduit l'existence d'une fenêtre pendant laquelle les fonctions exécutives ne sont pas encore complètement développées alors que les fonctions impulsives fonctionnent à plein régime, donc sans contrôle, comme chez les enfants.

On peut se demander pourquoi le cerveau se développe de cette sorte. Il a été proposé, à nouveau dans une perspective évolutionnaire, qu'une immaturité du contrôle des structures impulsives par les fonctions exécutives pourrait avoir été, à un moment de l'évolution humaine, bénéfique[87]. À l'adolescence survient la puberté : à l'époque préhistorique, il a pu être nécessaire d'avoir cette fenêtre dans le développement cérébral, rendant les jeunes mâles capables de s'engager alors dans un comportement à risque pour quitter leur famille et leur village, afin de trouver un partenaire sexuel. Mais ce comportement impatient et désobéissant, qui a pu être avantageux à l'époque préhistorique, présente aujourd'hui des dangers : les jeunes quittent bien plus tardivement le foyer familial ; il ne reste que le péril, celui de l'addiction, et en cas de maladie, de non-observance vis-à-vis des prescriptions médicales, sujet que nous aborderons en détail dans la deuxième partie de ce livre.

On peut aussi se demander si la patience et l'obéissance ne seraient pas des traits de caractère liés, voire si elles ne relèveraient pas de fonctions cérébrales associées. Dans une étude récente, nous avons demandé à des personnes atteintes de goutte si elles attachaient leur ceinture de sécurité lorsqu'elles sont assises à l'arrière d'une voiture. Nous leur avons aussi

---

87. Casey Betty J., Getz Sarah, Galvan Adriana. « The adolescent brain ». *Dev Rev n° 28,* 2008, p. 62-77.

demandé ce qu'elles choisiraient si on leur proposait de leur donner soit 500 € aujourd'hui soit 1 500 € dans un an. Une réponse obéissante (attacher la ceinture) était plus souvent observée chez les personnes qui, patientes, préféraient attendre la grande récompense lointaine[88]. Ceci veut-il dire que les fonctions de patience et d'obéissance reposent sur des bases neurologiques communes ou liées ?

On peut enfin se souvenir que le mot risque vient du latin *risicare*, doubler un promontoire. La prise de risque est donc une nécessité du comportement humain. C'est elle qui nous a permis de doubler les promontoires et d'explorer le monde, l'impatience et la désobéissance apparaissant ainsi comme des forces. Mais cette capacité nous expose aussi au danger, le prix à payer de cette irrationalité qui, comme nous l'avons vu, est elle-même la rançon à payer des mécanismes de notre rationalité.

6.4 Pourquoi pensons-nous ainsi ?

Mais nous pouvons aller encore plus loin[89]. Robert Nozick, dans son essai consacré à la nature de la rationalité[90], pose une question simple : pourquoi avons-nous des croyances ?

Il propose que les organismes qui agissent sur la base de croyances aient un avantage par rapport à ceux qui ne disposent que de comportements leur permettant, de manière câblée, de répondre par des réponses automatiques à des stimuli. Certes, la formule stimulus-réponse peut, comme le proposaient les béhavioristes, avoir une certaine adaptabilité grâce au mécanisme du conditionnement opérant (selon cette théorie de l'apprentissage, développée par Skinner, les conséquences d'un

---

88. Reach Gérard, Chenuc Gaëlle, Maigret Pascal, Elias-Billon Isabelle, Martinez Luc, Flipo René-Marc, « Implication of character traits in adherence to treatment in people with gout: a reason for considering nonadherence as a syndrome », *Patient Prefer Adherence* n° 13, novembre 2019, p. 1913-1926.

89. Cette section est reprise de mon livre *Pourquoi se soigne-t-on*, 2007.

90. Nozick Robert, *The nature of rationality*, *op. cit.*, p. 93.

comportement renforcent ou diminuent la probabilité qu'il soit exécuté à nouveau dans des circonstances similaires), mais celui-ci, d'une part est un processus lent qui ne peut s'adapter rapidement aux situations nouvelles rendant un comportement inadapté ou obsolète, et, d'autre part, nécessite pour son développement l'existence soutenue de facteurs de renforcement[91].

Or ces stimuli sont constitués par l'état du monde qui nous entoure, un monde essentiellement changeant, et ce, de manière imprévisible. Face à cette contingence, la réponse retenue par l'évolution a pu être double : d'une part la sélection de mécanismes produisant au niveau de l'esprit une représentation rationnelle de cet état du monde sous la forme de ce puzzle mental que nous avons décrit, dont les pièces peuvent être accrochées ou décrochées tout en gardant une certaine cohérence, en tenant compte à la fois de nos désirs, c'est-à-dire de nos projets, et de nos émotions, ce qui permet au système plus primitif de garder la main en cas de danger ; d'autre part, le développement d'une rationalité de l'action qui la met sous le contrôle de désirs, de croyances, mais aussi des émotions : il est parfois dangereux de croire que ceci est un serpent et de vouloir le vérifier, peut-être vaut-il mieux que ma peur ou ma répulsion à l'égard du serpent me fasse choisir la fuite. Mais certains arrivent aussi à affiner leur connaissance des serpents et à devenir capables de poursuivre résolument leur chemin[92].

Le philosophe Frank Ramsey a montré que le degré de vérité d'une croyance est équivalent à la probabilité que cette croyance conduise à une action réussie. Ce que l'évolution a donc dû sélectionner, ce sont les processus qui permettent de ne retenir que des croyances dont les contenus sont assez proches de la vérité (ils n'ont pas besoin d'être entièrement vrais, et c'est tout l'intérêt d'agir sur la base de croyances, et non de connaissances). Sinon, le résultat de nos actions serait aléatoire. Mais si on poursuit cet argument évolutionniste développé par Nozick,

---

91. *Ibid.*, p. 93-94.
92. *Ibid.*, p. 113.

encore fallait-il résoudre deux problèmes : il fallait d'une part que le contenu des croyances soit effectivement consulté lors de la décision d'engager une action – or l'organisation holistique de l'esprit, du fait de sa complexité permettant même d'éviter par une partition en sub-systèmes des clashs entre des états intentionnels dont les contenus sont incompatibles, risque de représenter un obstacle à cette « consultation » ; d'autre part il était essentiel que cette action ne soit pas incompatible avec la survie de l'espèce, si elle devait être réalisée de manière habituelle par les individus qui la constituent : dans la mesure où le désir est le moteur direct de l'action, certains désirs plus que d'autres devaient être favorisés dans une perspective évolutionniste à long terme.

Pour surmonter ces difficultés, la sélection naturelle a pu retenir lors du développement de la rationalité un moyen particulièrement efficace : les principes. On pourrait critiquer la notion même de principe si on l'utilisait simplement comme une explication pour sortir d'une impasse. Dans ce cas, il ne s'agirait à chaque fois que d'une réponse *ad hoc* à une question posée, ce qui serait suspect : la question resterait entière car on pourrait alors avoir à se demander pourquoi dans certains cas le principe n'est pas appliqué, obligeant à admettre la nécessité d'imaginer l'existence d'un nouveau principe enjoignant d'utiliser le principe précédent, et qu'on risquerait ainsi d'arriver à une régression à l'infini.

Mais cette critique tombe si l'on considère les principes comme de véritables outils mentaux : nous avons vu que Nozick utilise le terme anglais de *device*, ayant une fonction. Par exemple, la fonction du principe de la garantie est de faire en sorte que nous considérions tous les arguments disponibles. Le principe de continence nous dit de ne pas faire n'importe quoi, et d'agir en fonction de ce que notre raison nous aura conseillé comme étant le meilleur. Enfin, le principe de prévoyance nous dit de donner la priorité au futur : il pourrait bien être l'outil le plus puissant mis au point, depuis la nuit des temps, permettant à quelque chose d'accomplir l'effort par lequel cette chose est pleinement elle-même : ainsi que le proposait Spinoza, l'effort par lequel *chaque chose* s'efforce de persévérer dans son être n'est rien d'autre que l'essence actuelle de cette chose[93].

7. IMPLICATION POUR UNE MÉDECINE HUMAINE

D'une manière générale, l'ensemble de ce long chapitre avait pour but de montrer *comment* les personnes pensent. La médecine, que l'on peut voir essentiellement comme la rencontre de deux personnes, va donc présenter une difficulté : ces deux personnes se font face, mais n'ont pas accès, chacune, aux pensées de l'autre, qui peuvent, comme nous l'avons vu, rester secrètes. L'une et l'autre disposent de « l'autorité de la première personne ».

De plus, ces pensées sont d'une complexité infinie, ce que j'ai représenté sous la forme du puzzle de l'esprit. Quand j'explique quelque chose à une personne que je soigne, c'est comme si j'extrayais de mon esprit une pièce de mon puzzle et que je la lui tendais. Comment faire pour que celle-ci s'insère dans le cadre du puzzle de son esprit (figure 17) ?

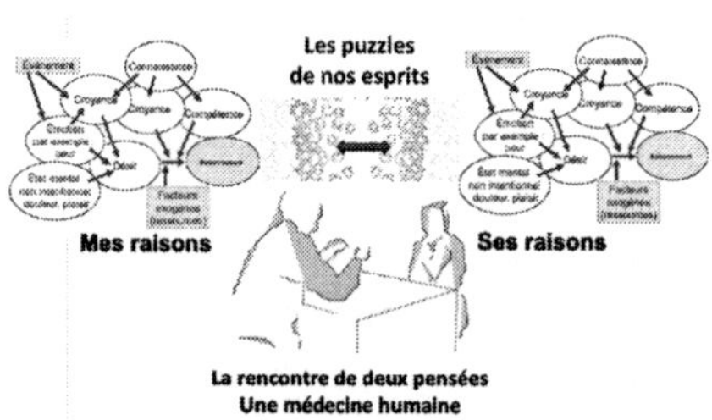

Figure 17. Difficulté de la communication en médecine

Ce chapitre a aussi montré que, certes, nous pensons différemment, mais que nous pensons de la même façon :

93. *Chaque chose* : c'est moi qui souligne.

différemment, parce que les contenus de nos états mentaux sont différents – le puzzle de l'esprit est propre à chaque individu ; de la même façon, parce que notre fonctionnement mental est le même : c'est l'universalité de l'esprit humain. C'est ce que nous avons voulu dire lorsque nous avons proposé de décrire une physiologie, et même une physiopathologie de l'esprit, puisque chacun de nous sommes des êtres rationnels, dont la rationalité porte en germe la possibilité de l'irrationalité. En d'autres termes, nous ne devrions jamais juger les comportements humains d'autrui à l'aune de nos propres raisons. Si autrui a un comportement qui n'est pas celui que nous aurions adopté, il a sans doute ses raisons, et, pour lui, son comportement est ainsi rationnel. Cette idée sera centrale dans la conception d'une médecine humaine.

En effet, si nous n'avons pas d'accès direct à ce que pense l'autre, et si nous voulons connaître ses raisons, nous devons, tout simplement, les lui demander, et le faire d'une manière qui soit aussi symétrique que possible. Une médecine humaine sera donc essentiellement un échange entre deux personnes, entre deux être pensants, et ce chapitre a tenté de montrer la complexité de ce que l'on entend par pensée. Une médecine humaine est ainsi une médecine de la rencontre, dont l'outil principal sera le face-à-face, concept sur lequel nous reviendrons dans le dernier chapitre de la première partie, philosophique, de ce livre. Cette rencontre permet d'engager une *conversation*, dont la mise en œuvre sera l'objet essentiel de la deuxième partie de ce livre, consacrée à la pratique de la clinique : nous montrerons que le fait d'associer le caractère symétrique d'une conversation au caractère asymétrique d'une consultation, qui apparaît évident si on considère les attitudes des deux personnes qui se font face sur la Figure ci-dessus, représente un véritable changement de paradigme. Mais n'anticipons pas.

Auparavant, nous allons d'abord montrer que les personnes ont bien d'autres raisons de sortir du « modèle de Platon » de la rationalité pure. C'est ce qui apparaîtra dans les deux chapitres suivants.

IV

Comment pensons-nous vraiment ?

Dans le chapitre précédent, nous avons vu que nous pouvions agir contre notre intérêt, en donnant la priorité au présent : tomber dans cette tentation de la proximité pouvait aller à l'encontre du désir existentiel de « persévérer dans notre être », ce qui représentait une première démonstration de l'imperfection de notre rationalité. Dans ce chapitre, nous allons voir qu'il existe bien d'autres raisons de ne pas accomplir l'action, que, « tout bien considéré », nous aurions dû choisir car étant la meilleure pour nous : nos comportements devraient être dictés par la *valeur* que nous attribuons aux conséquences de nos choix, or c'est loin d'être le cas.

Utiliser ici le mot de *valeur* dans la genèse des comportements humains permet d'introduire le concept d'*économie comportementale*. Cette nouvelle discipline de la psychologie a découvert qu'en fait nos comportements risquent d'aller à l'encontre de notre intérêt à cause de l'existence de ce que l'on appelle des biais cognitifs. Elle décrit de nombreuses explications du fait que l'être humain s'écarte du choix rationnel que devrait faire *homo economicus.* Par ailleurs elle montre comment on peut utiliser ces biais cognitifs pour nous influencer dans nos choix.

1. Le modèle classique d'homo economicus

Homo economicus, avant toute chose, cherche à optimiser ses gains. Pour montrer comment il raisonne, j'utiliserai à nouveau un exemple tiré de la diabétologie. Imaginons un patient qui doit décider la dose d'insuline qu'il doit s'injecter, ayant constaté que sa glycémie est trop élevée. Nous avons vu que l'insuline est une hormone, pouvant être utilisée comme médicament, dont l'effet est de faire baisser la glycémie. En principe, si le patient constate que sa glycémie est trop élevée, il doit augmenter la dose insuline par rapport à celle qu'il avait faite hier. C'est ce qu'on lui a appris à faire.

Imaginons que notre patient mesure sa glycémie, et qu'il trouve le chiffre de 1,84 g par litre. Il aurait aimé avoir une glycémie normale (entre 0,80 et 1,40 g par litre). Il lui est arrivé d'avoir des glycémies bien plus élevées, pouvant aller jusqu'à 4 g par litre. Il lui est aussi arrivé d'avoir une glycémie trop basse, en dessous de 0,80 g par litre, et même vraiment très basse, par exemple 0,30 g par litre, ce qui peut entraîner un malaise profond où il n'est plus capable de réagir (manger du sucre), pouvant aller jusqu'à la perte de connaissance. Dans les deux cas (4 g ou 0,3 g par litre), ce serait alors une véritable catastrophe pour lui. S'il avait eu une glycémie d'un gramme par litre, il serait dans le bonheur complet. Il est donc en mesure d'estimer la valeur du résultat qu'il observe (1,84 g par litre) sur une échelle allant de 0 à 1, « zéro » pour catastrophe et « un » pour bonheur complet. Dans une perspective utilitariste, on peut appeler cette valeur « utilité ». Disons qu'il donne à son résultat une utilité de 0,4. Il doit maintenant prendre une décision concernant la dose d'insuline qu'il s'apprête à injecter.

Notre patient, s'il se comporte en bon *homo economicus* de l'économie classique, va se livrer à un calcul. Il va calculer l'utilité du choix qu'il s'apprête à faire, augmenter sa dose d'insuline comme on le lui a appris : il va imaginer la valeur du résultat de son action et la probabilité que ce résultat arrive ; le produit de cette valeur par sa probabilité s'appelle « l'utilité espérée ». Supposons qu'il décide de ne rien changer. Il est très possible, il en est même certain, que, demain, il observera à nouveau une valeur proche de 1,84 g par litre, auquel il attribuera donc à nouveau une valeur de 0,4 sur son échelle de zéro à un, et comme c'est pour lui tout à fait vraisemblable, il peut estimer la probabilité que ceci arrive comme étant de 1 (100 %). Dans ce cas l'utilité espérée du fait de ne pas modifier la dose d'insuline sera de 0,4 fois 1, c'est-à-dire 0,4.

Mais il peut aussi modifier la dose d'insuline, et décider de la changer, de l'augmenter puisque la glycémie est élevée. Cette modification de la dose d'insuline peut avoir trois résultats : soit une amélioration, soit aucun changement, soit une aggravation sous la forme de la survenue d'une hypoglycémie grave, quelque chose qu'il redoute. Disons que l'amélioration ira dans le sens d'une augmentation de son bonheur, et qu'au lieu d'avoir une utilité de 0,4 comme aujourd'hui, il lui attribuera une valeur de 0,8 ; si l'augmentation de la dose d'insuline n'a aucun effet, l'utilité restera de 0,4. Mais s'il éprouve une hypoglycémie grave, il lui donnera une valeur de 0,1, proche de la catastrophe.

Homo economicus va aussi évaluer les probabilités que ces trois conséquences surviennent. Il peut les estimer respectivement comme étant de 60 % pour l'obtention d'un bon résultat, 10 % pour qu'aucune modification ne survienne et 30 % pour le risque d'avoir une hypoglycémie grave. *Homo economicus* calcule les utilités espérées de chacune de ces trois possibilités en multipliant leur valeur par leur probabilité et il fait la somme de ces résultats : 08 × 0,6 + 0,4 × 0,1 + 0,1.× 0,3, ce qui donne 0,55. Il compare alors cette utilité espérée d'une augmentation de la dose d'insuline à celle qu'il aurait obtenue s'il n'avait rien fait, qui était de 0,4. Comme 0,55 est supérieur à 0,4, *homo economicus* décide d'augmenter sa dose d'insuline. Ce calcul est montré sur la Figure 18 ci-dessous[1].

1. Nous verrons dans un chapitre ultérieur que l'utilitarisme, sous l'impulsion de Bentham, propose un tel calcul.

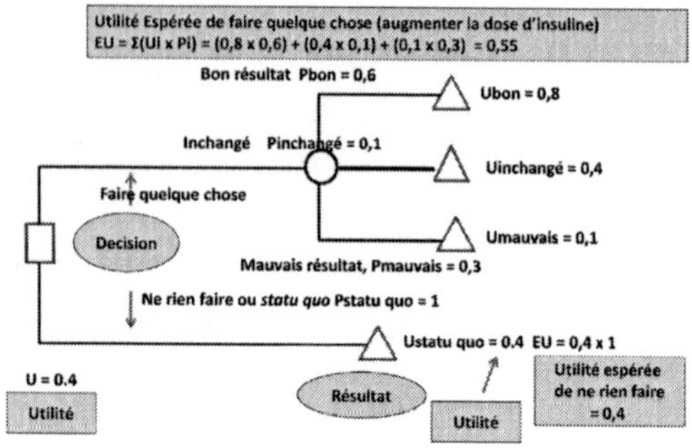

Figure 18. Calcul des utilités espérées

En fait, ce n'est pas ainsi que les choses se passent dans la réalité, et pour le prouver, je vais montrer les résultats d'une étude que mon équipe a réalisé chez de vrais patients diabétiques qui remplissent un carnet, dans lequel ils notent leurs résultats de glycémie, et les doses d'insuline qu'ils injectent. Nous leur avons demandé de nous donner des pages de ces carnets et avons recopié sur un carnet vierge les glycémies, mais sans mettre les doses d'insuline qu'ils avaient faites ; nous leur avons rendu ces pages de leur carnet qui ne contenaient plus que les glycémies et nous leur avons demandé quelles doses d'insuline ils injecteraient. Nous avons aussi présenté ces pages de carnet à six diabétologues chevronnés, dont moi. La figure 19 montre les résultats.

De manière tout à fait significative, les patients augmentaient bien plus souvent leurs doses d'insuline lorsqu'il s'agissait d'un exercice théorique que ce qu'ils avaient fait dans la réalité, quant aux diabétologues, leur taux d'augmentation était encore bien plus important[2]. Inversement, si on considère l'absence de

2. Choleau Carine, Albisser A Michael, Bar-Hen Avner, Bihan Hélène, Campinos Catherine, Gherbi Zohra, Jomaa Rached, Aich Mahmoud, Cohen Régis, Reach Gérard, « A novel method for assessing insulin dose adjustments by diabetic patients », Journal of Diabetes *Science and Technology* n° 1, janvier 2007, p. 3-7.

modification, les patients, dans la vraie vie restaient bien plus souvent (70 % des cas) dans le *statu quo* (pas de modification) que ce qu'ils auraient fait dans un exercice théorique (55 % des cas) ou surtout ce que proposeraient les diabétologues, qui ne resteraient dans le *statu quo* que dans 38 % des cas.

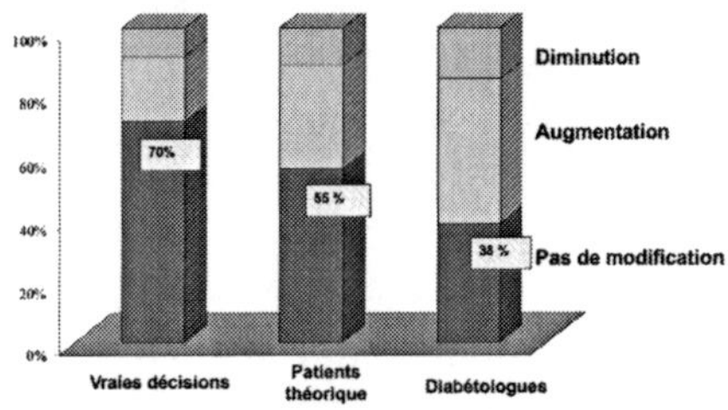

Figure 19. Modification des doses d'insuline en cas d'hyperglycémie

J'avais interprété ce résultat en pensant simplement que les patients, dans la vraie vie, avaient peur de l'hypoglycémie, bien davantage que lorsqu'ils se livraient à un exercice théorique, et, évidemment bien davantage que les diabétologues qui n'avaient jamais éprouvé d'hypoglycémie! Je me disais donc que cette peur de l'hypoglycémie influençait leur désir de faire ce qu'on leur conseillait de faire dans ce cas, augmenter la dose d'insuline. Je me référais donc implicitement à mon schéma de l'action vu dans le chapitre précédent : on y voit l'effet de la peur sur le désir (figure 20).

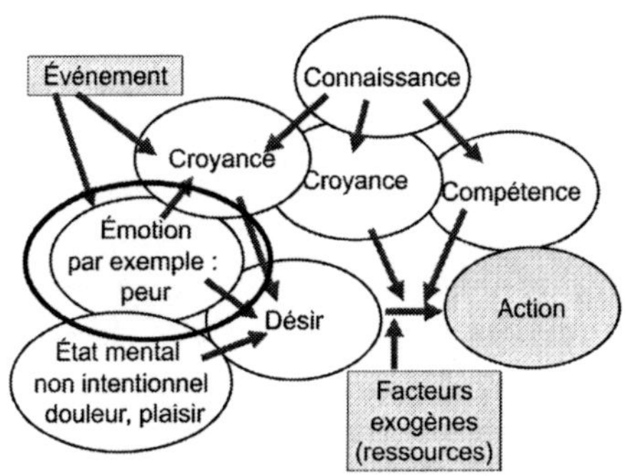

Figure 20. La peur oriente l'action

En fait, cette Figure représentait la rationalité d'*homo economicus* : quand je l'avais conçue, je n'avais encore jamais entendu parler d'économie comportementale. Or celle-ci donne une autre explication, bien plus générale, aux observations que j'avais faites : le modèle d'*homo economicus* est un modèle théorique, mais, dans la vraie vie, il s'avère être tout simplement faux. D'une manière générale, nous ne raisonnons pas en faisant des calculs aussi compliqués : ceci explique qu'il existe alors des déviations par rapport au modèle.

2. Les déviations du modèle

Nous avons déjà développé le fait que bien souvent, nos choix sont influencés par la proximité de la récompense, ce qui nous conduit à préférer une petite récompense proche à une grande récompense lointaine, ce biais cognitif de la proximité pouvant aller à l'encontre de notre intérêt, de cette optimisation des gains que devrait rechercher *homo economicus*.

Mais il existe bien d'autres biais cognitifs qui guettent l'esprit humain. Une très grande partie des concepts que nous allons voir maintenant sont dus à deux chercheurs, Daniel Kahneman et Amos Tversky. Ils sont les auteurs d'une œuvre considérable, inventant de nouveaux concepts et les testant de manière empirique dans de nombreuses études portant souvent sur des étudiants à qui ils proposaient de faire des expériences simples sous forme de scenarii fictifs pour valider leurs hypothèses. Daniel Kahneman a reçu le prix Nobel d'économie en 2002. Malheureusement son ami Amos était décédé quelques années auparavant et n'a pas pu partager ce prix avec lui.

La contribution, majeure, de ces deux chercheurs comporte deux découvertes essentielles : d'abord, l'attaque du modèle économique classique par la théorie des perspectives que l'on peut résumer sous la forme de la démonstration de l'existence d'une aversion particulière pour les pertes ; ensuite le développement du concept d'heuristiques, c'est-à-dire de véritables

« courts-circuits de la pensée », beaucoup plus simples, beaucoup plus rapides, que ce qui nous serait proposé par un usage parfait de notre rationalité.

2.1 Aversion pour les pertes

Faisons un exercice : vous avez le choix entre deux possibilités, A et B. Possibilité A : quand vous sortez de cette pièce, je vous donne 450 €. Possibilité B : je tire à pile ou face ; pile, je vous donne 1 000 €, mais face, je ne vous donne rien du tout. Que choisissez-vous ? La plupart des gens préfèrent les 450 € obtenus de manière certaine. En fait, ils ont théoriquement tort car s'ils faisaient le calcul de l'utilité espérée décrit plus haut, ils trouveraient que dans le choix A., elle est de 450 × 1, ce qui fait 450 €, mais que dans le choix B., elle est de 1 000 × 0,50 + 0 × 0,50, soit 500 €. Comme 500 est supérieur à 450, rationnellement, ils devraient choisir B.

En fait, ce n'est pas aussi simple, car il y a une asymétrie entre les gains et les pertes : comme nous venons de le voir, quand on demande à des gens ce qu'ils choisissaient entre un gain certain de 450 € et 50 % de chances d'obtenir 1 000 €, la plupart des gens préféraient (à tort) le gain certain de 450 € ; ils manifestent ainsi une aversion pour le risque. Cependant si on posait la question différemment, les gens ayant à choisir entre A : *perdre* certainement 450 € ou B : avoir 50 % de chances seulement de perdre 1 000 €, cette fois la plupart des gens préférait la situation B., prendre le risque.

C'est ce qu'ont montré Kahneman et Tversky dans leur Théorie des perspectives (*Prospect theory*)[3] qui a été couronnée par l'attribution à Daniel Kahneman du prix Nobel d'économie La figure 21 résume cette théorie :

3. Kahneman Daniel, Tversky Amos, « Prospect theory: an analysis of decision under risk », *Econometrica n° 4,* 1979, p. 263-292.

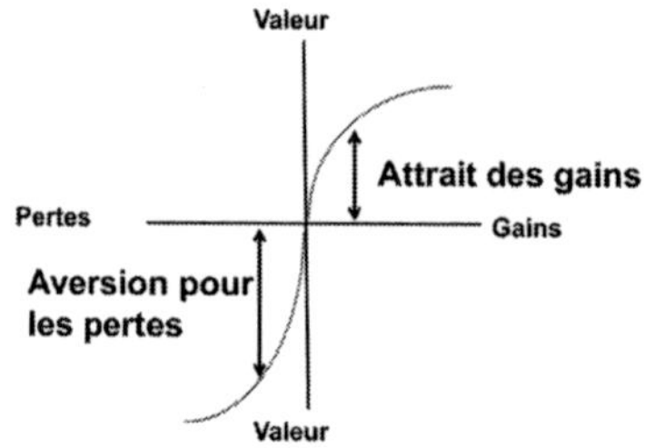

Figure 21. Théorie des perspectives : aversion pour les pertes

Il s'agit du concept général de « psychophysique » : on compare la valeur subjective à la valeur réelle, ici appliquées aux cas de gains et de pertes. D'abord, les courbes indiquent que la joie qu'on ressent à trouver 200 euros dans la rue est sans doute deux fois plus importante que celle ressentie lorsque l'on trouve 100 euros (différence, 100 euros), mais il y a peu de différence psychologique entre le fait de trouver 1 100 euros ou 1 000 euros bien que la différence réelle soit également de 100 euros. Ceci explique la nature incurvée de la partie supérieure de la courbe. Mais surtout, comme le montrent les deux lignes verticales, l'intensité de la tristesse ressentie lorsqu'on découvre qu'on a égaré un billet de 100 euros est plus importante que l'intensité de la joie que l'on ressent quand on trouve dans la rue un billet de la même somme. Il s'agit de *l'aversion pour les pertes*, concept central de la théorie des perspectives : notre aversion pour les pertes est plus forte que notre attrait pour les bénéfices.

Ces concepts auront un intérêt évident pour comprendre certains aspects psychologiques de la décision médicale : il suffit d'imaginer l'effet de l'aversion pour les pertes sur notre appréciation respective des bénéfices et des effets secondaires d'un traitement. Ainsi, nous comprenons maintenant pourquoi nos patients n'augmentaient pas leur dose d'insuline dans l'expérience précédente : dans la vraie vie, la personne ne fait pas de calcul ; les calculs de l'*homo economicus* sont faits lors d'exercices théoriques, soit lorsqu'on demande aux patients la dose *qu'ils devraient faire, « sur le papier »*, au vu de leur glycémie, soit lorsque ce sont des diabétologues (qui n'ont jamais eu d'hypoglycémie) qui doivent dire ce qu'ils feraient face aux glycémies qu'on leur présentait : ils ne faisaient jamais qu'appliquer ce qu'ils enseignent à leurs patients, *dans leur intérêt.*

Le titre de l'article de Kahneman et Tversky était éclairant : « *Théorie des perspectives, une analyse de la décision en cas de risque* ». Quand je décide, je fais toujours un pari. La théorie des perspectives montre notamment que notre utilisation des utilités espérées (*homo economicus*) pour décider dans l'incertitude est biaisée par notre aversion pour les pertes.

2.2 Heuristiques et biais

Tversky et Kahneman ont aussi contribué à décrire comment nous raisonnons dans un contexte d'incertitude en introduisant la notion d'heuristique : ce terme désigne une méthode de résolution de problème qui ne passe pas par l'analyse détaillée du problème mais par son remplacement par un problème plus simple à résoudre. En bref, les heuristiques sont des raccourcis mentaux qui nous permettent de raisonner rapidement. C'est ce qu'ils montrèrent dans un article décrivant le concept d'heuristique publié en 1974 dans la prestigieuse revue *Science*[4]. Dans le résumé de l'article, ils écrivaient :

> cet article montre que les gens utilisent un nombre limité de principes heuristiques qui réduisent les tâches complexes d'évaluer des probabilités et de prédire des valeurs à des opérations de jugement plus simples. En général, ces heuristiques sont assez utiles, mais peuvent parfois conduire à des erreurs sévères et systématiques.

---

4. Tversky Amos, Kahneman Daniel, « Judgment under uncertainty: heuristics and biases », *Science* n° 185, 1974, p. 1124-31.

Nous allons décrire ci-dessous quelques-unes de ces heuristiques, en prenant souvent des exemples médicaux.

Heuristique de la représentativité

Quelle est la probabilité qu'un objet A appartienne à la classe d'objets B ? C'est une question que nous nous posons lorsqu'il s'agit de reconnaître quelque chose : on a souvent recours à une « heuristique de la représentativité » qui consiste à évaluer cette probabilité en fonction du degré de ressemblance entre A et les objets qui forment la classe B. En voici un exemple médical[5] : un homme de 40 ans, jusque-là en bonne santé, présente une douleur lombaire, des nausées, des vomissements, du sang dans l'urine ; nous évoquons *immédiatement* le diagnostic de colique néphrétique liée à un calcul rénal. Ce raccourci mental nous évite d'évoquer un par un tous les diagnostics différentiels qui pourraient relier l'ensemble de ces symptômes, et, le plus souvent, nous avons raison. Cependant, cette heuristique peut être source de biais majeurs : en particulier, le fait que A ressemble à B ne tient pas compte de la prévalence de B. Par exemple, le tableau clinique présenté par le patient A ressemble à celui qui est le plus souvent observé dans le cas du paludisme (B), mais le paludisme est en fait très rare dans l'environnement du patient A. La ressemblance observée ne rend pas beaucoup plus probable le fait que A ait un paludisme, c'est d'ailleurs ce que prédit le théorème de Bayes, qui tient compte de la prévalence de la maladie.

Erreurs dans l'estimation de la prévalence et heuristique de la disponibilité

On a demandé à des gens d'examiner différentes causes de mortalité et de dire comment ils évaluaient leurs fréquences respectives. Leur estimation de la fréquence des morts par botulisme était presque aussi importante que celle des morts

5. Croskerry Pat, « The cognitive imperative: thinking about how we think », *Academic Emergency Medicine* n° 7, novembre 2000, p. 223-1231.

liées au diabète, ce qui à l'évidence est faux. En fait, nous avons systématiquement tendance à surestimer la prévalence des événements rares et à sous-estimer la prévalence des événements fréquents[6]. Ceci est dû au fait qu'on parle souvent des événements rares, parce qu'ils frappent l'imagination et font la une des médias, et rarement des événements fréquents qui semblent moins dignes d'intérêt : par conséquent on se souvient davantage des événements rares. Ceci conduit à examiner une autre cause de biais cognitif, l'heuristique de la disponibilité. Supposez que vous deviez donner la fréquence de la cocaïnomanie chez les acteurs d'Hollywood[7]. Évidemment, vous pouvez faire une recherche sur Internet. Mais il y a un moyen plus rapide : vous essayez de retrouver dans votre mémoire des exemples d'acteurs cocaïnomanes. Si vous y arrivez facilement, vous direz : je crois que c'est assez fréquent. Autres exemples : ce n'est pas parce que vous avez assisté récemment à un symposium sur une maladie que sa fréquence réelle augmente tout d'un coup ; ce n'est pas parce qu'on est endocrinologue que les maladies endocriniennes deviennent plus fréquentes.

On comprend maintenant pourquoi nous ne nous livrons pas au calcul théorique d'*homo economicus* : c'est tout simplement parce que nous ne pouvons pas évaluer de manière correcte la probabilité des événements, ce qui est à la base même du calcul d'utilité espérée.

---

6. Slovic Paul, Fischhoff Baruch, Lichtenstein Sarah, « Facts versus fears: understanding perceived risk », in Kahneman D., Slovic P. et Tversky A., *Judgment under Uncertainty: Heuristics and Biases*, Cambridge, Cambridge University Press, 1982, 544 p., p. 466.

7. Gilovich Thomas, Grifin Dale, « Introduction – Heuristics and Biases: Then and Now », in Gilovich T., Griffin D., Kahneman D., *Heuristics and biases, the psychology of intuitive judgment*. Cambridge, Cambridge university Press, 2002, 857 p., p. 1-18.

Émotions et mémoire

Nous nous souvenons plus souvent des événements fâcheux[8] : par exemple les patients se souviennent plus souvent des jours où ils ont eu une hypoglycémie que de ceux où tout s'est bien passé. Voici une autre cause de biais cognitif, qui, avec l'heuristique de la disponibilité, peut expliquer que nos patients surévaluaient sans doute la fréquence de l'hypoglycémie, ce qui, dans la vraie vie, les conduisait à éviter d'augmenter leurs doses d'insuline.

Heuristique de l'ancrage

Si on demande à deux groupes d'étudiants de calculer mentalement la valeur des produits 8x7x6x5x4x3x2x1 ou bien de 1x2x3x4x5x6x7x8 en leur donnant le temps de ne faire que quelques étapes du calcul et d'estimer le résultat par extrapolation, dans le premier cas la valeur médiane de leurs extrapolations est de 2150, et dans le second cas de 512, alors que la valeur exacte est 40 320[9]. Cette idée représente une limite du raisonnement humain : nous ne sommes pas capables de prendre en compte un grand nombre d'arguments et n'utilisons en général que les premiers qui nous sont donnés, un concept connu également sous le nom de « rasoir d'Ockham[10] ».

Ceci met en péril l'utilisation du théorème de Bayes. Celui-ci nous dit en effet que chaque nouvelle information doit entraîner un ajustement de l'idée que nous nous faisons de la probabilité de survenue d'un certain événement, passant d'une probabilité pré-information à une probabilité post-information.

---

8. Baumeister Roy F., Bratslavsky Ellen, Finkenauer Catrin, Vohs Kathlin D., « Bad is stronger than good ». *Rev Gen Psychol* n° *5,* décembre 2001, p. 323 – 70.

9. Slovic Paul, Fischhoff B., Lichtenstein S. « Facts versus fears: understanding perceived risk », *op. cit.*, p. 466.

10. C'est le principe de parcimonie due à Guillaume d'Ockham (1319): « Les multiples ne doivent pas être utilisés sans nécessité. »

Mais par la saturation de l'esprit, l'effet d'ancrage bloque à un certain moment nos facultés d'ajustement.

Dans le raisonnement médical, cette fermeture prématurée de la réflexion fait qu'une fois qu'on a un diagnostic (une explication), on arrête de réfléchir aux autres diagnostics possibles. Peut-être devrions-nous toujours nous imposer l'effort de nous dire : je pense que c'est ça, mais est-ce que ce ne pourrait pas être quelque chose d'autre ?

Biais de confirmation

Il va dans le même sens. Il s'agit de la tendance à rechercher ce qui confirme une conviction, plutôt que ce qui l'infirme, alors que ce qui infirme une conviction est en général plus persuasif et définitif, comme l'a bien montré Karl Popper[11] (1902-1994) à propos des théories scientifiques (1934) : on peut démontrer rigoureusement qu'une théorie est fausse, mais on ne peut affirmer qu'une théorie est vraie (définitivement). Le biais de confirmation fait qu'on ne voit que ce que l'on veut bien voir. Par conséquent, les observations qui coïncident avec les prédictions des hypothèses nous remplissent, certes, de joie, mais elles ne permettent pas de conclure que nous avons raison. Le biais de confirmation explique peut-être aussi qu'un chercheur refuse de faire l'expérience qui risque de lui donner un argument qui irait à l'encontre de son hypothèse.

Biais de déballage (*unpacking*)

Le fait qu'on « n'ouvre pas tous les paquets » pour obtenir toutes les informations pertinentes (déballage) pour l'établissement d'une conviction peut faire manquer d'importantes possibilités de découvertes d'explications. En médecine, si les patients sont interrompus dans la description de leurs antécédents, ou si les médecins limitent leur interrogatoire, des possibilités non spécifiées de diagnostic peuvent ne pas

---

11. Popper Karl R., *La logique de la découverte scientifique* (1934), trad. de Thyssen-Rutten N et Devaux P., Genève, Payot, 1973, 496 p.

être prises en compte[12]. Je pense que c'est une des raisons de demander aux patients, sans les interrompre, de faire le récit de ce qui leur arrive, dans le cadre de ce que nous évoquerons dans la deuxième partie de ce livre sous le terme de « médecine narrative ».

Heuristique du cadrage

Enfin, la manière de présenter les options influence les choix. Un exemple fameux en médecine a été décrit dans une étude dont Amos Tversky était l'un des auteurs : le choix d'une chirurgie ou d'une radiothérapie après une opération pour cancer était différent selon que l'on parlait en pourcentage de survie ou de mort[13]. Mais rappelons-nous le fait que les gens n'utilisent qu'un nombre limité d'arguments (rasoir d'Ockham) : l'ordre dans lequel on leur présente les différentes options intervient. Mais c'est comme pour les wagons d'un train : il y a toujours une option donnée en premier ! On commence à voir comment une manipulation est possible : il suffit de choisir l'ordre des arguments que l'on donne pour persuader quelqu'un.

2.3 Kahneman et les deux vitesses de la pensée

Mais ne blâmons pas les heuristiques : certes, elles peuvent nous induire en erreur, mais elles nous permettent de raisonner rapidement. Il en est ainsi des émotions, nous l'avons vu : elles peuvent nous conduire à une mauvaise décision (par exemple, on dit que la peur est mauvaise conseillère), mais elles nous permettent également d'éviter les dangers, et nous avons insisté sur leur rôle dans la formation de notre cognition. C'est sans

---

12. Croskerry Pat. « The importance of cognitive errors in diagnosis and strategies to prevent them ». *Acad Med* n° 78, août 2003, p. 1-6.

13. McNeil Barbara J., Pauker Stephen G., Sox Harold C. Jr, Tversky Amos, « On the elicitation of preferences for alternative therapies ». *N Engl J Med* n° 306, mai 1982, p. 1259-1262.

doute pour cela que ces deux mécanismes de la pensée, les heuristiques et les émotions, se sont développés de manière majeure au début de l'évolution, avant que l'homme, sous l'effet du développement de son cortex préfrontal, puisse en prendre le contrôle.

Daniel Kahneman, dans un livre qui a été un best-seller, *Les Deux vitesses de la pensée*[14], a proposé l'existence de deux systèmes : un système rapide, le système 1, utilisant les heuristiques, ne nécessitant pas d'efforts, non contrôlé, inconscient, formé par l'habitude, s'opposant à un système 2, lent, réflexif, nécessitant des efforts cognitifs, contrôlé, conscient, ayant recours à une délibération. Lorsque vous allez en voiture à votre travail, la plupart du temps, vous conduisez « machinalement », sans penser du tout aux règles du code de la route et aux changements de vitesse : vous conduisez « en pilotage automatique », ce qui relève du système 1 de la pensée de Kahneman, et (en général) il ne vous arrive rien. Par contre, s'il survient un embouteillage, vous repassez en système 2, vous délibérez, et vous décidez de changer de chemin.

3. Comment on peut nous influencer : le *nudge*

Ces biais cognitifs expliquent l'existence de comportements anormaux systématiques, pouvant nous conduire à agir contre notre intérêt. Ceci a conduit Richard Thaler à montrer comment il était possible d'utiliser dans les politiques publiques ces biais, mais cette fois-ci *pour le bien des gens*, « *for good* » comme il le mettait lorsqu'il dédicaçait le livre qu'il a écrit avec Cass Sunstein[15] dans lequel il a popularisé le concept de

14. Kahneman Daniel, *Système 1, système 2, les deux vitesses de la pensée*, trad. Clarinard R., Flammarion, 2016, 560 p.

15. Thaler Richard H., Sunstein Cass R., *Nudge – Émotions, habitudes, comportements : comment inspirer les bonnes décision*, trad. Pavillet M.-F., Vuibert, 2010, 288 p.

nudge, traduit en français avec comme sous-titre : *La méthode douce pour inspirer la bonne décision. Nudge* peut-être traduit par coup de pouce, ou coup de coude. Sur la page de garde, on voit l'image d'une maman éléphant qui pousse gentiment avec sa trompe son éléphanteau vers l'endroit où elle désire le mener.

Richard Thaler a obtenu en 2017 le prix Nobel d'économie qui, 15 ans après celui décerné à Daniel Kahneman, récompensait à nouveau des travaux portant sur la psychologie humaine, dans ce qu'elle s'écarte de la rationalité. Quand il reçut le prix, Richard Thaler déclara qu'il dépenserait l'argent de la manière la plus irrationnelle possible.

3.1 Différents types de nudge

Par *nudge*, on entend une façon d'inciter en douceur les gens à changer leur comportement, plutôt que d'employer contrainte et sanctions. Le *nudge* agit en modifiant l'architecture du choix. On peut prendre les exemples suivants : dans une cafétéria, on met les fruits et les yogourts au premier plan, et on relègue les *junk-foods* à distance ; ou bien on diminue la taille des assiettes, ce qui fait que même s'ils les remplissent, les clients mangeront moins. *Tout cela pour leur bien.* Un autre exemple bien connu peut-être vu à l'aéroport d'Amsterdam : dans les toilettes, on a gravé une mouche au fond des urinoirs, ce qui incite les hommes à la viser. Ceci a eu pour effet de réduire de 80 % les dépenses de nettoyage. Fait important, les gens sont *nudgés* vers les bonnes décisions, tout en restant libres de choisir : cependant, ils sont imperceptiblement conduits à faire ce qu'on a envie qu'ils fassent.

3.2. La pratique du nudge est-elle éthique ?

Étant donné l'importance de la mise en œuvre actuelle des *nudges* dans les politiques publiques (le concept a inspiré les administrations Obama et Cameron aux États-Unis et en

Grande Bretagne), ils ont fait l'objet d'un vaste débat éthique[16]. Bien entendu, ils sont en général mis en place *pour le bien des gens*, ceci relevant d'une attitude typiquement paternaliste. Dans leur livre, Thaler et Sunstein parlent de « paternalisme libertarien » puisque les gens restent libres. L'idée du paternalisme inspire en médecine la critique, mais, comme l'a fait remarquer Shlomo Cohen[17] « la signification du paternalisme est assez différente dans les politiques publiques ou la législation et dans les relations interpersonnelles. » Mais si on pense à la médecine, on est typiquement dans une relation interpersonnelle : alors que le manager de la cafétéria ou des toilettes de l'aéroport ne connaissent pas les personnes qui vont s'y rendre, *je connais personnellement la personne que je soigne*, je l'ai vue, je connais son visage, concept sur lequel nous reviendrons. Mais même en matière de politique publique, la question éthique se pose réellement : même si le *nudge* est mis en œuvre pour le bien des gens, ceux-ci sont néanmoins purement et simplement manipulés et peuvent à juste titre demander de quel droit on décide ce qui est bon pour eux, à leur insu.

Persuasion ou manipulation?

Un autre exemple de manipulation pour le bien des gens est donné par la technique du pied dans la porte : elle n'est pas uniquement utilisée dans de mauvaises intentions. Ainsi cette technique a été mise en œuvre pour pousser des adolescents à s'inscrire à un programme d'arrêt du tabac, pour convaincre des femmes d'accepter un examen gynécologique, ou des gens d'appeler un taxi quand ils ont bu dans un bar ou d'accepter de donner leurs organes en vue d'une transplantation[18]. Alors,

---

16. Saghai Yashar, « Salvaging the concept of nudge », *J Med Ethics* n° 39, 2013, p. 487-493.

17. Cohen Shlomo, « Nudging and informed consent ». *Am J Bioethics* n° 13, 2013, p. 3-11.

18. Références in Bloom Paul N., McBride Colleen M., Pollak Kathryn I., Scwartz-Bloom Rochelle D., Lipkus Isaac M., « Recruiting teen smokers

pourquoi, d'une manière générale, l'idée d'être manipulé nous donne-t-elle froid dans le dos ? Justement, parce qu'elle se passe dans notre dos. En général, la manipulation avance masquée : c'est sa condition d'efficacité[19], de même qu'un effet placebo d'un médicament ne peut, le plus souvent, être obtenu que s'il est masqué. Revenant au *nudge*, c'est pourquoi il est important de distinguer entre *nudges* transparents et *nudges* non transparents[20]. Le premier type de *nudge* fonctionne même si vous savez que vous êtes *nudgé* : vous viserez la mouche dans l'urinoir. Le deuxième type de *nudge*, non transparent, fonctionne seulement si vous l'ignorez. Mais si dans ce cas vous apprenez qu'on vous a *nudgé*, vous aurez l'impression d'avoir été trompé. Or, il est légitime de vouloir persuader quelqu'un, notamment en médecine quand on pense que son comportement lui fait prendre des risques[21], mais il semble bien plus discutable de vouloir, intentionnellement, le tromper.

Car dans la manipulation, il y a tromperie intentionnelle : vous créez l'illusion du libre choix afin d'attirer la victime dans une décision à laquelle elle pourrait probablement résister dans des circonstances normales. Dans la persuasion, vous essayez d'entraîner un changement de comportement ou d'opinion en utilisant des mots pour transmettre des informations, des émotions ou des raisonnements tout en laissant suffisamment

---

in shopping malls to a smoking-cessation program using the foot in- the-door technique », *J Appl Soc Psychol* n° 36, 2006, p. 1129-44.

19. Joule Robert-Vincent et Beauvois Jean-Léon « Manipulation, éthique et idéologie » in *La soumission librement consentie, Comment amener les gens à faire librement ce qu'ils doivent faire*, PUF, Première édition 1998, 224 p., p. 188-208.

20. Hansen Pelle Guldborg, Jespersen Andreas Maaløe, « Nudge and the manipulation of choice. A framework for the responsible use of nudge approach to behavior change in public policy » *Eur J Risk Reg* N° 1, 2013, p. 3-28.

21. Swindell Jenifer S., McGuire Amy L., Halpern Scott D., « Beneficent per suasion: techniques and ethical guidelines to improve patients' decisions ». *Ann Fam Med* n° 8, 2010, p. 260-4.

de liberté pour que la personne puisse choisir autrement : la persuasion peut permettre de corriger une signification, par exemple en cas de fausse croyance de la part du patient. La persuasion n'est pas de la tromperie, c'est l'art de rendre la vérité apparente[22].

Cette obligation d'éviter la tromperie a de nombreuses implications superbement décrites par Onora O'Neill :

> elle s'exprimera par une communication visant à transmettre la vérité, par le soin à ne pas induire en erreur, grâce à l'évitement de l'exagération, la simplicité et la clarté, par l'honnêteté dans l'interaction avec autrui, en un mot, par la fiabilité[23].

4. Application aux comportements cliniques

Une caractéristique essentielle des actions humaines repose sur le fait que leurs conséquences sont incertaines. C'est ici que les calculs statistiques d'*homo economicus* deviennent impossibles. Cette incertitude fait qu'on ne sait jamais à l'avance ce qui arrivera, et les statistiques ne sauraient vraiment nous y aider lorsque nous avons à prendre une décision concernant la personne unique que nous sommes. Les statistiques n'empêchent pas certains d'avoir peur avant de monter dans un avion : si c'est à moi que cela arrive, je me moque des statistiques. En médecine, les recommandations de bonne pratique reposent sur des données statistiques, or nous soignons des individus, nous reverrons en détail ce point dans la deuxième partie de ce livre.

---

22. Dubov Alex, « Ethical persuasion: the rhetoric of communication in critical care », *Journal of Evaluation In Clinical Practice*. 2015 ;21 : 496-502.

23. O'Neill Onora, *Autonomy and Trust in Bioethics*. Cambridge University Press ; 2002, 228 p., p. 98.

Comme Einstein l'a écrit en 1935 à Schrödinger dans une discussion sur la signification de la mécanique quantique[24], si on a mis par tirage par pile ou face une pièce de monnaie dans l'une des deux boites que quelqu'un a devant lui et qu'on a refermées, cette personne pourra certes dire, avant de l'ouvrir, qu'il y a une chance sur deux que la boite de gauche contienne la pièce : c'est une description statistique de la boite de gauche. Mais une autre description de la boîte de gauche est qu'il y a en fait deux mondes possibles distincts qui ont été créés par le tirage au sort de la pièce : un monde où elle la contient, et un autre où elle est vide, et la seule façon de décider entre les deux mondes est d'ouvrir la boîte. Or, on ne peut ouvrir la boîte à l'avance : quand je donnerai un traitement à quelqu'un, la seule façon de savoir ce qui se passera, ce sera de le revoir et de lui demander s'il va mieux.

Il y a une autre limite à notre rationalité, l'effet des émotions. Dans un article intitulé « la psychologie de ne rien faire[25] », Anderson a montré que l'évitement des décisions, c'est-à-dire la préférence pour le *statu quo*, résulte souvent, non seulement des limites de notre rationalité, mais aussi de la mise en jeu d'émotions, à la fois des émotions immédiates (j'ai peur), ou anticipées (je vais le regretter).

Nous pouvons résumer la réponse à la question : comment pensons-nous *vraiment* dans une situation faite de risque et d'incertitude, c'est-à-dire en cas de décision difficile, ce qui est souvent le cas des décisions médicales. Comment éviter le *statu quo* ? Pourquoi nos patients, dans la vraie vie,

---

24. Einstein Albert, *Physique, philosophie, politique. Textes choisis et commentés par Françoise Balibar.* Paris, Seuil, coll. « Sciences », 2002, 481 p., p. 466-7.

25. Anderson Christopher J. « The psychology of doing nothing: forms of decision avoidance result from reason and emotion » *Psychol Bull* n° 129, janvier 2003, p. 139-67.

n'augmentaient-ils pas leurs doses d'insuline ? L'explication est montrée sur la Figure 22[26].

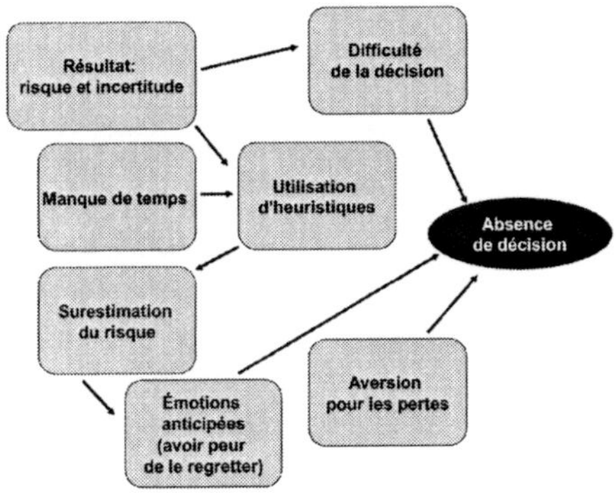

Figure 22. Explication du *statu quo* en médecine

Le fait que le problème soit difficile et le manque de temps nous poussent à utiliser des heuristiques. Celles-ci peuvent nous conduire à surestimer le risque, ce qui est cause d'émotions, à la fois immédiates et anticipées. Ces émotions, avec notre aversion naturelle pour les pertes, peuvent bien souvent nous conduire à ne pas prendre de décision et à rester dans le *statu quo*. Dans la deuxième partie de ce livre, consacrée à la pratique de la clinique, nous verrons que cette Figure permet aussi d'expliquer pourquoi les médecins, parfois, hésitent à mettre en œuvre des traitements qui font pourtant l'objet de recommandations de bonne pratique, ce qui sera décrit sous le terme d'inertie clinique.

Les deux chapitres précédents ont montré la complexité de la pensée humaine. Comme l'a écrit Edgar Morin dans son *Introduction à la pensée complexe*, c'est une véritable pathologie de la raison que de se limiter à

---

26. Figure tirée de mon article: Reach Gérard, « A psychophysical account of patient non-adherence to medical prescriptions. The case of insulin dose adjustment ». *Diabetes Metab* n° 39, février 2013, p. 50-5.

> une rationalisation qui enferme le réel dans un système d'idées cohérent mais partiel et unilatéral et qui ne sait ni qu'une partie du réel est irrationalisable, ni que la rationalité a pour mission de dialoguer avec l'irrationalisable[27].

Cette complexité de la pensée humaine devient encore plus insondable si l'on intègre dans cette discussion la notion d'inconscient.

---

27. Morin Edgar, *Introduction à la pensée complexe*, Paris, Seuil, coll. Points, 2005, 160 p., p. 23.

V

Découverte d'une pensée inconsciente

Jusqu'à maintenant, nous nous sommes référés essentiellement à deux champs disciplinaires, celui de la philosophie de l'esprit et celui de l'économie comportementale. Ces deux domaines nous permettaient d'une part de décrire la pensée à la fois sous son angle rationnel et irrationnel et d'autre part de montrer l'existence de biais cognitifs qui contribuent à la survenue de comportements parfois étonnants. En particulier, l'attrait pour le présent représentait une source importante de choix *déraisonnables*. Ces deux domaines montraient pourquoi l'être humain ne se comporte pas toujours d'une manière que l'on pourrait qualifier de rationnelle.

Dans ce court chapitre, je désire aborder l'œuvre d'un homme qui a eu une nouvelle vision de l'esprit, montrant l'existence d'une partie inconsciente, enfouie, mais tout aussi puissante pour guider nos comportements que les raisons conscientes. Cet homme, c'est Sigmund Freud (1856-1939). Le but de ce chapitre est de donner un aperçu de l'aspect multiple de son œuvre pour donner à ceux qui ne la connaissent en fait seulement que par ouï-dire l'envie de l'aborder *dans le texte* : elle montre une autre manière d'interpréter les comportements humains. On peut dire qu'il s'agit seulement d'une *interprétation*, mais par son caractère général, elle a bouleversé notre conception physiopathologique de l'esprit.

1. Freud, une vie

Sigmund Freud naquit en 1856 à Freiberg, une petite ville de Moravie, au sein de l'empire austro-hongrois. Il fait des études de médecine à Vienne entre 1873 et 1881. Il se lance d'abord dans des études histologiques, où il analyse les tissus de la lamproie. En 1887, il noue une amitié avec Wilhelm Fliess, qui devient son confident. En 1880, il a fait la connaissance d'un médecin viennois connu, le docteur Joseph Breuer. Il se fiance en 1885 avec Martha Bernays et part à Paris suivre les cours du plus grand neurologue de l'époque, le professeur Jean-Martin Charcot à la Salpétrière. De retour à Vienne, il se marie et ouvre son cabinet dans un quartier cossu de Vienne, 29 Berggasse. C'est dans cet appartement, qu'il ne quittera qu'en 1938, qu'il conçoit son œuvre, inventant littéralement ce qu'il appelle la psychanalyse. Il s'agit de la continuation approfondie, sans relâche, des premiers travaux qu'il avait menés avec Joseph Breuer et qui avaient conduit en 1895 à un premier livre, *Études sur l'hystérie*, dont Breuer était d'ailleurs le premier auteur. Il avait en effet juste avant de partir à Paris vu comment celui-ci avait soigné une patiente hystérique, Anna O[28]. Puis il avait approfondi son approche de l'hystérie en suivant l'enseignement de Charcot. On connaît une photographie de Charcot dédicacée à Freud et un exemplaire des *Études sur l'hystérie* dédicacé par Freud à Charcot. On peut voir un médaillon représentant Freud dans l'amphithéâtre Charcot à la Salpêtrière.

C'est donc dans l'appartement du 29 Berggasse, aujourd'hui transformé en musée, que Freud conçoit l'ensemble de son œuvre, dont on verra le caractère multiple. Il s'entoure peu

28. La fiction de Irvin Yalom, *Et Nietzsche a pleuré* (Le Livre de Poche, 2010, 512 p.) donne un aspect romancé passionnant de ce moment de la jeunesse de Freud, où, familier de Breuer et de sa femme, il assistait à leurs discussions à propos de la prise en charge thérapeutique fictive de Nietzsche par Breuer (qui soigne qui ?) en n'en perdant pas une miette.

à peu de disciples, acquis à la nouvelle discipline qu'il est en train de créer, la psychanalyse. Il mène une vie heureuse de père de famille, travaillant sans relâche, alliant ses consultations à la rédaction d'une œuvre considérable. Mais il assiste aussi à la montée des périls. Les nazis entrent dans Vienne. Son appartement est perquisitionné. Il pense rester à Vienne jusqu'au jour où sa fille Anna est convoquée à la Gestapo. Il décide alors de partir, avec l'aide de l'ambassadeur des États-Unis à Vienne et de Marie Bonaparte, une fidèle parmi les fidèles, qui avait elle-même été psychanalysée par Freud (1925-1929), avait traduit en français bon nombre de ses œuvres et avait largement contribué à l'introduction en France de la psychanalyse. Il prend le train pour Paris avec sa femme et Anna. Après quelques jours à Paris chez la Princesse Bonaparte, il arrive en Angleterre où il termine ses jours dans une belle maison. Il meurt en 1939, ayant demandé à son médecin de lui faire une injection létale de morphine pour mettre fin à des douleurs atroces secondaires à un cancer de la mâchoire soigné depuis de nombreuses années. Il avait mis la dernière main à son ouvrage *L'Homme Moïse et le monothéisme.*

On peut visiter l'appartement du 29 Berggasse à Vienne mais l'essentiel de son mobilier, de ses objets (il était un grand collectionneur de statuettes antiques) et le célèbre divan sont à Londres, où il avait reconstruit à l'identique son bureau de Vienne. On peut aussi visiter à Londres cette maison où Freud vécut durant les deux dernières années de sa vie.

2. Une œuvre

Son œuvre, qui s'étend de 1895 à 1939, peut être divisée en trois catégories. Il y a d'abord des études cliniques qui donnent une nouvelle vision du psychisme humain. On peut retenir les *Études sur l'hystérie,* par Joseph Breuer et Sigmund Freud, qui date de 1895, puis *Cinq psychanalyses* publiées entre 1905 et 1915, ces deux livres étant consacrés à l'étude de l'hystérie. Mais Freud a le génie de montrer qu'à côté de l'hystérie, il existe d'autres portes d'entrée vers l'inconscient : le rêve auquel il consacre l'*Interprétation des rêves* publiée en 1900, le lapsus, dans *Psychologie de la vie quotidienne* en 1900, *Le mot d'esprit et ses rapports avec l'inconscient* en 1905. Parmi ses autres œuvres cliniques, il publie notamment aussi en 1905 *Trois essais sur la théorie de la sexualité*, *Au-delà du principe de plaisir* en 1920, *Le moi et le ça* en 1923, *Inhibition symptôme et angoisse* en 1920.

Une deuxième catégorie d'œuvres de Freud est composée d'essais philosophiques, littéraires et anthropologiques. On peut retenir en particulier *Délires et rêves dans la Gradiva de Jensen,* 1907, *Un souvenir d'enfance de Léonard de Vinci*, 1910, *Le Moïse de Michel-Ange*, 1914, *L'inquiétante étrangeté*, 1919. Dans ses essais anthropologiques, on peut citer T*otem et tabou*, 1912, *L'avenir d'une illusion*, 1927, *Malaise dans la civilisation*, 1930 et enfin son dernier livre, *Moïse et le monothéisme* qu'il achève juste avant sa mort.

Enfin, Freud n'a cessé de faire des exposés de sa méthode, dans C*inq leçons sur la psychanalyse*, 1910, *La dynamique du transfert*, 1902, *Contribution à l'histoire du mouvement psychanalytique*, 1914, *Introduction à la psychanalyse*, une suite de conférences prononcées en 1915-1917, *Ma vie et la psychanalyse*, 1925, *Abrégé de psychanalyse* qui paraîtra en 1940.

Cette œuvre immense a été traduite en français et publiée dans les dernières années en 20 volumes. Pour quelqu'un qui n'aurait jamais lu Freud, je conseillerais la lecture de trois livres : en tout premier, *Introduction à la psychanalyse*; puis, pour illustrer la méthodologie de l'interprétation du rêve qu'il avait inventée, sa délicieuse étude d'une nouvelle d'un romancier de l'époque : *Délire et rêve dans la Gradiva de Jensen*; enfin, la lecture de *Moïse et le monothéisme*, donnant un exemple de son immense culture, qu'il mettait au service de son imagination.

À la suite de cette lecture, on acquiert une meilleure compréhension de la personne : on devient capable d'aller au-delà d'une vision de la rationalité des décisions humaines reposant sur des états mentaux et des principes, tels que nous les avons décrits dans le chapitre « comment pensons-nous ? ». On rajoute aussi une nouvelle dimension à la description des biais cognitifs liés aux raccourcis décisionnels, qui faisaient l'objet du chapitre précédent. Freud est l'auteur de la prise de conscience de l'existence d'un inconscient qui nous guide sans que nous y ayons accès.

Il n'y a pas de contradiction entre les concepts d'une philosophie de l'esprit et ceux de la psychanalyse. Par exemple Donald Davidson, dans *Paradoxes de l'irrationalité* (publié dans un recueil d'essais sur Freud) affirmait que « toute conception satisfaisante de l'irrationalité doit admettre certaines des thèses les plus importantes de Freud[29] ». Ou bien, lorsque Daniel Kahneman décrivait son système 1 et son système 2, on arrivait à une conception de la pensée dans laquelle le système 1, rapide, fonctionne de manière inconsciente, alors que le système 2, lent et réfléchi, repose sur une délibération consciente. Ce que Freud nous a apporté, c'est la notion que ce dont nous avons conscience n'est que la partie émergée d'un iceberg. Dans la partie immergée, il y a cet inconscient qui, encore une fois, nous guide sans que nous y ayons accès.

Cet inconscient, tel qu'il est conçu par Freud, est fait d'événements enfouis et le but de la psychanalyse est d'en faire apparaître l'existence, de les faire émerger au niveau conscient. Dans le cas de l'hystérie, Freud a proposé que cela pût avoir une valeur thérapeutique. D'une manière plus générale, la *psych-analyse* amène à la lumière l'incroyable complexité de l'esprit humain.

Freud avait conscience de l'importance de son œuvre. Il parlait volontiers de *révolution* psychanalytique. Dans *Introduction à la psychanalyse*, après avoir évoqué deux graves démentis infligés à l'humanité, la révolution copernicienne qui avait montré que la terre n'est pas le centre de l'univers

29. Davidson Donald, *Paradoxes de l'irrationalité, op. cit.*, p. 22.

et la révolution darwinienne qui avait fait comprendre que l'homme descend de l'animal, Freud n'hésite pas à présenter la psychanalyse comme une révolution du même ordre : la psychanalyse

> se propose de montrer au moi qu'il n'est seulement pas maître dans sa propre maison, qu'il en est réduit à se contenter de renseignements rares et fragmentaires sur ce qui se passe, en dehors de sa conscience, dans sa vie psychique[30].

La figure 23 tente de représenter d'une manière simple, sans doute simpliste, la conception nouvelle du psychisme humain qu'a proposée Freud.

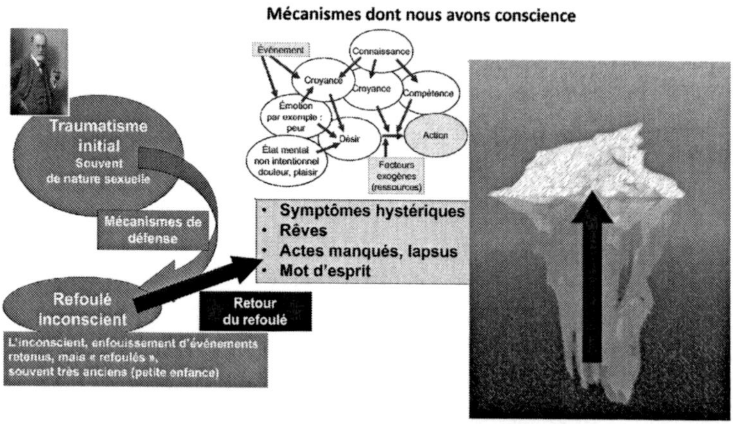

Figure 23. Freud et la découverte de l'inconscient

Un traumatisme initial, survenant très tôt dans l'enfance, et souvent, pour Freud, de nature sexuelle, disparaît dans l'inconscient grâce à des mécanismes de défense : ces événements sont retenus mais refoulés. Ils peuvent revenir à la surface : on parle du retour du refoulé, s'exprimant sous forme

30. Freud Sigmund, *Introduction à la psychanalyse* (1915-1917), trad. S. Jankélévitch, Paris, Payot, 1975, 496 p., p. 267.

de symptômes hystériques, de rêves, d'actes manqués et de lapsus, ou de mots d'esprit. On voit ainsi l'image d'un iceberg, dont ce qui est conscient n'est que la partie émergée, alors que notre inconscient a emmagasiné des éléments enfouis qui ne demandent qu'à s'exprimer.

3. Études cliniques

La pathologie, et singulièrement les phénomènes hystériques, vont offrir à Freud les observations cliniques qui lui ont permis de bâtir sa théorie du psychisme. Il est important de rappeler les aspects fondateurs de sa rencontre avec Joseph Breuer et de sa visite à Paris où il a suivi les leçons du docteur Charcot à la Salpêtrière, auquel il assiste en 1885 et 1886. Avec Breuer, il avait suivi cinq patientes, Anna O., Emma von N., Miss Lucy R., Katalina, et Elizabeth von R dont ils devaient ensemble publier les cas dans les *Études sur l'hystérie* (1895). Breuer ensuite se désintéressa de ce domaine. Freud continua, analysant entre 1905 et 1915 de nombreux cas, dont ceux de Dora, du petit Hans, de l'homme aux rats, de l'homme aux loups et du président Schreber, cas qu'il devait publier dans *Cinq psychanalyses*.

Freud comprit l'importance du rêve qui fait revenir au niveau conscient les phénomènes refoulés. Mais il eut le génie d'appliquer ce concept général à d'autres manifestations de la vie quotidienne, voire au mot d'esprit.

3.1 L'hystérie

Pour illustrer le fondement même de la psychanalyse, l'analyse des phénomènes hystériques, on peut prendre le premier cas, qui avait en fait été suivi par Breuer, celui de la célèbre Anna O. On sait que son vrai nom était Bertha Pappenheim. Elle souffrait de symptômes à la suite de la maladie et du décès de son père : hallucinations, troubles de la vision, de la motricité et du langage. Breuer l'interna dans une clinique et la soigna par auto-hypnose, observant que les symptômes disparaissaient progressivement jusqu'à la guérison. Il remarqua que le fait d'énoncer sous hypnose un souvenir rattaché à un symptôme le faisait disparaître. À la fin de la cure, Anna O. montra des signes amoureux vis-à-vis de Breuer (transfert), qui littéralement s'enfuit.

Freud poursuivra la démarche découverte avec Breuer, remplaçant l'hypnose par la technique de la libre association et l'interprétation des rêves. Ainsi, Freud fonda la psychanalyse, d'abord en tant que méthode thérapeutique des névroses.

Le cas, d'Anna O., fondateur de la psychanalyse, a fait l'objet d'innombrables discussions sur sa réalité, par exemple sur la réalité de sa guérison.

3.2 Le rêve

Il s'agit ici sans doute de l'œuvre la plus révolutionnaire de Freud qui a compris que le rêve est « la voie royale vers l'inconscient ». Les souvenirs anciens de la petite enfance, portant souvent sur des objets refoulés par la censure psychique, trompent cette censure et s'expriment dans les rêves, sous forme transformée par divers processus (exemple : inversion) que Freud a découverts à partir de ses rêves, utilisés dans sa propre analyse (auto-analyse), et de ceux que lui racontaient ses patients.

Il a proposé que l'analyse en sens inverse des rêves permît de remonter au traumatisme initial, de le faire exprimer par les patients, ce qui conduit à la disparition des symptômes, eux-mêmes l'expression clinique des souvenirs refoulés.

3.3 Le lapsus

Pourquoi nous arrive-t-il de prononcer ou d'écrire un mot à la place d'un autre (lapsus linguae ou calami) – « ma langue a fourché », de ne pas retrouver un mot ou un nom ? – « je l'ai sur le bout de la langue » ? Freud aborde ici les manifestations de l'inconscient dans la vie quotidienne.

Cet ouvrage *Psychopathologie de la vie quotidienne*, publié en 1904 est consacré aux « actes manqués ». Freud le présenta en disant qu'il « est entièrement destiné au public populaire et veut seulement, par une accumulation d'exemples, aplanir la voie conduisant à la nécessaire hypothèse de processus animiques inconscients et cependant efficients[31] » . Le « public populaire » s'en est effectivement emparé, commentant à l'envi les lapsus, notamment ceux des hommes politiques, disant : ça sous-entend quelque chose !

3.4. Le mot d'esprit

Freud analysa aussi le concept de *Witz*, mot allemand qui signifie trait d'esprit, mot d'esprit qui vient comme un éclair (*Blitz*). Il était un collectionneur de mots d'esprit (notamment d'histoires juives). Il donne comme exemple le pédicure qui raconte au poète Heinrich Heine qu'il a rencontré le banquier Rothschild : « il m'a traité de manière toute *familionaire.* » Comme dans le rêve, les mécanismes inconscients qui produisent l'effet comique utilisent la condensation, ou le déplacement, permettant de contourner la censure exercée sur les contenus refoulés tout en permettant leur retour sous une autre forme.

Le mot d'esprit constitue un jeu social conduisant au plaisir de jouer sur les mots, plaisir qu'utilisent les enfants qui apprennent à parler et inventent des mots. J'entendis un jour un de mes petits-fils, assis à l'arrière de la voiture, s'exclamant : « C'est joli, ces petites lumières qui *brillotent.* » Il semblait tout content de ce mot qu'il venait d'inventer.

---

31. Freud Sigmund, « Psychopathologie de la vie quotidienne », in *Œuvres complètes*, trad. sous la direction de Jean Laplanche, Presses Universitaires de France, V., 434 p., p. 368.

4. Études esthétiques

Toute sa vie, Freud, qui était d'une immense culture, utilisa la découverte de l'inconscient qu'il avait faite pour analyser des œuvres d'art. Il en résulte de très nombreuses études, souvent assez courtes[32], que l'on peut lire avec plaisir, s'émerveillant devant la virtuosité des interprétations qu'en donne Freud.

4.1 Un souvenir d'enfance de Léonard de Vinci (1910)

Freud s'intéressa en particulier à Léonard de Vinci, génie universel, qui abandonna progressivement la peinture, travaillait lentement et souvent n'achevant pas ses œuvres. Le sourire énigmatique des portraits de Léonard de Vinci, représentant des êtres parfois androgynes (pensons au Saint Jean-Baptiste que l'on peut voir au Louvre) lui rappela le penchant de Léonard de Vinci à s'entourer de jeunes gens, sans qu'il ait eu sans doute de relations homosexuelles (ni peut-être d'autres relations sexuelles d'ailleurs). Freud en tira les concepts de sublimation des pulsions sexuelles et de narcissisme : en aimant la beauté des jeunes gens, Léonard s'aimait lui-même.

Le souvenir d'enfance, trouvé par Freud dans les *Carnets* de Léonard de Vinci, concerne un vautour qui aurait mis sa queue dans sa bouche : s'agissait-il d'un fantasme homosexuel, ou d'un rappel du sein maternel ? Il semble qu'on retrouve l'image du vautour dans un autre tableau du Louvre, représentant Marie et sa mère, Sainte Anne, qui pour Freud sont les images de la jeune femme du père de Léonard et de Catalina, qui l'éleva pendant ses premières années (figure 24).

32. Elles sont en général disponibles en ligne sur internet.

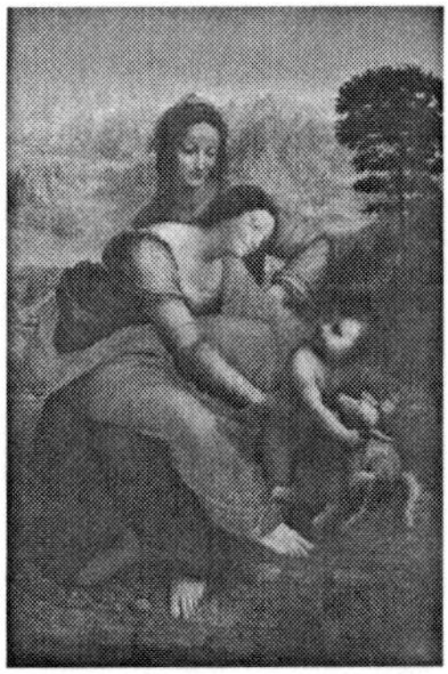

Figure 24. Le fantasme du vautour. Photo de l'auteur

Mais il s'agit peut-être à nouveau d'une interprétation, et, d'ailleurs, Freud a peut-être utilisé une mauvaise traduction du mot *nibbio* (milan et non vautour). Cependant, cette interprétation est tellement puissante que maintenant que vous la connaissez, vous ne pouvez pas vous empêcher de voir l'image d'un vautour inversé dans le manteau bleu de Marie.

4.2 Le Moïse de Michel-Ange (1914)

Publié sous le pseudonyme « d'un amateur de psychanalyse », Freud raconte comment il a toujours été impressionné par la statue de Moïse qu'il allait voir lors de chacun de ses séjours à Rome. On interprétait souvent cette statue en disant qu'elle représente le moment où Moïse regarde d'un œil courroucé les Hébreux adorant le veau d'or et va se lever pour fracasser les Tables de la Loi.

Freud, dans une analyse virtuose du trait laissé par le doigt dans la barbe du prophète, propose une autre interprétation : Moïse sent que les Tables sous son bras vont lui échapper au moment où il se lève et, ce que le sculpteur montre, c'est en fait le moment où il se rassoit et les retient pour les sauver (figure 25).

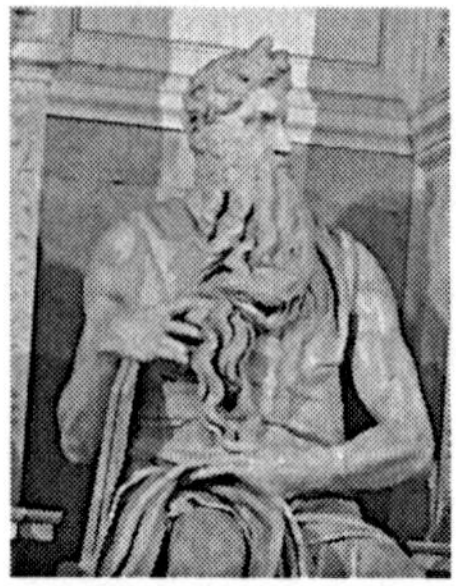

Figure 25. Interprétation par Freud du Moïse de Michel-Ange.
Photo de l'auteur

Mais certains ont fait une *interprétation de cette interprétation.* Freud écrivit ce texte au moment de la dissidence de Jung : il s'identifiait à Moïse, voulant sauver les Tables de la psychanalyse.

4.3 Délires et rêves dans la Gradiva de Jensen (1907)

Il s'agit de l'interprétation psychanalytique d'une nouvelle de Jensen, un romancier de l'époque. Le livre comporte la nouvelle de Jensen et l'analyse – brillantissime – de Freud.

Dans la nouvelle, un jeune homme neurasthénique quitte l'Allemagne pour faire un voyage à Pompéi. En se promenant dans les ruines, il remarque une jeune femme qui avance d'une manière particulièrement noble, ce qui lui évoque un bas-relief, la *Gradiva,* celle qui avance. Il rêve alors qu'il se trouve à Pompéi au moment de l'éruption du Vésuve, tentant de sauver de la mort cette jeune femme. Il se réveille, interpellé par une jeune femme, qui ressemble à celle de son rêve, mais qui lui parle en allemand et l'appelle par son nom ! Il reconnaît alors une voisine qui vivait en face de chez lui quand il était enfant et dont il avait été amoureux. Il fait encore plusieurs rêves, pour finir par guérir de sa neurasthénie. Freud analyse avec virtuosité chacun de ces rêves dont il démonte tous les mécanismes.

Freud écrivit à Jensen : celui-ci ne fut pas convaincu par ces explications données de sa propre œuvre.

5. Analyses anthropologiques

Mais Freud va aller plus loin : il va tenter d'appliquer son approche à l'histoire de l'humanité. Ce sont deux textes majeurs, d'abord *Totem et tabou*, puis *Moïse et le monothéisme*, étude par laquelle il achève son œuvre.

5.1 Totem et Tabou (1912)

Dans *Totem et tabou*, Freud propose une explication anthropologique du « complexe d'Œdipe » : tuer le père, épouser la mère, ou au moins en avoir le désir, ce que Freud avait découvert lors de son auto-analyse, sont devenus des interdits. D'après les anthropologues, les peuples primitifs se désignent par des *totems*, et les peuples d'un même totem ne peuvent avoir entre eux de relations sexuelles. Le mot polynésien *tabou* désigne à la fois le sacré et l'interdit, ce qu'il ne faut pas transgresser.

Dans *Totem et Tabou*, Freud propose l'existence dans l'histoire de l'humanité d'un événement originel, dans lequel la horde primitive aurait tué le père et l'aurait mangé. Ce « repas totémique », refoulé dans l'inconscient collectif, serait à l'origine d'un sentiment de culpabilité collective conduisant à la naissance de la société, de la morale et des religions.

5.2 Moïse et le monothéisme

Il s'agit du dernier livre de Freud (1938-1939). Il s'intéressa au pharaon égyptien Akhenaton (-1375), qui avait proposé une religion monothéiste, adorant le soleil, *Aton*, comme principe de toute vie. Freud remarque qu'en hébreu : *Adonaï* désigne l'Éternel.

Freud se livre alors à une analyse du nom de Moïse, *Mo-se* « sauvé des eaux » et montre le caractère fictif de cette étymologie, alors que ce nom a plutôt une consonance égyptienne. En fait, pour Freud, Moïse était un prince égyptien qui aurait fait quitter l'Égypte au peuple hébreu pour fonder une religion monothéiste. Freud en vint ainsi à proposer que Moïse ait été récupéré par les Hébreux, comme dans de nombreux mythes où le héros est élevé dans une famille d'emprunt.

Moïse aurait été assassiné par son peuple, une constante dans la pensée freudienne : le meurtre du père. Cette tradition, après un temps de latence, aurait conduit à la création de la religion mosaïque, comme dans un retour du refoulé.

6. Conclusion : pouvoir de l'interprétation

Freud était conscient de l'importance de son œuvre, il se comparait volontiers à un explorateur, tel Christophe Colomb découvrant un monde nouveau. Bien sûr, on peut dire que tout ceci est essentiellement interprétation (nous l'avons parfois souligné), et c'est d'ailleurs cet aspect de l'œuvre freudienne qui intéressera Paul Ricœur par l'importance du symbole qu'il verra dans la systématique freudienne. On peut aussi, analysant cette œuvre à partir du champ des neurosciences, voir le monde nouveau découvert Freud comme un monde qu'il a cru découvrir, alors qu'il a peut-être découvert autre chose[33].

Mais c'est justement au niveau du concept même d'interprétation, dans tous les domaines, ceux de la clinique, de la vie quotidienne, de l'histoire de l'humanité et des œuvres d'art, que l'on doit peut-être apprécier la cohérence impressionnante de cette œuvre : Freud était aussi à l'aise avec l'interprétation d'un symptôme hystérique qu'avec l'histoire

33. C'est l'analyse passionnante de Lionel Naccache, *Le Nouvel inconscient: Freud, le Christophe Colomb des neurosciences*, Paris, O. Jacob, 2009, 464 p.

des religions, l'interprétation des *Frères Karamazov* dont il a écrit une admirable préface : avec la psychanalyse, il a proposé une méthode d'interprétation générale permettant de mettre à jour le sens de certains mythes fondateurs qui jalonnent l'histoire de l'humanité. Celui qui aborde pour la première fois l'*Introduction à la psychanalyse*, cette œuvre qui publie des conférences données par Freud et qui commence donc par « Mesdames et Messieurs », *Meine Damen und Herren !*, a l'impression, *en l'écoutant exposer ses découvertes*, de découvrir que lui-même n'est pas, effectivement, maître dans sa propre maison, qu'il n'a pas que des pensées conscientes, qu'il y a un inconscient qui peut de temps en temps s'exprimer. Quand il termine la lecture de cette « *Introduction à la psychanalyse* » dont les derniers mots sont « mais je n'avais pas l'intention de faire de vous des spécialistes, je voulais seulement vous éclairer et vous stimuler. », il se sent effectivement « éclairé et stimulé ».

La figure 26 montre mon propre exemplaire d'une édition de l'*Introduction à la psychanalyse*, datant de 1933, la dernière qui ait été publiée en Allemagne avant la guerre, que me donna mon père, le jour de mes 21 ans. J'ai vu la même édition dans une vitrine d'un musée en Israël. Elle faisait partie de ces livres que les nazis brûlèrent dans des autodafés au début de leur règne qui devait durer mille ans. Ceci fit dire à Freud dans un de ces mots d'esprit dont il avait le secret : l'humanité a fait des progrès, autrefois on nous brûlait, aujourd'hui on se contente de brûler nos livres.

La pensée de Freud a évolué, sous la forme de différentes « *topiques* ». Explorateur, il tentait de décrire une sorte de *géographie de la pensée*. Dans la première topique, il séparait trois niveaux, inconscient, préconscient et inconscient. Dans la deuxième topique, il distinguait le ça, le moi qui était à la fois au niveau inconscient et conscient, et le surmoi, appartenant au domaine de l'inconscient. Plus tardivement, il définit ses derniers concepts, *Éros* et *Thanatos*, que nous avons déjà évoqués dans un chapitre précédent.

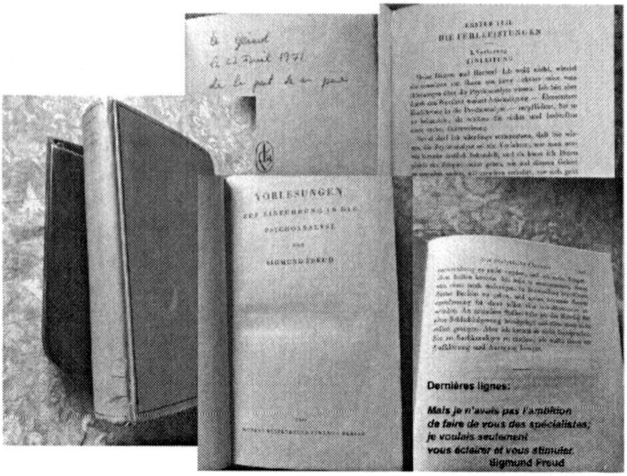

Figure 26. Mon édition de l'*Introduction à la psychanalyse*, avec la dédicace de mon père, première et dernière page

Parti de travaux de cytologie sur le système nerveux de la lamproie (1881-1882), il a toujours eu en tête de proposer une véritable modélisation de l'esprit humain. Dès 1895, dans *Esquisse d'une psychologie scientifique*, il tentait d'utiliser la toute récente conception histologique neuronale du cerveau pour expliquer des phénomènes psychologiques :

> Dans ces récentes découvertes, le point essentiel est que le système neuronique consiste en neurones distincts mais de structure analogue, qui ne sont en contact que par l'intermédiaire d'une substance étrangère et se terminent les uns à côté des autres comme sur des morceaux de tissu étranger. Certaines conductions s'y trouveraient préfigurées par le fait qu'elles reçoivent les excitations au moyen de dendrites et les déchargent par des cylindre-axes [ou axones] ; en outre, il existe de nombreuses ramifications de diamètres très différents[34].

34. Freud Sigmund, « Esquisse d'une psychologie scientifique », in Freud S., *La naissance de la psychanalyse, lettres à Wilhelm Flies, Notes et plans, publiés par Marie Bonaparte, Anna Freud, Ernst Kris*, trad. Berman A., Paris,

Freud envisageait l'existence de neurones dont le but était de faire face à la menace d'une stimulation excessive grâce à une inhibition. Il imaginait que l'énergie pouvait être inhibée en étant détournée de ces neurones mnésiques qui, s'ils étaient activés, généreraient des sentiments de désagréments en raison de leurs connexions associatives[35].

Les rapports possibles entre une conception psychologique de l'esprit et sa réalisation neuronale, ce qu'ébauchait ainsi Freud, vont être abordés dans le chapitre suivant.

Presses Universitaires de France, coll. « Bibliothèque de Psychanalyse », 1969, 424 p., p. 307-396, p. 318.

35. *Ibid.*, p. 342.

VI

Ai-je un esprit ou seulement un cerveau ?

Il est temps maintenant de montrer comment on peut faire un lien entre les trois approches conceptuelles relevant de la philosophie, de l'économie comportementale et de la psychanalyse (« l'esprit »), décrites dans les chapitres précédents, et « le corps », c'est-à-dire ce que l'on peut décrire dans le cadre de la neurobiologie – les neurosciences – qui fait aujourd'hui du cerveau le siège de la pensée, ce qui n'était pas évident à l'aube de la pensée occidentale[1].

Une conciliation entre ces deux entités, celle de l'esprit et celle du corps, est-elle possible ? Nous partirons du *dualisme* cartésien pour arriver à un *monisme*, proposé notamment par Spinoza. Puis nous évoquerons le traitement contemporain de ce problème, peut-être l'un des plus difficiles de la philosophie.

1. Introduction : une question à tiroirs

Je pense que j'ai un esprit et qu'il est situé dans mon cerveau. Mais ceci ouvre une foule de questions : ai-je, en

---

1. Homère insistait sur l'importance d'une membrane qui entoure le cœur (*phrenes*, parfois traduit par diaphragme), Aristote sur le cœur. On dit que c'est Alcméon de Crotone, un disciple de Pythagore, qui identifia le cerveau comme siège de la pensée.

fait, un esprit distinct de mon cerveau ? Je reviens à la question de mon bras qui se lève, mais je la pose autrement : quand je décide de bouger mon bras, y a-t-il quelque chose d'autre que mon cerveau qui le fait bouger ? Cette question est importante par la multiplicité de ses implications : par exemple, ai-je une âme qui me survit après ma mort ?

Si je n'ai qu'un cerveau, si je ne suis que physique, alors je suis entièrement déterminé et tout est écrit. Mais dans ce cas, ai-je une volonté ? Puis-je prendre des décisions ? Puis-je changer la nature des choses ? Par exemple, si je suis malade, puis-je *décider de me soigner*, et d'ailleurs, ceci est-il important ? Cicéron (106-44 av. J.-C.) avait bien vu les conséquences du déterminisme, dans ce qu'il appelle l'argument du paresseux :

> Si ton destin est de guérir de cette maladie, tu guériras, que tu aies appelé ou non le médecin ; de même, si ton destin est de n'en pas guérir, tu ne guériras pas, que tu aies appelé ou non le médecin ; or ton destin est l'un ou l'autre ; il ne convient donc pas d'appeler le médecin.

Mais il répondait lui-même à cet argument en observant :

> Il est autant dans ton destin d'appeler un médecin que de guérir[2].

Suis-je doué de « libre arbitre » ? Si je suis entièrement déterminé par les phénomènes physiques présents dans mon cerveau, suis-je responsable de mes actes ? Comment l'éthique ou la morale sont-elles alors possibles ?

Enfin, pourquoi, et comment, des processus physiques (des neurones) donnent-ils lieu à une vie intérieure, par exemple à « l'effet que cela me fait » (un plaisir intense) d'écouter une nouvelle interprétation de la sonate *opus* 111 de Beethoven ? Cette dernière question pose ce que les philosophes modernes

---

2. Cicéron, « Traité du destin », XIII in *Les Stoïciens,* La Pléiade, 1504 p., p. 484.

appellent le problème difficile de la conscience, disant qu'il y a un « fossé explicatif[3] » .

2. Êtes-vous dualiste ou physicaliste ?

Toutes ces questions sont issues de la question de fond, que j'ai déjà évoquée dans un chapitre antérieur : mon esprit peut-il commander directement à mon corps ? C'est-à-dire : mon esprit a-t-il un pouvoir causal sur la matière ? C'est poser ce que j'avais appelé la question de la première synapse, remarquant qu'on connaissait bien la dernière, la jonction neuromusculaire, mais qu'il était bien plus difficile de décrire comment se passe la jonction entre un état mental et mon cerveau.

À cette question il y a deux réponses possibles. Dans la réponse « dualiste », le corps et l'esprit sont des entités distinctes. Dans la réponse « physicaliste », il n'y a que du physique dans l'univers, et je n'ai qu'un cerveau. Thierry Ripoll, dans un livre récent, *De l'esprit au cerveau*[4], a montré comment par une expérience de pensée, on pouvait proposer un test permettant de dire si on est dualiste ou physicaliste. Je l'ai un tout petit peu (à peine) modifié. Imaginez qu'on a dupliqué au niveau de chacun de ses atomes Monsieur X pour créer son double, Monsieur Y. Essayez de répondre aux questions suivantes :

Si X pèse 70 kg, Y pèsera-t-il aussi 70 kg ?
Si X digère mal le gluten, Y aura-t-il le même problème ?
Si X est déprimé, Y sera-t-il déprimé ?
Si X est timide mais orgueilleux, Y sera-t-il timide mais orgueilleux ?
Si X aime la crème de marrons, Y aimera-t-il la crème de marrons ?

---

3. Chalmers David, *L'Esprit conscient, À la recherche d'une théorie fondamentale*, trad. Dunand S., Paris, Ithaque 2011, 517 p.

4. Ripoll Thierry, *De l'esprit au cerveau*, Auxerre, Sciences humaines éditions, 2018, 336 p.

Si X aime son épouse, Y aimera-t-il l'épouse de X?
SI X s'apprêtait à tuer sa femme avant la duplication en Y et l'a tuée après la duplication, Y tuera-t-il la femme de X?

Les philosophes ont donné au cours de l'histoire des réponses successives à la dernière question posée : si X et Y ont seulement un cerveau (physicalisme), Y doit tuer la femme de X. Dans ce chapitre, nous adopterons une approche historique, montrant que la réponse à cette question est indissociable de la conception physique que nous avons du monde. J'ai essayé de représenter ce parallélisme entre la pensée philosophique et la pensée scientifique sur la Figure 27 :

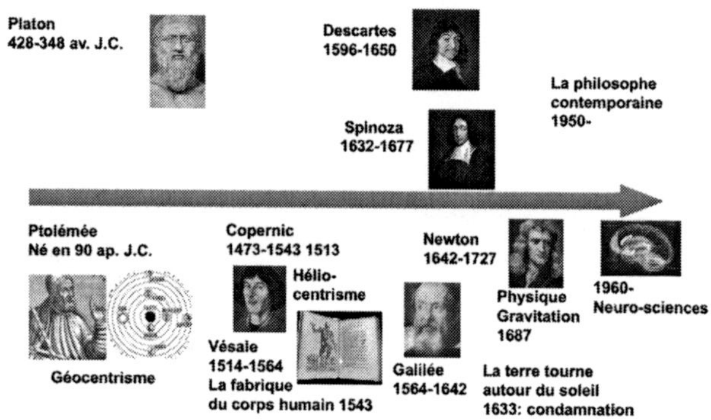

Figure 27. Philosophie et conception du monde et de l'homme

Comme on le voit sur cette Figure, Descartes et Spinoza occupent une place centrale dans cette réflexion. Elle avait été précédée par les philosophes de l'antiquité, notamment par Platon avec son célèbre mythe de la caverne[5] : nous sommes prisonniers dans une caverne et ce que nous voyons, le monde sensible, est fait d'illusions. Ce ne sont que des ombres projetées devant nous sur le fond de la caverne par un feu placé derrière le monde réel. Ce n'est qu'en sortant de la caverne que

5. Platon, « La République, VII », in *Œuvres Complètes*, Tome 1, La Pléiade, 1472 p., p. 1101-1105.

nous avons accès au monde réel qui est le monde des Idées. Les Idées, pour Platon, sont des formes éternelles en tant que substances distinctes et immatérielles, dont les objets et autres phénomènes que nous percevons (monde sensible) ne sont que les ombres. Pour que l'intellect ait accès à une connaissance, il est nécessaire qu'il soit lui-même une entité immatérielle : l'âme. Après la mort, l'âme se détache du corps, qui en est le tombeau, et peut se réincarner dans un autre corps. Ainsi, la position de Platon était clairement une position dualiste.

La question du corps et de l'esprit a passionné les philosophes du XVIIe siècle. Ils ont osé ouvrir cette question, sans doute stimulés par les progrès des sciences des deux siècles précédents : Copernic avait fait abandonner le système géocentrique, Vésale par ses dissections anatomiques avait au même moment écrit un livre *La Fabrique du corps humain* (1543), Galilée avait osé dire que la terre tourne, mais avait dû se rétracter lors de sa condamnation (1633). Harvey venait de découvrir la circulation du sang (1628) et il y avait à ce moment-là en germe les découvertes de Newton en physique. Les neurosciences ne viendront que bien plus tard, la théorie neuronale du cerveau due aux travaux de Santiago Ramón y Cajal datant de la fin des années 1890.

Il faut donc penser ces discussions philosophiques dans un cadre à la fois stimulé par la science et limité par la religion : on ne peut s'empêcher de penser que Descartes qui disait dès sa jeunesse vivre caché et avancer masqué, avait préféré travailler aux Pays-Bas où il se sentait plus libre de penser et d'écrire, et que Spinoza paya d'une excommunication de la communauté juive la liberté de sa pensée.

3. Descartes

René Descartes, fils d'un conseiller au Parlement de Bretagne, naît en Touraine en 1596. Il étudie au Collège de de La Flèche, où il reçoit l'enseignement des Jésuites. Après son baccalauréat, il part vivre à Paris, mène une vie mondaine qui l'ennuie, puis il commence une carrière miliaire et participe à la Guerre de Trente Ans. Pendant l'hiver 1619-1620, il a à Neubourg la révélation au cours de trois songes consécutifs « du fondement d'une science admirable ». Il s'installe définitivement aux Pays-Bas en 1629, rencontre de nombreux savants et poursuit des méditations métaphysiques, s'occupe de mathématiques, s'intéresse aux phénomènes de la nature, fait de nombreuses dissections dont il tirera son *Traité de l'Homme.*

En novembre 1633, l'ouvrage de Galilée, le *Dialogue sur les deux grands systèmes du monde*, est condamné. Descartes publie en 1637 de manière anonyme le *Discours de la méthode,* qui était une introduction à trois traités scientifiques mettant en application cette méthode : *La Dioptrique, Les Météores et La Géométrie.* Il publie en 1641 les *Méditations métaphysiques*, et les *Principes de la philosophie en* 1644. Il est accusé d'athéisme.

Il rencontre en 1643 Élisabeth de Bohême, fille de l'électeur Palatin détrôné, en exil en Hollande, et commence avec elle une abondante correspondance, sur laquelle nous reviendrons. La reine Christine de Suède l'invite en 1649 à venir lui donner des leçons quotidiennes de philosophie… à cinq heures du matin. Il meurt à Stockholm en février 1650.

3.1 Une vie au service d'une cohérence

Descartes est d'abord le philosophe du rationalisme lorsqu'il publie *Le Discours de la Méthode.* Il est bon de citer ici intégralement, comme exemple de beauté d'une pensée claire, ce texte fondateur dans lequel il décrit quatre règles ou préceptes pour diriger sa raison :

> Le premier était de ne recevoir jamais aucune chose pour vraie que je ne la connusse évidemment être telle ; c'est-à-dire, d'éviter soigneusement la précipitation et la prévention, et de ne comprendre rien de plus en mes jugements que ce qui se présenterait si clairement

> et si distinctement à mon esprit que je n'eusse aucune occasion de le mettre en doute.
> Le second, de diviser chacune des difficultés que j'examinerais, en autant de parcelles qu'il se pourrait, et qu'il serait requis pour les mieux résoudre.
> Le troisième, de conduire par ordre mes pensées, en commençant par les objets les plus simples et les plus aisés à connaître, pour monter peu à peu comme par degrés jusques à la connaissance des plus composés, et supposant même de l'ordre entre ceux qui ne se précèdent point naturellement les uns les autres.
> Et le dernier, de faire partout des dénombrements si entiers et des revues si générales, que je fusse assuré de ne rien omettre.

Mais Descartes, c'est aussi le doute et le *cogito* des *Méditations Philosophiques* de 1641 : je peux douter de tout, un malin génie peut s'ingénier à me faire croire ce que je crois, mais il ne peut me faire douter si je n'existe pas. Le seul fait que je pense me permet donc *ipso facto* d'affirmer que j'existe : *cogito, ergo sum. Je pense donc je suis.*

Dans ce qui suit, nous nous intéresserons au Descartes, philosophe dualiste (deux substances, le corps et l'esprit) des *Principes de Philosophie,* 1644, et surtout de son traitement du problème de l'union du corps et de l'âme, qu'il résout – ou croit résoudre – dans *Les Passions de l'Âme,* 1649, dédié à la Princesse Élisabeth de Bohème, proposant une solution qu'il approfondira dans son *Traité de l'Homme,* publié en 1664.

3.2 Descartes, philosophe du dualisme

Pour Descartes, il existe des substances distinctes. Il y a d'abord le monde, créé par Dieu. Le monde est constitué par des âmes et par des corps. Dieu est en dehors du monde qu'il a créé. Il y a ensuite les âmes. Chaque âme est une *substance pensante*; les âmes se définissent par la pensée. Il y a enfin les corps ; chaque corps est une *substance étendue*, qui a sa masse, son volume etc. Mais ils ne pensent pas. Pour Descartes, les animaux ne sont que des corps, c'est-à-dire des machines.

Il est donc possible de formuler mathématiquement au niveau des corps le monde et ses lois, ce qui ouvre la voie à la science moderne en tant qu'elle est simplement physico-mathématique.

3.3 La question de la Princesse : l'union du corps et de l'âme

En 1643, la princesse Élisabeth de Bohème lui écrit qu'elle ne comprend pas qu'un être immatériel puisse mouvoir un corps : ne posait-elle pas ainsi notre question « de la première synapse » ! Descartes répondit dans une lettre du 21 mai 1643 :

> Mais, parce que votre Altesse voit si clair, qu'on ne lui peut dissimuler aucune chose, je tâcherai ici d'expliquer la façon dont je conçois l'union de l'âme avec le corps, et comment elle a la force de le mouvoir.

Après cette première réponse à la princesse, Descartes lui dédia son *Traité des Passions de l'âme* (1649) et précisa sa pensée dans son *Traité de l'Homme* (1665). On lit dans *Les passions de l'âme* :

> Concevons donc ici que l'âme a son siège principal dans la petite glande qui est au milieu du cerveau, d'où elle rayonne en tout le reste du corps par l'entremise des esprits, des nerfs et même du sang, qui, participant aux impressions des esprits, les peut porter par les artères en tous les membres[6].

Cette petite glande, c'est la glande pinéale que nous appelons aujourd'hui épiphyse, dont il précise ainsi le rôle :

---

6. Descartes, « Traité des Passions » in *Œuvres et lettres*, La Pléiade, 1424 p., p. 710 et suivantes.

> Ajoutons ici que la petite glande qui est le principal siège de l'âme, est tellement suspendue entre les cavités qui contiennent ces esprits qu'elle peut être mue par eux en autant de diverses façons qu'il y a de diversités sensibles dans les objets ; mais qu'elle peut aussi être diversement mue par l'âme, laquelle est de telle nature qu'elle reçoit autant de diverses impressions en elle, c'est-à-dire qu'elle a autant de diverses perceptions qu'il arrive de divers mouvements en cette glande ; comme aussi réciproquement la machine du corps est tellement composée que, de cela seul que cette glande est diversement mue par l'âme ou par telle autre cause que ce puisse être, elle pousse les esprits qui l'environnent vers les pores du cerveau, qui les conduisent par les nerfs dans les muscles, au moyen de quoi elle leur fait mouvoir les membres.

Descartes reviendra sur cette question dans la cinquième partie de son *Traité de l'homme* (publié en 1665), intitulée « de la structure du cerveau de cette machine et comment les esprits s'y distribuent pour causer ses mouvements et ses sentiments ».

3.4 Le dualisme corps-esprit

En résumé : pour Descartes, Dieu a créé l'univers, fait de corps et d'âmes, les corps sont des choses étendues (physique), les âmes sont des choses pensantes (esprit). Leurs interactions se font au niveau de la glande pinéale : les modifications du corps sont transmises par les « esprits animaux » à la glande pinéale qui les transmet à l'âme, qui les ressent comme des passions. Les décisions de l'âme sont transmises à la glande pinéale, qui peut mouvoir le corps : c'est à ce niveau que se situe ce que j'ai appelé la « première synapse », « l'union de l'âme et du corps ». Par ailleurs, l'âme peut ainsi maîtriser les passions. Elle dispose donc d'une faculté de vouloir et de juger : en d'autres termes, le libre arbitre est donc possible. Si maintenant nous reprenons le test : êtes-vous dualiste ou physicaliste, en reposant les questions issues de la duplication des atomes de Monsieur X pour faire son double M. Y,

Si X pèse 70 kg, Y pèsera-t-il aussi 70 kg?
Si X digère mal le gluten, Y aura-t-il le même problème?
Si X est déprimé, Y sera-t-il déprimé?
Si X est timide mais orgueilleux, Y sera-t-il timide mais orgueilleux?
Si X aime la crème de marrons, Y aimera-t-il la crème de marrons?
Si X aime son épouse, Y aimera-t-il l'épouse de X?
SI X s'apprêtait à tuer sa femme avant la duplication en Y et l'a tuée après la duplication, Y tuera-t-il la femme de X?

un vrai dualiste cartésien répondra « oui » seulement aux deux premières questions, qui sont du ressort du corps, et « non » aux cinq autres, qui sont du ressort de l'âme, et en particulier à la dernière. En effet, son âme lui permet de maîtriser les passions de son corps et d'avoir un libre arbitre : Y peut ne pas tuer la femme de X.

La morale est sauve.

4. La position de Spinoza

Spinoza avait 18 ans lorsque Descartes mourut. Il connaissait bien son œuvre, et, d'ailleurs, ses deux premiers ouvrages, *Traité de la réforme de l'entendement*, et les *Principes de la philosophie de Descartes*, s'inspirent directement, pour la critiquer, de la philosophie cartésienne.

4.1 Une vie à la recherche d'une cohérence éthique

Baruch (Benedictus, Benoît) de Spinoza naît à Amsterdam en 1632 dans une famille de commerçants juifs émigrés du Portugal. Il fait des études brillantes, mais ses idées conduisent à son excommunication par la communauté juive. Il vit ensuite simplement, lié à des amis, dont certains sont illustres, qui le lisent et lui écrivent. Il gagne sa vie grâce au polissage de lentilles pour les microscopes. Il est rapidement reconnu comme un penseur majeur de son temps, notamment par Leibniz qui lui rend visite. On lui offre une chaire de philosophie à Heidelberg qu'il refuse. Il meurt à l'âge de 45 ans.

Il vivait très modestement, comme l'attestent ses comptes[7] :

> On y trouve qu'il a vécu un jour entier d'une soupe au lait accommodée avec du beurre, ce qui lui revenait à trois sous, et d'un pot de bière d'un sou et demi ; un autre jour, il n'a mangé que du gruau apprêté avec des raisins et du beurre, et ce plat lui avait coûté quatre sous et demi. [...] Il se divertissait quelquefois à fumer une pipe de tabac.

Son œuvre comprend notamment :

– *Traité de la réforme de l'entendement*, av. 1661, publié en 1677 ;
– *Les Principes de la philosophie de Descartes*, 1663 ;
– *Pensées métaphysiques*, 1663 ;
– *Traité Théologico-Politique*, 1670.

Son œuvre principale est l'*Éthique*, publiée en 1677, après sa mort, grâce à ses amis.

4.2 Spinoza critique de Descartes

Spinoza prend Descartes à son propre piège, au nom des préceptes de la rationalité que celui-ci avait si bien exposés dans son *Discours de la Méthode* :

> Franchement, je ne puis assez m'étonner qu'un philosophe qui avait soutenu avec constance ne rien déduire que de principes connus par eux-mêmes et ne rien affirmer qu'il ne perçût clairement et distinctement, et qui avait si souvent reproché aux Scolastiques de vouloir expliquer les choses obscures par des qualités occultes, admette une hypothèse qui est plus occulte que toute qualité occulte. Qu'entend-il, je le demande, par l'union de l'âme et du corps ? Et, disons-le, quel

7. Colerus Jean, « La vie de B. de Spinoza » in: Spinoza, *Œuvres complètes*, La Pléiade, 1648 p., p. 1319-20.

> concept clair et distinct a-t-il d'une pensée très étroitement unie à une certaine petite parcelle de quantité ? [...]
> Je voudrais bien savoir ensuite combien de degrés de mouvement l'âme peut attribuer à cette petite glande pinéale, et avec quelle force elle peut la tenir suspendue. (Préface de la Partir 5 de l'*Éthique*)

4.3 L'Éthique

Dans son œuvre principale, l'*Éthique*, Spinoza tente de faire une description géométrique du monde, reposant sur des définitions, des axiomes, des propositions qui sont démontrées mathématiquement à partir des seules définitions, axiomes et propositions antérieures. La page de titre du livre donne le plan du livre :

> Éthique démontrée selon l'ordre des géomètres
> ET
> divisée en cinq parties où l'on traite
> 1. De Dieu
> 2. De la nature et l'origine de l'âme
> 3. De l'origine et de la nature des affects
> 4. De la servitude humaine, ou des forces des affects
> 5. De la puissance de l'entendement, ou de la liberté humaine.

À mes yeux, l'*Éthique* de Spinoza représente une des entreprises intellectuelles les plus incroyables qui ait jamais été menée par un esprit humain (pour moi, c'est un peu comme Bach en musique). Ce livre peut paraître difficile à lire étant donné la concision mathématique du texte. Chaque partie commence par des définitions, des axiomes, des propositions qui sont démontrées à la manière de la géométrie d'Euclide en utilisant les définitions, les axiomes et les propositions antérieures. Les propositions sont souvent suivies de *scolies*, qui en montrent les implications : dans celles-ci, Spinoza libère sa pensée du cadre strict qu'il s'est imposé, et celle-ci semble alors s'envoler.

Il existe de nombreux ouvrages qui aident à pénétrer dans cette œuvre, écrits par des philosophes comme Alain, Gilles Deleuze, et, peut-être à conseiller surtout, le livre de Robert Misrahi, intitulé *Spinoza, une philosophie de la Joie*. On pourra aussi lire avec bonheur la réflexion récente sur Spinoza d'Henri Atlan, *Cours de philosophie biologique et cognitiviste. Spinoza et la biologie actuelle*. Celui, enthousiaste de sa propre lecture de l'*Éthique* et qui voudrait en approfondir la pensée, pourra lire les cinq volumes que Pierre Macherey lui consacre (un volume par Partie), en suivant le conseil d'avoir une édition bilingue (comme celle, publiée en 2020[8], utilisée ici) parce que le livre a été écrit en latin et que le sens précis de chaque mot, de chaque proposition, peut être discuté.

Mais sans aller dans une lecture aussi poussée, peut-être, pour comprendre l'*Éthique* de Spinoza, peut-on la résumer en lisant à rebours les titres des cinq parties (à dessein, Spinoza utilise le mot de Parties, et non pas de Livres) qui la composent :

1. Le but ultime de Spinoza est de donner les clés de la béatitude (5) et c'est pour cela qu'il s'agit d'une Éthique.
2. Il faut pour cela se libérer de la puissance des affects (4).
3. Il faut en connaître l'origine et la nature (3).
4. Il faut comprendre la nature de l'âme (2), le mot latin *mens* étant utilisé, souvent traduit par esprit.
5. Il faut avoir bâti une conception géométrique de la nature du monde (1).

Une conception géométrique du monde (Partie 1)

1. La notion de « Substance »

C'est par sa définition que Spinoza commence : c'est un être infini, qui est unique, qui est tout ce qui existe, qui cause

---

8. Spinoza, *Ethica, Éthique*, Paris, édition bilingue, trad. Moreau PF, Presses Universitaires de France, coll. Épiméthée, juin 2020, 690 p. Il faut aussi mentionner l'édition annotée et traduite sous la direction de Maxime Rovère, Flammarion, 2021.

tout ce qui est, et donc qui est cause de soi, qui est donc nécessairement existant. Voici les premières lignes de l'*Éthique* :

> Par cause de soi, j'entends ce dont l'essence enveloppe l'existence, autrement dit ce dont on ne peut concevoir la nature qu'existante. (*Éthique*, I., Définition 1)

Cette Substance, c'est la nature. Quand on parle de Dieu, on parle de la nature. Ceci est formulé par Dieu, ou la nature, en latin : *Deus sive natura.* Comme la nature est une Substance qui existe nécessairement, Dieu existe nécessairement.

2. La notion « d'attribut »

Un attribut est la manière dont l'entendement conçoit la Substance. Une Substance, étant infinie, a une infinité « d'attributs ». Mais l'entendement humain est capable de concevoir seulement deux attributs : la Substance sous forme de corps ou d'esprit.

3. La notion de « mode »

Un mode est une expression de la Substance. La Substance, qui est infinie, a une infinité de modes. Une pierre, un chat, un être humain sont des modes. Chaque mode, comme la Substance, peut être perçue par l'entendement humain sous la forme de deux attributs.

4. La notion de causalité

Tout a une cause et tout est cause. Tout ce qui a une cause existe et tout ce qui n'a pas de cause ne peut pas exister.

Mais les attributs (le corps et l'esprit – ou l'âme) sont des choses différentes, qui n'ont rien de commun entre elles :

> Si des choses n'ont rien de commun entre elles, l'une d'entre elles ne peut être cause de l'autre. (*Éthique*, I., Proposition 3)

5. Le monde est déterminé, et la liberté est une illusion

Dans la nature, il n'est rien donné de contingent ; tout y est, de par la nécessité de la nature divine, déterminé à exister et à opérer de façon bien précise. (*Éthique*, I., Proposition 29)
[...] tous les hommes naissent ignorants des causes des choses, et tous ont l'appétit de rechercher ce qui leur est utile et sont conscients de cet appétit. Il s'ensuit en effet, *premièrement*, que si les hommes s'imaginent qu'ils sont libres, c'est parce qu'ils sont conscients de leurs volitions et de leur appétit, sans penser, même en songe, aux causes qui les disposent à avoir appétit et volition, ignorants qu'ils sont de ces causes. (*Éthique*, I., Appendice)
C'est ainsi qu'un enfant croit désirer librement le lait, et un jeune garçon vouloir se venger s'il est irrité et fuir s'il est craintif. Un ivrogne croit dire par une décision libre ce qu'ensuite il aurait voulu taire. De même un dément, un bavard, et de nombreux cas de ce genre, croient agir par une libre décision de leur esprit, et non pas portés par une impulsion. Et comme ce préjugé est inné en tous les hommes, ils ne s'en libèrent pas facilement. (lettre LVIII *au très savant G.H. Schüller*)

Identité du corps et de l'esprit

Le corps et l'esprit (l'âme) sont donc deux attributs d'une seule et même chose, que l'on conçoit sous des aspects différents. Mais leurs logiques (enchaînements causaux) sont les mêmes (identité et non parallélisme) :

L'ordre et la connexion des idées sont les mêmes que l'ordre et la connexion des choses. (*Éthique*, II., Proposition 7)
Selon que les pensées et les idées des choses s'ordonnent et s'enchaînent dans l'âme, ainsi, exactement, les affections du corps ou images des choses s'ordonnent et s'enchaînent dans le corps. (*Éthique*, V., Proposition 1)

On peut ainsi résumer la position de Spinoza face au problème du corps et de l'esprit : l'un ne cause pas l'autre, puisque c'est une seule et même chose (une partie de la Nature), vue sous deux angles différents et dont on parle avec deux vocabulaires (deux « attributs »). On peut imaginer qu'il s'agit d'une pièce de monnaie, qui a un côté pile et un côté face, mais il s'agit d'une seule et même chose, qui est affectée en même temps dans ses deux faces, sans que l'une des faces ait un effet sur l'autre.

4.4 Descartes et Spinoza

On voit ainsi la différence profonde des deux philosophies : pour Descartes, il y a un dualisme des substances, l'âme peut maîtriser les passions, le libre arbitre est donc possible. Pour Spinoza il y a une substance unique, que l'entendement humain considère sous la forme de deux attributs, exprimant des modes où rien n'est contingent, pouvant se produire ou non : le libre arbitre n'est qu'une illusion.

Nous avons vu que ces philosophes étaient contraints d'exprimer leurs pensées de manière prudente, se souvenant sans doute de la condamnation de Galilée et des philosophes qui avaient payé de leur vie la liberté de leurs pensées. Au XVIIIe siècle, Leibniz (1646-1716) proposera qu'il y ait une harmonie créée au départ par la volonté de Dieu, qui fait se coïncider le corps et l'esprit (parallélisme), et Malebranche (1638-1715) ira encore plus loin : c'est Dieu qui, à chaque fois que l'esprit a une intention, permet au corps de se mouvoir selon cette intention (occasionnalisme)

5. Réponses de la philosophie à l'époque de la science moderne

On ne peut comprendre comment l'époque contemporaine attaque le problème du corps et l'esprit sans placer, à nouveau, cette question dans le cadre de l'évolution de la science qui a vu se transformer notre conception du monde de la nature, physique et biologique (figure 28). La biologie, avec Claude Bernard, devient une science expérimentale, gouvernée par la raison, c'est pourquoi on a pu dire que *l'Introduction à l'étude de la médecine expérimentale* de Claude Bernard (1865) était le « discours de la méthode » de la biologie. Une autre étape majeure est celle de la découverte des cellules cérébrales, les neurones, par un biologiste espagnol, Santiago Ramón y Cajal (1852-1934) découverte qui aboutira à la conception neuronale du cerveau.

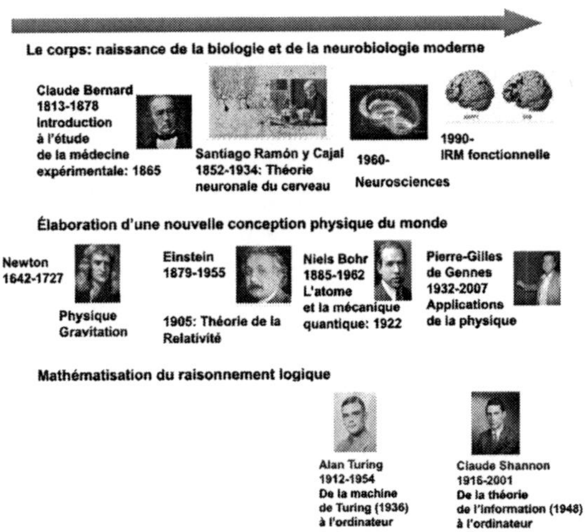

Figure 28. Évolution des connaissances en biologie, en physique et en logique

En parallèle, la physique de Newton, qui découvre la force de la gravitation qui fait qu'une pomme tombe de l'arbre, est modifiée profondément par Einstein qui en 1905 publie sa théorie de la relativité. Niels Bohr précise la structure de l'atome et ouvre la voie à la mécanique quantique (1922), et Pierre Gilles de Gennes montre les applications de la physique à des phénomènes observés dans la vie quotidienne. C'est l'époque des prix Nobel que reçoivent en médecine Cajal et en physique Einstein, Bohr, et de Gennes.

Mais l'époque contemporaine s'attaque aussi à une nouvelle conception du raisonnement, conçu comme un traitement logique d'une information, conduisant à la conception du cerveau comme une machine (1936) et au test de Turing (1950) ; c'est enfin la théorie de l'information développée par Shannon, qui assimile l'information à une lutte contre la tendance naturelle au désordre du deuxième principe de la thermodynamique (1948)[9]. Ces deux pionniers sont à l'origine de *l'informatique.*

5.1 Le problème du corps et de l'esprit à l'époque contemporaine

La philosophie contemporaine a commencé par nier le problème du corps et de l'esprit : c'est un faux problème, nous ne pouvons pas l'analyser puisque nous n'avons pas accès à nos pensées. Seul compte ce que nous pouvons vraiment observer, c'est-à-dire les comportements observables, et ce sera l'essence du béhaviorisme.

Par la suite, la philosophie contemporaine va osciller entre deux tentations, celle qui vise à réhabiliter l'existence de l'esprit et celle qui, désirant comprendre comment celui-ci est possible dans un monde physique, risque, comme on le verra, de conduire à son élimination, à l'encontre de ce que suggère le sens commun – et de tout ce que nous avons vu jusqu'à maintenant.

---

9. La théorie de Shannon assimile l'information à la notion d'ordre, au contraire du désordre : une pièce de monnaie parfaite a autant de chance de tomber sur pile que sur face ; elle ne contient pas d'information. Elle contient une information si on reconnaît qu'elle tombe plus souvent sur pile que sur face. On peut en déduire la notion de 'bit' (binary digit). Shannon a montré que la création de l'information allait à l'encontre de la tendance au désordre (entropie) que prédit le deuxième principe de la thermodynamique. Voir Atlan Henri, *L'Organisation biologique et la Théorie de l'information*, Paris, Hermann, 1972, 300 p., dont j'ai eu la chance de suivre l'enseignement dans un certificat de bio-informatique en 1970 !

Le béhaviorisme

Lorsqu'il s'est agi d'expliquer les comportements humains, une première étape a été d'appliquer des concepts définis à partir de l'observation de comportements animaux (Pavlov), et il n'est pas étonnant que les premières approches aient dérivé du concept de réflexe conditionné : le béhaviorisme, introduit par John Watson en 1913, proposait que l'individu réponde à une certaine stimulation par une certaine réponse, l'apprentissage recourant à des renforcements positifs ou négatifs (théorie du conditionnement opérant), la conséquence du comportement ayant ainsi, plus que les antécédents du sujet, un effet sur la répétition du comportement. Les béhavioristes les plus classiques refusaient en effet de faire intervenir des éléments cognitifs tels que des désirs, des croyances etc., supposés être de simples « vues de l'esprit ».

Ainsi, le béhaviorisme psychologique regrettait

> qu'alors que les sciences physiques ont depuis des lunes rejeté des notions comme celle d'Aristote qui soutenait qu'un corps accélère sa chute parce qu'il se réjouit de plus en plus d'approcher de son point d'arrivée, et ce fut pour le mieux, les sciences du comportement ont encore recours à des états internes comparables. Nul ne s'étonne d'entendre dire d'une personne qui porte de bonnes nouvelles qu'elle marche plus vite parce qu'elle est joyeuse.

Cette remarque ironique de Burrhus F. Skinner montre bien que les béhavioristes comme lui en déduisaient qu'on devrait aussi abandonner la notion d'états mentaux. On connaît la blague des deux béhavioristes qui viennent de faire l'amour : j'ai vu que c'était bon pour toi, peux-tu me dire si c'était bon pour moi ?

Gilbert Ryle, dans *La Notion d'esprit* (1949), écrivait :

> La majeure partie de ce que je veux savoir à propos d'autrui, de ses capacités, intérêts, goûts, méthodes et convictions, je l'apprends en observant sa conduite extérieure, dont la part la plus importante

> est constituée par ses discours et ses écrits. Comment il conduit ses imaginations, y compris ses monologues silencieux, est une question subsidiaire[10].

Pourtant, Pavlov, dont les travaux avaient été à la base de l'approche scientifique des comportements, déclara à l'occasion de la remise de son Prix Nobel de Médecine et de Physiologie (1904), à la fin de sa conférence Nobel :

> Essentiellement une seule chose dans la vie nous intéresse : notre constitution psychique, qui était et qui reste entourée d'obscurité[11].

Années cinquante : l'identité des types

On voit alors apparaître, en réaction à cette négation de l'existence des états mentaux, une nouvelle conception selon laquelle il existe deux types d'état, mentaux et physiques, les états mentaux étant identiques à des états cérébraux : les états mentaux *sont* des états cérébraux et on parle *d'identité des types*, arrivant à un monisme. Ce réductionnisme est la résultante d'observations empiriques :

1848 : c'est l'accident de Phineas Gage, que nous avons déjà évoqué; après la destruction de son cortex préfrontal, il devint grossier et incapable de faire des projets.

1861 : c'est la description par Paul Broca de la zone du langage dont la destruction entraîne l'aphasie.

1953 : l'ablation chirurgicale de l'hippocampe et de l'amygdale cérébrale entraîne une amnésie.

Cette vision physiologique de l'esprit n'est peut-être en fait que la suite scientifique de la phrénologie de Gall. Franz-Joseph Gall (1758-1828) avait donné une vision naïve de zones de l'esprit dans le cerveau, en regardant les bosses du

---

10. Ryle Gilbert, *La Notion d'esprit* (1949), trad. Stern-Gillet S., Petite Bibliothèque Payot, 2005, 480 p., p. 140.

11. La conférence de Pavlov est disponible sur le site <https://www.nobelprize.org/prizes/medicine/1904/pavlov/lecture/>.

crâne. Bien plus sérieusement, à l'époque contemporaine, Wilder Penfield (1891-1976) avait décrit, à la suite de travaux neurochirurgicaux, une conception neurologique moderne du cerveau, où, sur la surface de certaines zones cérébrales, on pouvait imaginer les projections du corps, sous la forme d'un *homonculus*.

Mais on pouvait faire trois objections à l'identité des types (mental = physique) : si le physique est le mental, le physique ne peut pas causer le mental, et si le physique cause le mental, il ne peut pas être le mental. Par ailleurs, si le physique est le mental, ils doivent avoir les mêmes propriétés : si mon état mental est la sensation de rouge, mon état cérébral au niveau occipital devrait avoir la propriété d'être rouge. Il y avait enfin l'objection de la réalisibilité multiple (1963) due au philosophe Hilary Putnam (1926-2016) : n'importe quel état mental est susceptible d'être réalisé par un nombre potentiellement infini de structures matérielles. Par exemple, un être humain et un poulpe ont faim (même état mental), mais les processus neuronaux qui le réalisent diffèrent. Donc un état mental ne peut être identique à un état physique particulier. Mais alors, si l'identité des types est fausse, fallait-il revenir au dualisme ?

Davidson, le monisme anomal et la notion de survenance

Nous retrouvons ici Donald Davidson, dont nous avons largement évoqué la théorie causale de l'action.

Pour Davidson, tout événement mental est susceptible de recevoir une description physique, il y a donc bien monisme, et c'est ainsi que nous pouvons dire qu'un événement mental peut « causer » un événement physique (figure 29).

B1 → B2 Description mentale (esprit)

A1 → A2 Description physique (cerveau)

Figure 29. Les deux descriptions d'un événement mental

Mais c'est seulement au niveau des descriptions physiques des événements (A) qu'il existe des lois, qui sont des lois physiques. Il n'y a pas de lois « psychophysiques » reliant les événements mentaux entre eux (B1 et B2) ou reliant des événements mentaux à des événements physiques, entre le niveau A et le niveau B., le niveau des configurations neuronales du cerveau et celui des événements mentaux (figure 30).

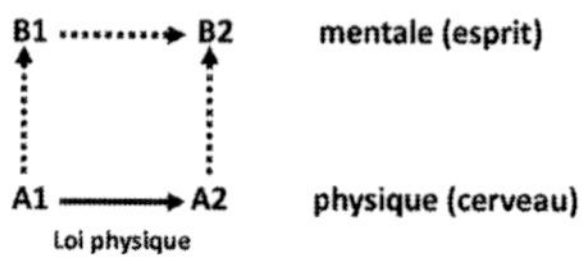

Figure 30. Le monisme anomal de Davidson

En résumé : il n'y a pas équivalence des types (*type identity*) : le mental n'est pas identique au physique; mais il y a équivalence des occurrences (*token identity*); enfin, il n'y a que des lois physiques, il n'y a pas de loi psychophysique : c'est ce qui est décrit sous le terme de « monisme anomal » – (anomal, pas de loi) de Davidson.

La notion de survenance (*supervenience* en anglais)

Il s'agit d'un concept convoqué par Davidson dans son essai *Mental events* (1970) à propos de l'identité des occurrences.

Soit deux domaines A et B dans lesquels arrivent des événements, conférant à A et B des propriétés de type A ou B. On peut dire qu'une propriété dans le domaine B « survient » (*supervenes*) sur une propriété dans le domaine A., si tout changement dans le domaine B équivaut à un changement dans le domaine A. B « survient » sur A si et seulement si : si B change, alors il est nécessaire que A change, mais la survenance est une relation de dépendance asymétrique : si A change, il n'est pas nécessaire que B change[12].

12. « *Mental characteristics are in some sense dependent, or supervenient, on physical characteristics. Such supervenience might be taken to mean that there*

Kim et l'esprit dans un monde physique

Jaegwon Kim (1934-2019) était un philosophe né en Corée, ayant vécu et enseigné aux États-Unis. Il a publié notamment *Trois essais sur l'émergence*, 2006, *L'esprit dans un monde physique, essai sur le problème corps-esprit et la causalité mentale*, 2000, Traduction française, 2006, et *Physicalism, or something near about*, 2005.

Sa réflexion philosophique repose sur les trois axiomes de base du physicalisme :

1. Le monde physique est clos.

2. Tout a une cause : un état physique est causé par un état physique antérieur.

3. Un événement physique a une seule cause.

Partant de ces trois axiomes, Kim va arriver à la conclusion que les états mentaux existent, mais qu'ils n'ont pas d'effet causal. Nous verrons plus loin la démonstration de cette conclusion surprenante.

Ayant résumé ces différentes conceptions du rapport de l'esprit (ou de l'âme) et du corps, nous sommes maintenant en mesure de donner l'explication philosophique d'un événement historique.

5.2 Comment un événement mental historique a causé un changement du monde physique : évolution de l'explication

Le 22 novembre 1998, j'ai eu tout d'un coup envie d'arrêter de fumer la pipe. J'ai rangé ma pipe dans un tiroir. Avant d'avoir cette envie, ma pipe était dans ma main. Après, elle

---

cannot be two events alike in all physical respects but differing in some mental respect, or that an object cannot alter in some mental respect without altering in some physical respect. » (Davidson Donald, *Mental events* (1970). Cet essai a été republié dans *Actions and Events* (1980), *Actions et événements*, trad. Engel P (1993), *op. cit.*, p. 277-304.

a été dans un tiroir. Voici comment une de mes envies a pu changer l'état du monde (figure 31) :

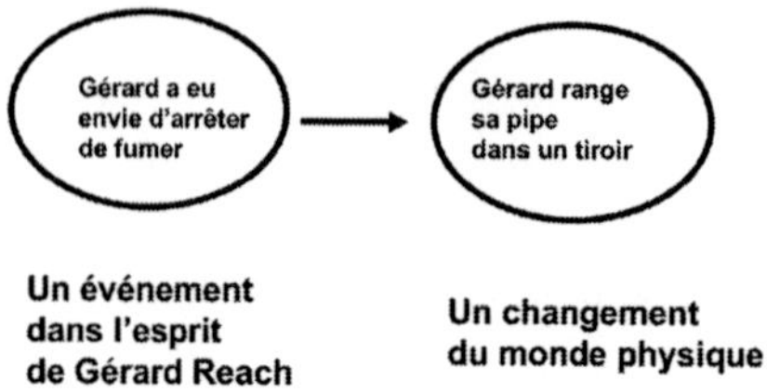

Figure 31. Un événement historique

La question posée est la suivante : l'envie de Gérard Reach a-t-elle vraiment causé un changement de l'état du monde ?

La réponse cartésienne du dualisme des substances

Selon le dualisme cartésien, l'envie de Gérard d'arrêter de fumer a mis en mouvement sa glande pinéale, siège de l'union de son âme et de son corps, et ceci a déclenché un mouvement de son corps : Gérard a rangé sa pipe.

Ce qu'aurait dit Spinoza

Ce qui se passait dans son esprit (*mens*) et dans son corps qui l'a conduit à ranger sa pipe, c'est une seule et même chose, déterminée. (Scolie : Gérard n'a rien décidé du tout, ce n'est qu'une de ses illusions. En ce qui me concerne, fumer la pipe après avoir mangé ma soupe ou toute autre chose de même farine est une Joie.)

La réponse béhavioriste

Mais non : il n'y a que des comportements. Gérard a dit qu'il avait envie d'arrêter de fumer, on l'a entendu, et Gérard a rangé sa pipe dans un tiroir, on l'a vu. Il n'y a que des comportements, ce que l'on observe, ce que l'on entend, et on s'arrête là.

La réponse davidsonienne

Davidson, de par sa *Théorie Causale de l'Action*, aurait dit que l'envie d'arrêter de fumer de Gérard *a causé* le rangement de sa pipe dans un tiroir. On peut mettre une flèche entre un événement mental et un événement physique, et cette flèche à une nature causale. L'envie de Gérard a bien *causé* le changement de l'état du monde.

La réponse de Kim

Jaegwon Kim donne une interprétation beaucoup plus complexe d'un tel événement[13] (figure 32) : dans un monde physique, les états mentaux (l'esprit, niveau B) sont *réalisés* par des états physiques (le cerveau, niveau A).

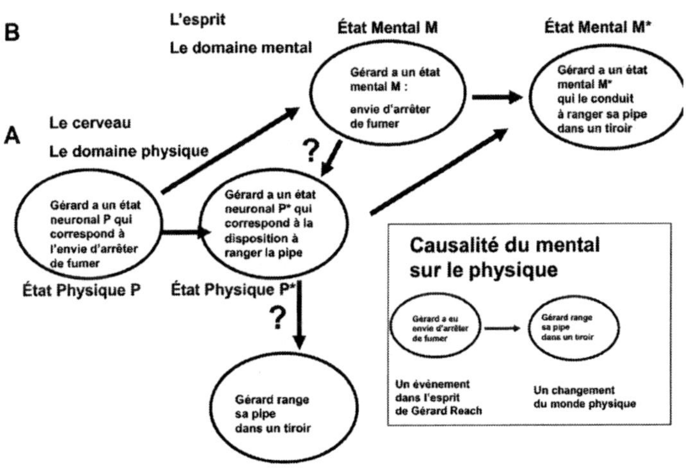

Figure 32. La question de la causalité descendante

Dans le domaine physique, P* est causé par P, et dans le domaine mental, M* est causé par M. (flèches horizontales).

13. Kim Jaegwon, *L'esprit dans un monde physique. Essai sur le problème corps-esprit et la causalité mentale* (1998), trad. Athané F., Guinet, Paris, Syllepse, 2006, 208 p., p. 61-93.

La vraie question, posée par Kim, est la suivante : y a-t-il une causalité descendante (une flèche causale) qui va d'un état mental (l'envie d'arrêter de fumer de Gérard), à la réalisation d'un phénomène physique (Gérard range sa pipe). C'est ce que suggérait la *Théorie Causale de l'Action*. On peut déplacer le sens de cette flèche, et la mettre entre l'état mental M et l'état physique P* (l'état neuronal de Gérard qui le conduit au mouvement de ses muscles et au rangement de sa pipe).

À cette question précise, Kim répond : non. En effet, l'état physique P* est déjà causé par l'état physique P. S'il était aussi causé par l'état mental M, il y aurait une surdétermination. Ainsi, il n'y a pas de causalité descendante de l'esprit sur le cerveau. Mais il y a pire : de la même façon, l'état mental M ne saurait causer l'état mental M*, car celui-ci est déjà causé par P*.

Alors, que reste-t-il de l'esprit dans un monde physique ? Il reste la Figure ci-dessous, dans laquelle nous avons été obligés d'enlever la flèche qui reliait l'état mental M à l'état mental M* (figure 33).

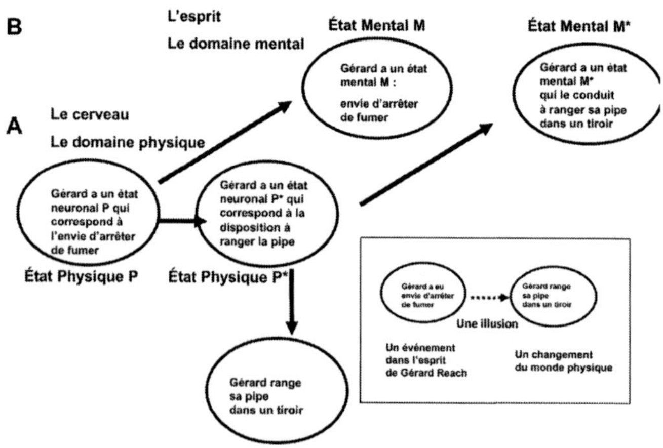

Figure 33. Ce qui reste de l'esprit après l'argumentation de Kim

Le 22 novembre 1998, Gérard Reach a décidé d'arrêter de fumer la pipe et de la ranger dans un tiroir. Il a cru que son envie d'arrêter de fumer avait causé son geste. Mais il ne s'agissait que d'une illusion. Tout ceci s'est passé au niveau des configurations neuronales de son cerveau et c'est celui-ci, et non son esprit, qui a commandé sa main : Gérard n'a pas de libre arbitre et l'on revient ainsi aux ombres du mythe de la caverne de Platon.

Retour à la caverne

L'esprit pourrait donc bien n'être qu'un épiphénomène. Ceci rappelle les conclusions d'une expérience surprenante faite en 1983 par Benjamin Libet (1916-2007). Par un dispositif d'électro-encéphalographie relativement simple, il avait montré qu'un potentiel cérébral précédait de 550 millisecondes un geste, mais surtout que les sujets disaient qu'ils avaient eu l'intention de faire le geste 350 millisecondes *après* l'observation de ce potentiel préparateur. Ainsi, on peut arriver à une position philosophique extrême, l'éliminativisme, défendu notamment par Paul et Patricia Churchland : les états mentaux sont une fiction, nés dans le cadre d'une « psychologie populaire », et le développement des neurosciences le révélera de la même manière que celui de la physique a révélé jadis le caractère chimérique de l'alchimie.

Notre modèle de l'action (figure 34), relevant de cette « psychologie populaire », était pourtant bien facile à comprendre.

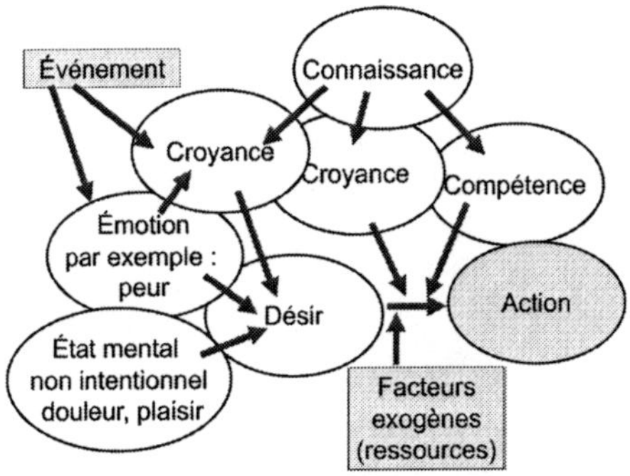

Figure 34. L'illusion des flèches du mental

En fait toutes ces flèches, où j'avais cru voir des relations de causalité, pourraient n'être que des illusions, n'étant que les ombres des réalités neuronales sous-jacentes.

Pourquoi cette conclusion est-elle si déprimante ? Parce que, intuitivement, nous ne pouvons pas nous passer de l'idée de causalité. Jaegwon Kim lui-même écrivait :

> Dans les actions volontaires, il faut bien que, d'une manière ou d'une autre, nos croyances, désirs, intentions et décisions provoquent les mouvements appropriés de nos membres, créant ainsi des arrangements nouveaux parmi les objets qui nous entourent. C'est de cette manière que nous nous débrouillons avec notre environnement, écrivons des articles de philosophie, construisons des ponts et des villes, et faisons des trous dans la couche d'ozone[14].

Un autre philosophe de cette époque, Jerry Fodor, s'exclamera :

> S'il n'est pas vrai, au sens littéral du terme, que ma volition est causalement responsable du fait que je tends la main vers un objet, et que ma démangeaison est causalement responsable du fait que je me gratte, et que ma croyance est causalement responsable du fait que je prononce telle ou telle paroles [...], si rien de tout cela n'est vrai, au sens littéral, alors quasiment toutes mes croyances sont fausses, et c'est la fin du monde[15].

Le fonctionnalisme dans la philosophie de l'esprit

Jerry Fodor (1935-2017) a proposé, contre le behaviorisme ou l'éliminativisme, que les états mentaux existent de manière irréductible, mais ils sont définis par un rôle fonctionnel. Dans cette conception fonctionnaliste de l'esprit, la pensée est au

---

14. Kim Jaegwon, *L'esprit dans un monde physique*, *op. cit.*, p. 63.

15. Fodor Jerry, *A Theory of Content and Other Essays*, Cambridge, A Bradford Book, 1990, 286 p., p. 156.

cerveau ce que, dans un ordinateur, le programme informatique ou logiciel (software) est à la machine (hardware).

Nous pouvons maintenant redonner une certaine vigueur à notre modèle de l'action : c'était un modèle fonctionnaliste, qui ne préjuge pas de la nature (sans doute neuronale) de ce qui réalise les états mentaux. Même sans aucune connaissance de neurobiologie, nous pouvons dire : c'est avec eux « que nous fonctionnons », et peut-être, au fond est-ce ce qui compte. De même que je n'ai pas besoin de comprendre le fonctionnement intime de mon ordinateur pour taper ce que je suis en train d'écrire, je n'ai pas besoin de connaître le fonctionnement de mon cerveau pour tenter de comprendre les mécanismes de mon comportement, et pourquoi j'ai arrêté de fumer, (ou plutôt, dirait Freud, les mécanismes dont je suis conscient).

Cependant, en plus de ces états mentaux que l'on peut « fonctionnaliser », il y a des états qualitatifs ou sensibles où c'est impossible, appelés *qualia*, qu'on ne peut pas « fonctionnaliser ». Et les *qualia*, les sensations, par exemple « l'effet que cela me fait » d'écouter une nouvelle interprétation de l'*opus* 111 de Beethoven, ce n'est pas rien dans ma vie mentale ! Pour Kim, les *qualia* ne sont pas fonctionnalisables et sont donc physiquement irréductibles. Les *qualia*, par conséquent, forment ce « résidu mental » qui ne peut être accommodé à l'intérieur du domaine physique. Cela signifie qu'un physicalisme total est impossible. Le titre du dernier livre de Kim était : *Physicalism, or something near about* (Le physicalisme, ou quelque chose qui y ressemble d'assez près) [16] le dit bien. Mais pour Kim, les *qualia* sont (hélas !) causalement inertes, en tant que tels.

En d'autres termes, ce que l'on peut sauver du mental est plaisant mais ne sert à rien d'autre qu'à être plaisant.

---

16. Kim Jaegwon, *Physicalism, or something near about,* Princeton Monographs in Philosophy, 2005, 200 p., p. 170.

Cerveau et ordinateur : Le test de Turing et la chambre chinoise de Searle

La contribution d'Alan Turing (1912-1954) à la naissance de l'ordinateur est majeure. En 1936, il avait proposé une machine capable de faire des calculs sous la forme d'un concept abstrait définissant la notion d'algorithme ou de procédure de calcul. Pendant la guerre, c'est lui qui décrypta le code allemand. Il conçut en 1950 un test, connu sous le nom de test de Turing. Ce test consiste à mettre une personne en conversation à l'aveugle avec un ordinateur et un autre humain. Si la personne n'est pas capable de dire lequel de ses interlocuteurs est un ordinateur, on peut considérer que l'ordinateur a passé avec succès le test d'intelligence humaine.

Mais cette idée peut être remise en question. Imaginez maintenant un homme dans une chambre close équipée d'un panneau de verre. De temps en temps, quelqu'un à l'extérieur de la pièce lui présente une question écrite en caractères chinois. L'homme à l'intérieur de la pièce n'a aucune connaissance du chinois, mais répond en vérifiant les symboles par rapport à un ensemble d'instructions écrites qu'il a devant lui. Celles-ci lui indiquent la réponse correcte, également écrite en chinois, qu'il montre en réponse. Tout cela n'a pas de sens de son point de vue, mais les observateurs chinois présents à l'extérieur de la salle concluront qu'il comprend le chinois.

Cette célèbre métaphore, connue sous le nom de « l'argument de la chambre chinoise » a été proposée en 1980 par John Searle. Il l'utilisait comme un argument contre la possibilité d'une véritable intelligence artificielle, intelligence, au sens propre : alors que des ordinateurs convenablement programmés peuvent sembler converser en langage naturel, ils ne sont pas capables de comprendre leur propre langage, même en principe. En effet, ils manipulent des chaînes de symboles, mais n'ont aucune compréhension de leur signification[17].

---

17. Searle John, « Minds, brains, and programs », *Behav Brain SCI* n° 3, 1980, 417-424.

Non seulement les ordinateurs ne comprennent pas le sens des messages qu'ils traitent, certes, avec succès, mais en plus ils ne comprennent pas le sens de la méthode qu'ils utilisent. Ils ne comprennent ni le fond, ni la forme du message. Ils n'ont pas accès au sens, et c'est peut-être cet accès au sens qui définit la véritable pensée, la pensée humaine.

Nous revenons ici à la question du sens avec laquelle nous avions commencé l'ensemble de cette réflexion. Elle sera centrale lorsque nous aborderons, dans la deuxième partie du livre, la question de la compréhension mutuelle du sens d'un message entre deux interlocuteurs, évidemment dans le cadre de notre réflexion, entre une personne ayant une maladie et le médecin qu'elle vient voir : ainsi, nous définirons une médecine humaine comme une médecine qui vise à un partage du sens, grâce à l'utilisation d'un langage dont les deux interlocuteurs comprennent à la fois la forme et le fond.

5.3 La question du libre arbitre

Je reviens à nouveau à l'expérience de pensée proposée par Thiérry Ripoll : imaginez qu'on a dupliqué au niveau de chacun de ses atomes Monsieur X pour faire son double, Monsieur Y :

> Si X pèse 70 kg, Y pèsera-t-il aussi 70 kg ?
> Si X digère mal le gluten, Y aura-t-il le même problème ?
> Si X est déprimé, Y sera-t-il déprimé ?
> Si X est timide mais orgueilleux, Y sera-t-il timide mais orgueilleux ?
> Si X aime la crème de marrons, Y aimera-t-il la crème de marrons ?
> Si X aime son épouse, Y aimera-t-il l'épouse de X ?
> SI X s'apprêtait à tuer sa femme avant la duplication et l'a tuée après la duplication, Y tuera-t-il la femme de X ?

Le physicaliste répond oui aux 7 questions : Donc, pour un physicaliste, le libre arbitre est impossible, et Y tuera la femme de X. Alors, comment la morale ou l'éthique sont-elles possibles dans un monde physique ? Pour répondre à cette question il est nécessaire de la reformuler.

Vous vous souvenez de l'expérience de Benjamin Libet, montrant l'existence d'une activité cérébrale 550 millisecondes avant le déclenchement de l'action, la conscience d'une intention d'agir survenant 350 ms *après* cette activité cérébrale. Mais alors, même pour Libet, le libre arbitre est possible : il y a 200 ms où peut s'exercer un « droit de véto ».

L'existence de cette idée de veto a l'avantage d'être en accord « avec les restrictions religieuses et éthiques, qui demandent en fait de se contrôler soi-même. La plupart des Dix Commandements sont des ordres de ne pas faire[18]. » Le problème est que ce droit de véto repose lui-même sur un état cérébral qui... Il semble qu'on tourne en rond !

Au fond, la question posée est la suivante : le déterminisme et le libre arbitre sont-ils compatibles ? Deux réponses sont possibles. Oui : c'est la réponse « compatibiliste », on peut encore parler de liberté et donc de responsabilité, même en l'absence de libre arbitre au sens fort. Non : c'est la réponse « incompatibilitiste ». Ces deux réponses possibles impliquent deux points de vue : un point de vue libertarien qui accepte dans son intégralité l'argument du libre arbitre et le point de vue des déterministes durs qui veulent exclure toute notion de liberté du droit et de la morale[19]. Fatalement, on arrive à la question de la possibilité d'une éthique dans un monde physique (ou presque).

Le fait que cette question semble ne pas avoir de réponse nous effraie. Nous allons voir qu'il est possible de sortir de cet effroi, si on considère que ce n'est qu'une question de vocabulaire.

---

18. Baertschi Bernard, « La responsabilité et la liberté à l'épreuve du neurodéterminisme » in *La Neuroéthique, ce que les neurosciences font à nos conceptions morales*, Paris, Éditions La Découverte, 2009, 168 p. 49-76.

19. Voir Baertschi Bernard, *op. cit.*

5.4 Une question de vocabulaire?

Dans l'image de la « pièce de monnaie de Spinoza » concernant le problème du corps et de l'esprit, l'un ne causait pas l'autre, puisque c'était une seule et même chose, une partie (un « mode ») de la Nature vue sous deux angles différents (deux « attributs »). De cette seule et même chose, on peut parler avec deux vocabulaires, et il y a peut-être ici une solution en quelque sorte pragmatique pour sortir de notre effroi.

Il se peut bien que mes actes soient seulement le produit de mon cerveau, que mes « décisions » ne soient que des illusions, que je sois prisonnier de la caverne. J'accepte tout cela, ainsi que cette démonstration que je n'ai pas vraiment de libre arbitre. Mais j'oublie cette démonstration, je fais comme si elle n'existait pas. Je donne, dans le vocabulaire de l'esprit, une description de mes actes, et c'est dans le cadre de ce vocabulaire que je suis responsable. En quelque sorte, pour sauver la morale et l'éthique, je me réfugie dans le domaine et le vocabulaire de l'esprit. Dans ce vocabulaire, le libre arbitre est possible. L'éthique ou la morale – ne pas tuer la femme de X- sont alors possibles car elles appartiennent au seul domaine de l'esprit : elles sont possibles dans le vocabulaire de celui-ci.

Dans la discussion qui précède, nous avons vu que la véritable question du rapport de l'esprit et du corps était celle de ce que Kim avait appelé la « causalité descendante », dont il refusait l'existence. Mais voici que Kim semble aussi adopter une position qui permet de l'accepter, effectivement dans le cadre d'un certain vocabulaire :

> Nous pouvons parler de causalité descendante quand une cause est décrite en termes de concepts de niveau supérieur, ou dans un langage de niveau supérieur aux concepts par lesquels son effet est représenté. [...] Il est possible que cette approche conceptuelle ne sauve pas la causalité descendante réelle et entraîne une foule de questions. Elle peut toutefois suffire à sauver l'explication causale

> descendante, et c'est sans doute tout ce dont nous avons besoin ou devrions nous soucier[20].

Comment comprendre cette phrase de Kim ? D'accord : il n'y a pas de causalité descendante si on utilise le vocabulaire du monde physique, mais ceci n'est plus vrai si on utilise *seulement* le vocabulaire du domaine de l'esprit. Le choix du vocabulaire peut donc permettre de trouver une solution au problème qui nous a préoccupés. C'est peut-être une pseudo-solution, une consolation, presque un tour de passe-passe, mais, comme le dit Kim, « c'est sans doute tout ce dont nous avons besoin ou devrions nous soucier » : dans le vocabulaire de l'esprit, l'éthique et la morale sont possibles.

Cette phrase concluait un de ses essais sur le concept d'émergence, concept auquel Kim a apporté une contribution importante. Nous allons voir qu'à côté de la reformulation du problème du corps et de l'esprit, et donc de la possibilité de l'éthique, qui consiste à en faire une question de vocabulaire, une autre solution est possible. Cette solution, qui utilise le concept d'émergence, fait l'objet du chapitre suivant.

---

20. Kim Jaegwon, *Trois essais sur l'émergence*, trad. Mulcey M., Paris, Ithaque, 2006, 120 p. Conclusion du deuxième essai, p. 74-75

VII

L'éthique comme propriété émergente de la société

Définition : une propriété est dite émergente si elle survient dans un système qui a acquis un certain niveau de complexité et si cette propriété ne peut pas être déduite des propriétés des éléments qui constituent le système. Ainsi, on peut voir *l'esprit* comme une propriété émergente du *cerveau.* Je propose ici de considérer *l'éthique* comme une propriété émergente de la *société.* Ce chapitre vise donc à présenter le lent processus d'évolution de la pensée humaine qui a conduit à l'émergence d'une propriété nouvelle, dont on verra qu'elle est indispensable à la survie de l'individu en tant que membre d'une société. Il s'agit d'une *propriété de la société,* et cette propriété, c'est l'éthique de la condition humaine.

Cette propriété de la société a *émergé* de l'esprit des individus qui la composent, ou plutôt de certains d'entre eux qui, se posant sans relâche des questions telles que celle de la réponse de l'homme face à l'existence du mal ou de la liberté de leur volonté, se sont progressivement détachés d'une Loi naturelle, celle de Dieu, pour la remplacer par *leurs propres lois*, inventant, au sens propre, étymologique, l'autonomie. Cette *invention de l'autonomie,* pour reprendre la belle expression de Jerome B. Schneewind[1], a représenté une véritable révolution.

---

1. Schneewind Jerome B., *The Invention of Autonomy.* Cambridge University Press, 1998, 624 p.

Je définirai donc dans un premier temps les concepts *d'invention* et de *révolution* et je préciserai celui *d'émergence*. Ensuite, je décrirai les étapes qui ont conduit à cette révolution. Enfin, je montrerai les prolongements de cette invention menant à la conception actuelle de l'éthique médicale.

1. Invention, révolution, émergence

Selon le dictionnaire Larousse, une *invention* désigne « l'action d'imaginer, d'inventer, de créer quelque chose de nouveau : l'invention de l'écriture. » J'utiliserai ici cette conception positive du terme d'invention et non pas celle péjorative du type « qu'est-ce encore que cette nouvelle invention », utilisée dans l'autre définition donnée par le Larousse : « action de donner comme réel ce qui est de pure imagination ; fiction ainsi créée, mensonge : cette histoire est une invention de Paul. »

En science, un cas particulier d'invention est une *révolution*. Thomas Kuhn, dans son livre *La structure des révolutions scientifiques*[2] a montré qu'une révolution survient quand on n'arrive plus à interpréter des observations, qui apparaissent donc comme des anomalies. Survient alors une crise de la science rendant nécessaire un changement de paradigme. Une révolution ne se borne pas à trouver une solution à un problème donné dans la continuité d'un paradigme ambiant, « la science normale », ce qui ne serait qu'une innovation. Elle propose un changement de paradigme. Après une période pendant laquelle le nouveau paradigme a du mal à s'imposer, la science se retrouve dans un nouveau paradigme – jusqu'au cycle suivant. Kuhn donne Copernic, Lavoisier, Darwin, Einstein comme exemples de génies qui ont conduit à de tels changements de paradigme. Si la psychanalyse était une « science », je rajouterais volontiers Freud à cette liste de génies

2. Kuhn Thomas, *La structure des revolutions scientifiques* (1970), trad. Meyer L., Paris, Flammarion, 1983, 285 p.

scientifiques. Une révolution représente donc une solution nouvelle, inattendue dans le cadre du paradigme ambiant, conduisant à l'établissement d'un nouveau paradigme. Il s'agit d'un fait nouveau, original, explicatif et nécessaire, *émergent.*

Émergence : je me réfère ici au concept développé par Samuel Alexander, Lloyd Morgan et Charlie Broad dans les années 1920-1925. Selon cette théorie, le monde se développe en niveaux d'organisations hiérarchiques successifs de plus en plus complexes, atomes, molécules, cellules, tissus, individus, sociétés, abordés par des disciplines différentes (physique, chimie, cytologie, histologie, physiologie et psychologie, sociologie et anthropologie).

Lorsque la complexité franchit certains seuils, des propriétés nouvelles apparaissent : ces *propriétés émergentes,* se manifestant au-dessus d'entités plus fondamentales, ne peuvent pas être déduites des propriétés de leur base. Par exemple, le caractère liquide de l'eau H_2O ne peut pas être déduit des propriétés de l'hydrogène et de l'oxygène.

Jaegwon Kim, dans un de ses essais consacrés au problème de l'émergence, décrit ainsi cette conception stratifiée en mille-feuille du monde qui résume la doctrine émergentiste, distinguant les propriétés « émergentes » de celles qui ne sont que « résultantes » :

> 1. Des systèmes ayant une complexité de niveau supérieur émergent de la rencontre d'entités de niveau inférieur dans de nouvelles configurations structurelles. 2. Toutes les propriétés des entités de niveau supérieur surgissent des propriétés et des relations qui caractérisent leurs parties constitutives. Certaines propriétés de ces systèmes complexes sont « émergentes » d'autres sont simplement « résultantes ». 3. Les propriétés émergentes ne sont pas prédictibles à partir de l'information exhaustive concernant leurs « conditions de base ». En revanche, les propriétés résultantes sont prédictibles à partir des informations du niveau inférieur. 4. Les propriétés émergentes, à la différence de celles qui sont simplement résultantes, ne sont ni explicables par leurs conditions de base ni réductibles à

> celles-ci. 5. Les propriétés émergentes ont leurs propres pouvoirs causaux – de nouveaux pouvoirs causaux irréductibles aux pouvoirs causaux de leurs constituants de base[3].

Cependant, comme nous l'avons vu, Kim a montré que ces propriétés de structures complexes n'ont pas d'effet sur celles des éléments qui la constituent : si l'esprit peut être vu comme une propriété émergente du cerveau, il n'a pas d'effet « descendant » sur les neurones.

Il en résulte une vision stratifiée du monde, fait d'un monde physique, allant de sa base physique au corps des êtres vivants, dont les êtres humains (Individus), et d'entités non physiques que sont des individus regroupés en société. Je distingue donc ici Individu et Société. Ces deux notions demandent elles aussi à être précisées.

Individu : en tant qu'Individu humain, j'ai conscience d'exister en tant que moi, du seul fait que j'ai un esprit et que je pense – *cogito, ergo sum*. Mais au sens strict, en tant qu'Individu, j'appartiens encore par mon corps au monde physique. L'esprit peut être vu ici comme une propriété émergente du cerveau de l'individu. Encore une fois, dans le monde physique, il n'a pas d'effet causal descendant sur la matière sous-jacente, le corps, ici le cerveau[4], dont il est une propriété.

Société : il s'agit d'une collection d'individus créée par le langage, une des facultés de leur esprit.

Je propose ici de concevoir l'éthique comme une propriété émergente de la société ainsi définie et qu'elle puisse avoir le pouvoir causal descendant, représenté sur la Figure 35 par une flèche, de modifier les comportements des individus. En effet, la société, bien que faite de parties (les Individus) appartenant au monde physique, *ne fait plus quant à elle partie du monde physique*, et les objections de Kim ne s'appliquent plus.

---

3. Kim Jaegwon, *Trois essais sur l'émergence*, *op. cit.*, p. 55-58.
4. Kim Jaegwon, *L'Esprit dans un monde physique*, *op. cit.*, cf. *supra*.

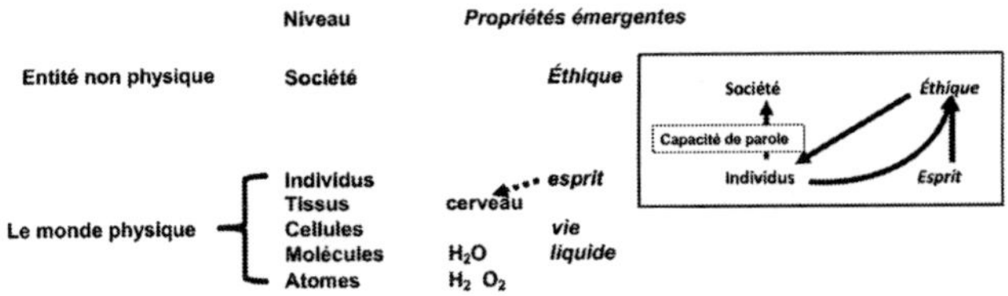

Figure 35. L'Éthique, propriété émergente de la Société, a un pouvoir causal descendant sur les Individus qui la composent (flèche pleine), alors que l'esprit, propriété émergente du cerveau, n'a pas de pouvoir causal descendant sur le cerveau (flèche pointillée).

La partie gauche de la Figure représente la structure stratifiée du monde, allant par couches successives de la physique à la Société, entité qui n'appartient plus au monde physique, bien que faite d'Individus physiques. Au milieu, on voit des exemples d'éléments appartenant au monde physique, les atomes d'hydrogène et d'oxygène, au monde chimique, les molécules d'eau et aux tissus, le cerveau. Plus à droite, on voit des propriétés émergentes : l'eau est liquide, les cellules sont vivantes, les Individus qui ont un cerveau ont un esprit ; je propose ici que la Société ait une propriété émergente qui est l'éthique : la Figure de droite montre que les Individus, par leur esprit (une propriété émergente de leur cerveau) ont inventé l'éthique lorsqu'ils se sont réunis pour former une Société grâce aux possibilités offertes par l'existence de la parole. La flèche allant de « Éthique » à « Individus ayant un cerveau » représente le fait que l'éthique, propriété émergente de la Société, s'impose aux Individus, réalisant une causalité descendante.

Par exemple, la « Société Francophone du Diabète » est faite de diabétologues, des Individus de chair qui ont un esprit. Mais si on peut « contacter » la Société, on ne peut pas la toucher physiquement : ben qu'elle ait un « siège », elle n'a pas de « corps ». Bien que faite d'individus appartenant au monde physique, la Société n'y appartient plus, ce qui lui donne la possibilité d'avoir un pouvoir causal descendant :

ses règles s'imposent à ses membres, qui par exemple doivent payer leur cotisation. L'existence même d'une Société s'exprime en particulier par cette causalité descendante : le règlement intérieur d'une société savante ou d'une copropriété d'appartements, la déontologie d'un métier, les lois d'un pays, l'éthique de l'humanité s'imposent aux Individus qui composent la Société et qui créent et modifient ces « règlements intérieurs ». On comprend l'importance de la capacité de parole dans ces processus de création et de modification des règles.

Je voudrais enfin proposer que l'éthique, sorte de « règlement intérieur » de la Société, ait été une condition essentielle de sa survie, de sa persistance, en tant que « *chose* ». Cet effort de persistance est la définition du *conatus* de Spinoza. Rappelons-nous : « Chaque *chose*, autant qu'il est en elle, s'efforce de persévérer dans son être. » (*Éthique*, III., Proposition 6).

Dans le cadre de cette conception, il devient donc possible de proposer qu'à un moment donné de l'histoire du monde, l'émergence d'une « éthique » ait été *nécessaire* à la survie de la Société et donc des Individus qui la constituent. Les questions que pose alors cette conception de l'éthique comme propriété émergente de la société sont les suivantes : comment la Société a-t-elle acquis une propriété éthique ? C'est-à-dire : comment des Individus, par leur esprit, ont-ils conduit à cette *émergence de l'éthique*, dans ses deux nouveautés essentielles, l'autonomie et la justice ?

L'histoire de cette émergence fait l'objet de ce chapitre.

2. Un long processus

Il s'agit donc de montrer comment on est passé de l'acceptation d'une Loi naturelle à l'émergence d'une loi humaine. La Loi naturelle est d'abord la Loi divine que révélèrent les prophètes et les évangélistes : Moïse, Jésus et les évangélistes, Mahomet, et Buddha. La Loi divine est imposée par Dieu aux croyants. L'éthique est une propriété de la Société inventée par des Individus grâce à leur esprit.

Nous avons vu au chapitre précédent comment les philosophes ont été en quelque sorte en compétition avec la Loi des églises, conduisant à préférer un exil tranquille au danger d'une exposition trop ouverte de leur pensée. Descartes avançait masqué et Spinoza se méfiait : *Caute*, avait-il écrit sur son sceau.

« L'invention » de l'éthique ne s'est pas faite d'un coup. Il a en effet fallu passer de la Loi naturelle à la loi humaine, et cela a été le long travail, au cours des siècles, de théologiens, des philosophes sceptiques, des moralistes, et des philosophes des Lumières. L'invention proprement dite, du moins celle de l'autonomie, a sans doute eu un précurseur en la personne de Jean-Jacques Rousseau, le véritable inventeur étant Kant[5]. Cette invention a été suivie par un autre courant, dont on verra l'antithèse qu'il représente avec l'éthique Kantienne, celui de l'utilitarisme de Bentham (contemporain de Kant) et Mill.

Passer d'une Loi divine à une loi humaine a été tout le travail de cette évolution. On peut définir ce travail comme l'élaboration progressive du concept de liberté humaine, c'est-à-dire une réponse au problème de la volonté humaine et du libre arbitre face à Dieu et, on le verra, au problème du mal. « L'invention de l'autonomie », pour reprendre le beau titre du livre de Schneewind, a bien été une révolution qui a préparé la Révolution, dont on verra qu'elle a été strictement contemporaine.

2.1 La volonté et sa faiblesse face à la Loi divine

Nous avons vu dans les chapitres précédents comment on peut critiquer aujourd'hui la notion de volonté et de libre arbitre, dans des discussions philosophiques portant sur le rapport de l'esprit et de la matière. Mais les philosophes qui

5. On trouvera une analyse complète de cette histoire philosophique de l'invention de l'autonomie dans le livre déjà cité de Schneewind.

ont osé, face à la puissance divine, parler de volonté et de libre arbitre ne se sont pas placés dans le champ de cette discussion. Leurs réflexions doivent être comprises en fonction de l'état de la science au moment où ils pensaient et de la pression exercée alors par les Églises. Or, cette réflexion a commencé dès l'Antiquité.

Ainsi, Aristote (384-322 av. J.-C.) est l'auteur de deux manuels d'éthiques, dont l'*Éthique à Nicomaque*. Dans le livre v, il analyse le caractère volontaire ou involontaire d'une action :

> J'entends par volontaire, comme il a été dit précédemment, tout ce qui, parmi les choses qui sont au pouvoir de l'agent, est accompli en connaissance de cause, c'est-à-dire sans ignorer ni la personne subissant l'action, ni l'instrument employé, ni le but à atteindre (par exemple, l'agent doit connaître qui il frappe, avec quelle arme et en vue de quelle fin), chacune de ces déterminations excluant au surplus toute idée d'accident ou de contrainte (si, par exemple, prenant la main d'une personne, on s'en sert pour en frapper une autre, la personne à qui la main appartient n'agit pas volontairement, puisque l'action ne dépendait pas d'elle)[6].

Mais Aristote reconnaissait l'existence de la faiblesse de la volonté (*akrasia*, manque de force) à laquelle il consacre une bonne partie du livre VII de son *Éthique*. Ici, Aristote s'oppose à son maître Platon. Le maître et l'élève sont magnifiquement représentés sur la fresque *l'École d'Athènes*, que l'on peut voir au Vatican : Platon, auquel Raphaël a donné les traits de Leonard de Vinci, montre du doigt le ciel, le monde des Idées. À côté de lui, Aristote a la main inclinée vers la terre, qu'il appelait le monde sublunaire. Platon tient sous son bras *le Timée*, dans lequel il évoque la création du monde, Aristote son *Éthique*.

6. Aristote, *Éthique à Nicomaque*, V., 10.

Nous avons vu que Platon affirmait que « nul, avec une conception juste, ne peut agir autrement que d'une façon excellente ; dans le cas contraire, cela ne peut être fait que par ignorance[7]. » Dans son *Éthique à Nicomaque*, Aristote le citait : « Socrate combattait l'idée qu'on pût sciemment se montrer intempérant, comme si le manque de maîtrise de soi n'existait pas. Cette affirmation contredit des faits qui sautent aux yeux[8]. » Ovide a repris dans ses *Métamorphoses* cette idée de manque de maîtrise de soi en parlant de Médée s'apprêtant à tuer ses enfants : *Video meliora proboque, deteriora sequor.* Je vois le bien, je l'approuve et je fais le mal, reprenant la *Médée* d'Euripide : Je me rends compte de l'horreur de mon crime, Mes sentiments sont plus forts que ma résolution, Donald Davidson, dans *Paradoxes de l'irrationalité* opposera le « Principe de Médée » au « Principe de Platon[9] ».

Épictète (50-120 apr. J.-C.), esclave affranchi qui devint philosophe, reconnaît aussi le pouvoir de la volonté, mais, en bon stoïcien, pensait que celle-ci peut triompher des passions :

> Parmi les choses qui existent, certaines dépendent de nous, d'autres non. De nous, dépendent la pensée, l'impulsion, le désir, l'aversion, bref, tout ce en quoi c'est nous qui agissons ; ne dépendent pas de nous le corps, l'argent, la réputation, les charges publiques, tout ce en quoi ce n'est pas nous qui agissons. Ce qui dépend de nous est libre naturellement, ne connaît ni obstacles ni entraves ; ce qui n'en dépend pas est faible, esclave, exposé aux obstacles et nous est étranger.

Je ne résiste pas ici au plaisir de citer la suite de cet extrait du Manuel d'Épictète, en raison de sa beauté et de son ironie :

> Souviens-toi de te comporter comme dans un banquet. Quand le plat, faisant le tour des convives, arrive devant toi, tends la main et

---

7. Platon, *Protagoras*, 352b-358d.
8. Aristote, *Éthique à Nicomaque*, livre VII, 2, 1-2.
9. Davidson Donald, *Paradoxes de l'irrationalité, op. cit.*, p. 28-29.

> sers-toi comme il convient. S'il te passe sous le nez, n'insiste pas. S'il tarde, ne louche pas dessus en salivant mais attends qu'il arrive devant toi[10].

Je pense qu'Aristote, fin psychologue, aurait dit que ceci est bien beau, mais pourrait ne pas correspondre à « des faits qui sautent aux yeux ».

À l'ère chrétienne, Paul de Tarse (8-64 apr. J.-C.), connu sous le nom de saint Paul, a repris l'idée de la faiblesse de la volonté en la plaçant maintenant face à la Loi de Dieu. Il écrit dans son *Épître aux Romains* (57 apr. J.-C.) une longue plainte :

> Certes, nous le savons, la Loi est une réalité spirituelle; mais moi, je suis un être charnel, esclave du péché. Vraiment ce que je fais, je ne le comprends pas : car ce que je voudrais faire, je ne le fais pas, et ce que je hais, je l'accomplis! Si je fais ce que je ne veux pas, je suis d'accord pour dire que la Loi est bonne. Mais ce n'est pas moi qui accomplis cela : c'est le péché qui habite en moi. Je sais que le bien n'habite pas en moi, je veux dire dans ma chair : car vouloir le bien est à ma portée mais pas l'accomplir. En effet, le bien que je veux faire, je ne le fais pas, mais le mal que je ne veux pas faire je le fais! [...] Moi qui voudrais réaliser le bien, je découvre ainsi ce fait : ce qui est à ma portée, c'est le mal! Au fond de moi-même, la Loi de Dieu me plaît; mais je découvre dans mon corps une autre loi, luttant contre celle de ma raison : je suis prisonnier du péché qui est en moi.

Racine a repris cette plainte de saint Paul :

> Je veux et n'accomplis jamais,
> Je veux, mais ô misère extrême,
> Je ne fais pas le bien que j'aime,
> Et je fais le mal que je hais.

---

10. Manuel d'Epictète, XV, *Les Stoïciens*, La Pléiade, 1504 p., p. 1115.

On chanta un jour ce cantique devant Louis XIV. Celui-ci se retourna vers madame de Maintenon, et dit : Madame, *voilà deux hommes que je connais bien.* Ne retrouvons-nous pas ici cette division de l'esprit que Davidson avait invoquée pour expliquer la faiblesse de la volonté!

Augustin d'Hippone (354-430) connu sous le nom de saint Augustin, l'auteur des *Confessions* (écrites en 397-401), reconnaît l'existence de la faiblesse de la volonté, qui apparaît comme un « fait monstrueux », mais qui ne l'est pas si on admet l'existence d'une dualité de la volonté, qui est un « état maladif de l'âme ». Le texte est particulièrement explicite :

> D'où vient ce fait monstrueux? Pourquoi cela? Fais luire ta miséricorde, que j'interroge, si tant est que j'y puisse trouver réponse, les replis de la peine infligée aux hommes et, dans leurs épaisses ténèbres, les brisements des fils d'Adam. D'où vient ce fait monstrueux? Pourquoi cela? L'âme commande au corps : sur-le-champ elle est obéie; l'âme commande à l'âme : elle éprouve de la résistance. L'âme commande que la main bouge, et c'est chose si facile qu'à peine distingue-t-on entre l'exécution et le commandement; cependant l'âme est esprit, la main est corps. L'âme commande que l'âme veuille, qui n'est pas autre qu'elle-même, et néanmoins elle ne fait rien. D'où vient ce fait monstrueux? Pourquoi cela? L'âme, dis-je, commande de vouloir, chose qu'elle ne commanderait pas, à moins que de vouloir, et ce qu'elle commande ne se fait pas.
>
> [...] Il n'y a donc rien de monstrueux à vouloir, pour une part, et pour une part, à ne pas vouloir. Mais c'est un état maladif de l'âme, qui, appesantie par l'habitude, n'arrive pas, quand la vérité la soulève, à se dresser toute. Conclusion : il y a, faute de totalité dans l'unité, dualité de la volonté, et ce qui manque à une volonté revient à l'autre[11].

11. Saint Augustin, *Confessions,* livre VIII, 9 (21) – 10 (22) trad. Montadon L de, Seuil, coll. « Sagesses », 1982, 405 p., p. 208-209.

Augustin commente les appels de la chair qu'il a connus :

> Malheureux au seuil même de l'adolescence, j'étais allé jusqu'à te demander la chasteté. J'avais dit : Donne-moi la chasteté et la continence, mais ne le fais pas tout de suite. En vérité, je craignais d'être trop vite exaucé et trop vite guéri du mal de ma convoitise, que j'aimais mieux voir assouvie qu'éteinte.

Ceci ne rappelle-t-il pas ce que nous avons vu : le « principe de continence » de Davidson (qui cite la prière d'Augustin dans *Comment la faiblesse de la volonté est-elle possible*) et « mon » principe de prévoyance doivent apparaître pour en finir avec la faiblesse de la volonté. Il est intéressant d'observer qu'Augustin parle du moment où il a fait cette extraordinaire prière : « au seuil même de l'adolescence », moment où manque encore, nous l'avons vu, la maturation cérébrale qui permet le contrôle du plaisir. Mais, ô mon Dieu, … pas tout de suite !

Ainsi, où que l'on se tourne, on retrouve cette question psychologique du conflit intérieur, qui a animé les débats de la philosophie contemporaine que nous avons décrits antérieurement, ce qui en montre la permanence.

La volonté est faible. La question suivante sera : peut-elle être libre ? Le libre arbitre est-il possible face à la toute-puissance divine, origine de la Loi naturelle ? Comment les théologiens peuvent-ils se positionner sur cette question ? Ils seront clairs : pour certains, la volonté humaine avec un libre arbitre est possible ; cette position sera endossée par un humaniste de la renaissance, Érasme, mais violemment combattue par Luther : ce sera la controverse sur le libre arbitre.

2.2 Les théologiens face à la question du libre arbitre

Augustin, dans son *Traité du libre arbitre* (écrit en 388, donc avant les *Confessions*) avait posé « les vraies questions » qu'il déclare être de haute importance. Premièrement, d'où vient le mal ? Secondement, qui a créé le libre arbitre, principe du mal ? Troisièmement, était-il convenable que Dieu créât le libre arbitre ?

Voici ses réponses, dans lesquelles il reconnaît l'existence du libre arbitre, don de Dieu qui justifie la punition et la récompense divines :

> Lors donc que Dieu punit le pécheur, ne te semble-t-il pas qu'il lui tient ce langage : pourquoi n'as-tu pas appliqué ta libre volonté à la fin pour laquelle je te l'ai donnée, c'est-à-dire pour agir avec droiture ? De plus, la justice se présente à nous comme un bien dans la punition des péchés, et dans la glorification des actions honnêtes ; mais, en serait-il ainsi si l'homme n'avait pas le libre arbitre de sa volonté ? Car ce qui ne serait pas fait volontairement ne serait ni péché, ni bonne action ; et ainsi, le châtiment aussi bien que la récompense serait injuste, si l'homme n'avait pas une volonté libre. Or, la justice a dû exister, et dans la punition, et dans la récompense, car elle est un des biens qui viennent de Dieu. Donc, Dieu a dû donner à l'homme une volonté libre[12].

Augustin sera suivi par Thomas d'Aquin (saint Thomas d'Aquin, 1224-1274) : oui, l'acte humain est volontaire, libre et responsable. Il écrit dans les *Sentences* (1252-1257) : « La liberté est le pouvoir de choisir exercé par la volonté. La volonté a un pouvoir de juger qui lui confère la liberté de choix », et dans le *De la vérité* (1256-1259) : « La liberté est l'exercice d'un choix des moyens en vue d'une fin voulue intentionnellement. La volonté a le pouvoir de se porter intentionnellement vers le bien et dispose de la liberté de choix des moyens » ; dans *La Somme contre les Gentils* (1265-1266) : « La liberté est la libre causalité de son opération : c'est l'exercice d'un acte causé par un principe intrinsèque et dont les effets ne sont pas nécessaires.

---

12. Saint Augustin, *op. cit.* Livre II, 1.

L'homme a la capacité d'être cause de son opération » ; et enfin, dans *La Prima Pars de la Somme de théologie* (1268) : « La liberté est un agir libre en vue d'une fin[13]. »

Mais le débat sur le libre arbitre va prendre un tour violent lors de la « controverse sur le libre arbitre », entre Érasme (1466-1536), érudit humaniste optimiste de la renaissance et Luther (1483-1546), le théologien fondateur de la Réforme. Les deux hommes se connaissaient. Tous deux avaient traduit la Bible. Mais à la publication par Érasme en 1524 de son *Traité du libre arbitre* dans lequel celui-ci affirmait que la volonté humaine est propre à se déterminer librement à agir et à penser face à la volonté Divine et que, par son libre arbitre, le chrétien tiraillé entre la concupiscence et l'esprit, triomphera avec l'aide de Dieu et accomplira de bonnes œuvres, Luther répondra violemment dans son *Traité du Serf Arbitre* (1525), niant l'existence de toute forme de libre arbitre humain, l'homme devant s'en remettre au libre arbitre divin.

Le Coran (Sourate 2) soutient simultanément la toute-puissance de Dieu et le libre arbitre de l'homme :

> 284. C'est à Allah qu'appartient tout ce qui est dans les cieux et sur la terre. Que vous manifestiez ce qui est en vous ou que vous le cachiez, Allah vous en demandera compte. Puis Il pardonnera à qui Il veut, et châtiera qui Il veut. Et Allah est Omnipotent. 286. Allah n'impose à aucune âme une charge supérieure à sa capacité. Elle sera récompensée du bien qu'elle aura fait, punie du mal qu'elle aura fait. Seigneur, ne nous châtie pas s'il nous arrive d'oublier ou de commettre une erreur [...] Ne nous impose pas ce que nous ne pouvons supporter, efface nos fautes, pardonne-nous et fais-nous miséricorde.

---

13. Citations empruntées à Jean-Marc Goglin, *La liberté humaine chez Thomas d'Aquin,* Philosophie. École pratique des hautes études – EPHE Paris, 2011, 647 p. <https://tel.archives-ouvertes.fr/tel-00595478/document>.

Concernant la pensée juive, Maïmonide (Moshe ben Maïmon, Rambam, 1138-1204) affirme dans le *Traité des Huit Chapitres* que

> le point sur lequel s'accordent et notre doctrine religieuse et la philosophie grecque [...], c'est que toutes les actions de l'homme relèvent de lui-même, qu'aucune nécessité ne pèse sur lui à cet égard, et qu'aucune force étrangère ne l'oblige à tendre à une vertu ou à un vice, à moins d'une prédisposition de tempérament qui, comme nous l'avons expliqué, lui rend une chose aisée ou malaisée ; mais, quant à y être contraint ou empêché, en aucune manière. D'ailleurs, si l'homme était contraint dans ses actions, les commandements et les défenses de la loi divine deviendraient sans objet, et toute la législation mosaïque serait absolument vaine [...] La récompense et le châtiment seraient alors une pure injustice de la part des hommes, les uns à l'égard des autres, et de la part de Dieu à notre égard, car, si Siméon tuait Ruben, le premier devant nécessairement tuer et le second devant nécessairement être tué, pour quelle raison punirions-nous Siméon et comment [Dieu], qui est juste et loyal, pourrait-il le punir pour un acte qu'il a dû nécessairement accomplir et dont il n'aurait pas pu se dispenser, même s'il l'eût voulu[14].

2.3 La question au XVIe siècle : les sceptiques

Machiavel (1469-1527) vécut à Florence au temps des Médicis. Dans *Le Prince* (1513), livre qu'il dédie à Laurent II de Médicis pour gagner ses faveurs, il envisage pour la première fois la nécessité de lois dans un but pragmatique : « sa philosophie politique est scientifique et empirique : elle est basée sur sa propre expérience en affaires ; elle étudie les moyens nécessaires pour parvenir au but qu'il désire sans chercher à savoir si les résultats en seraient bons ou mauvais », dit Bertrand Russell

14. Maïmonide, *Guide des égarés*, suivi de *Traité des Huit Chapitres*, Paris, Verdier, coll. « Les dix paroles », 1979, 691 p., p. 672.

dans sa monumentale *Histoire de la Philosophie Occidentale*[15]. Voici comment Schneewind résume l'essence du *Prince* :

> Les sociétés sont d'abord des ligues de défense. Elles luttent contre le caractère ambitieux et insatiable des individus qui la constituent. Il incombe au gouvernement de promulguer des lois pour tenir la communauté liée, empêchant l'instabilité. Il s'agit finalement de préserver le bien commun : d'abord de faire des bénéfices, ensuite de garder sa liberté. Elles acceptent donc d'abord de prendre comme guide une seule personne, l'homme qui est le plus fort, le Prince. Il est fort car il a la « virtu » d'exprimer quand il le faut de la pitié ou ailleurs de la cruauté. Ceci ne doit pas embarrasser son esprit : il vaut mieux être craint qu'être aimé pour maintenir le peuple sous son contrôle. Mais comme l'apparence de la vertu est importante, puisque le peuple l'apprécie, un Prince sage fait ce qu'il faut pour éviter tout ce qui peut le rendre haïssable[16].

Montaigne (1533-1592), l'auteur des *Essais*, qui est « lui-même la matière de son livre », se base donc aussi sur « sa propre expérience en affaires », comme disait Russell de Machiavel. Mais Montaigne, qui pourtant a sans doute eu une influence politique importante, n'a nullement l'intention de dégager une éthique pour les autres de son analyse personnelle : son œuvre s'appelle *Essais*, et non Éthique. Dans l'essai « de l'expérience » du livre III, il écrit dans le style savoureux qui est le sien :

> De l'expérience que j'ai de moi, je trouve assez de quoi me faire sage, si j'étais bon écolier. Quel que soit donc le fruit que nous pouvons avoir de l'expérience, à peine servira beaucoup à notre institution celle que nous tirons des exemples estrangers, si nous faisons si mal notre profit de celle que nous avons de nous-même, qui nous est

---

15. Russell Bertrand, « Machiavel » in *Histoire de la philosophie occidentale*, Tome II, trad. Kern H., Paris, Les Belles Lettres, coll. « le goût des idées », 2017, 1006 p., p. 581-589.

16. Schneewind Jerome B., *The invention of autonomy*, *op. cit.*, p. 38-41.

plus familière, et certes suffisante à nous instruire de ce qu'il nous faut. Je m'étudie plus qu'autre sujet. C'est ma métaphysique, c'est ma physique.
Les hommes sont divers en goût et en force ; il les faut mener à leur bien selon eux, et par routes diverses. Je n'enseigne point, je raconte[17].

2.4 Les moralistes anglais

Ils ont eu une importance majeure pour préciser la conséquence de l'insertion de l'homme au sein d'une Société, dont nous avons vu qu'elle avait déjà été abordée sur un mode cynique par Machiavel, en montrant en particulier la nécessité de la formation de la société par l'usage du langage. Par ailleurs, ils fondent leur discours sur des observations empiriques de la nature humaine plus que sur des considérations théoriques, préparant ainsi l'opposition que nous verrons entre une éthique déontologique (Kant) et une éthique utilitariste (Mill).

C'est à Thomas Hobbes (1588-1679) que l'on doit la célèbre formule : *Homo homini lupus* : « Et certainement il est également vrai, et qu'un homme est un dieu à un autre homme, et qu'un homme est aussi un loup à un autre homme[18]. » Hobbes est surtout un auteur de philosophie politique, celui du *Léviathan, Traité de la matière, de la forme et du pouvoir d'une république ecclésiastique et civile* (1651) : l'état naturel de l'homme est un état de guerre dans lequel l'homme est poussé à prendre à l'autre tout ce qu'il ne possède pas. Dans le besoin de protéger ce qu'il possède, l'homme, grâce au langage, crée l'État, un Léviathan, censé protéger les personnes et les biens. Le citoyen a des obligations (contrat) vis-à-vis de cet état, dont le meilleur type est la monarchie. On peut obéir à la fois au roi et à Dieu (division entre pouvoir temporel et pouvoir spirituel). Clairement, ceci annonce le *Contrat Social* de Rousseau, que nous verrons plus loin.

---

17. Montaigne, *Essais*, livre III, de l'expérience.
18. Hobbes Thomas, *De Cive, Épître dédicatoire* (1642).

Richard Cumberland (1631-1718) est considéré comme un précurseur optimiste de l'utilitarisme. Dans *De legibus naturae* (1672) il fait une réponse à l'hédonisme égoïste et au positivisme juridique de Hobbes. Il défend le concept de loi naturelle et rejette la nécessité d'un législateur ou d'un pouvoir. Pour Cumberland, l'homme recherche toujours le plaisir et évite la douleur (nous verrons que c'est le fondement de l'utilitarisme), mais ce « plaisir » n'est pas nécessairement égoïste au sens étroit du terme : notre plus grand plaisir se trouve dans la bienveillance, l'élévation du bonheur de nos semblables ; l'altruisme est dans la nature de l'homme. Une bienveillance universelle est donc le fondement ultime de toute moralité et aucune action ne peut être considérée comme morale si elle n'améliore pas le bonheur universel.

John Locke (1632-1704), dans son *Essai sur l'entendement humain* (1689) montre l'importance de la capacité de parole dans l'entendement humain, permettant aux Individus de se réunir en Société et sortir de « l'état de nature » :

> L'homme a des organes propres à former des sons articulés.
> DIEU ayant fait l'homme pour être une créature sociable, non seulement lui a inspiré le désir, et l'a mis dans la nécessité de vivre avec ceux de son espèce, mais de plus lui a donné la faculté de parler, pour que ce fut le plus grand instrument et le lien commun de cette société [...] Les mots sont des signes sensibles nécessaires aux hommes pour s'entre-communiquer leurs pensées[...] Comme on ne saurait jouir des avantages et des commodités de la société sans une communication de pensées, il était nécessaire que l'homme inventât quelques signes extérieurs et sensibles pour lesquels ces idées invisibles dont ses pensées sont composées, pussent être manifestées aux autres[19].

---

19. Locke John, *Essai sur l'entendement humain*, livre III, des mots, trad. Coste P., Le Livre de Poche, coll. « les classiques de la philosophie », 2009, 1114 p., p. 611-614.

Locke définit l'état de nature dans son *Traité du gouvernement civil* (1690). Il ne s'agit nullement d'un état sauvage sans aucun règlement, mais de l'état dans lequel les hommes sont *naturellement*, et dont ils sortent pour se réunir en société :

> C'est un état de parfaite liberté, un état dans lequel, sans demander de permission à personne, et sans dépendre de la volonté d'aucun autre homme, ils peuvent faire ce qu'il leur plaît, et disposer de ce qu'ils possèdent et de leurs personnes, comme ils jugent à propos, pourvu qu'ils se tiennent dans les bornes de la loi de la Nature.
> [...] Les hommes, ainsi qu'il a été dit, étant tous naturellement libres, égaux et indépendants, nul ne peut être tiré de cet état, et être soumis au pouvoir politique d'autrui, sans son propre consentement par lequel il peut convenir, avec d'autres hommes, de se joindre et *s'unir en société* pour leur conservation, pour leur sûreté mutuelle, pour la tranquillité de leur vie, pour jouir paisiblement de ce qui leur appartient en propre, et être mieux à l'abri des insultes de ceux qui voudraient leur nuire et leur faire du mal.
> [...] Quiconque donc sort de l'*état de nature*, pour entrer dans une *société*, doit être regardé comme ayant remis tout le pouvoir nécessaire, aux fins pour lesquelles il y est entré, entre les mains *du plus grand nombre* des membres, à moins que ceux qui se sont joints pour composer un *corps politique*, ne soient convenus expressément d'un plus grand nombre[20].

Le livre III du *Traité de la nature humaine* (1735) de David Hume (1711-1776), qui, nous l'avons vu, avait décrit l'importance des croyances et des désirs dans la genèse de nos actions, s'intitule *De la morale* :

> Les hommes, rien n'est plus certain, sont dans une grande mesure gouvernés par l'intérêt et, quand ils étendent leurs préoccupations au-delà d'eux-mêmes, ce n'est pas à une grande distance ; ils n'ont

---

20. Locke John, *Traité du gouvernement civil*, trad. Mazel D., Garnier-Flammarion, 1992, 383 p., p. 143, 214, 215, 217.

> pas pour habitude, dans la vie courante, de regarder au-delà de leurs plus proches amis et familiers. Il n'est pas moins certain qu'il leur est impossible de consulter leur intérêt d'une manière plus efficace qu'en obéissant d'une manière universelle et inflexible aux règles de justice qui sont les seuls moyens par lesquels ils conservent la société et se gardent de tomber dans cet état malheureux et sauvage qu'on représente communément comme l'état de nature. De même que cet intérêt que les hommes ont à maintenir la société et à observer les règles de justice est grand, de même il est clair et évident même pour les membres les plus primitifs et les moins cultivés de la race humaine ; et il est presque impossible à quelqu'un qui a fait l'expérience de la société de se tromper sur ce point. Donc, puisque les hommes sont si sincèrement attachés à leur intérêt et que leur intérêt dépend de l'observation de la justice, et puisque cet intérêt est si certain et reconnu, on peut se demander comment un désordre peut naître dans la société et quels sont les principes de la nature humaine assez puissants pour triompher d'une passion assez forte et assez violente pour obscurcir une connaissance si claire[21].

On voit ainsi se dégager peu à peu, au XVIIIe siècle, les considérations qui conduiront directement aux concepts énoncés dans le *Contrat Social* de Jean-Jacques Rousseau, préfigurant l'invention Kantienne de l'autonomie. Auparavant, ces idées vont se cristalliser au temps des Lumières.

2.5 Les Lumières

Comment définir les Lumières ? Ce courant, qui a vu le jour au XVIIIe siècle, a visé, comme son nom le suppose, à faire sortir l'humanité de l'obscurité et même de l'obscurantisme. D'abord, se fait jour la nécessité d'organiser le gouvernement de l'humanité par des lois, et ce sera l'apport de Montesquieu d'en préciser la signification. Ensuite, le siècle des lumières

---

21. Hume David, *op. cit.,* Livre I3, partie II, Section 7.

est contemporain de l'explosion des connaissances, notamment en physique, et on comprend qu'il soit lié à un désir de décrire l'ensemble de ces connaissances : ce sera le but des encyclopédistes. Enfin, l'humanité, sur la base de son accès à la connaissance se donne le droit de combattre l'obscurantisme et le fanatisme, et le plus grand défenseur de ce nouvel état d'esprit sera Voltaire.

On peut reprendre ici la définition des Lumières qu'en donnera Kant :

> Les « Lumières » se définissent comme la sortie de l'homme hors de l'état de minorité, où il se maintient par sa propre faute. La minorité est l'incapacité de se servir de son entendement sans être dirigé par un autre. Elle est due à notre propre faute quand elle résulte non pas d'un manque d'entendement, mais d'un manque de résolution et de courage pour s'en servir sans être dirigé par un autre. *Sapere aude* ! Aie le courage de te servir de ton propre entendement ! Voilà la devise des Lumières[22].

Ainsi, Montesquieu (1689-1755), dans *l'Esprit des Lois* (1745), décrit trois types de gouvernement : république, monarchie, despotisme. « C'est une expérience éternelle que tout homme qui a du pouvoir est porté à en abuser [...] Pour qu'on ne puisse abuser du pouvoir, il faut que, par la disposition des choses, le pouvoir arrête le pouvoir. »

Jean Le Rond d'Alembert (1717-1783, enfant abandonné à sa naissance, sur les escaliers de la chapelle Saint-Jean-le-Rond, puis récupéré par son père), mathématicien, physicien, astronome de génie (il fut membre de l'Académie royale des sciences de Paris à 23 ans), fonda avec Diderot le projet de *l'Encyclopédie* (1751-72), pour laquelle il écrivit la Préface et plus de 1700 articles. Voici l'article *Éthique* (écrit par un auteur anonyme) :

---

22. Kant Emmanuel, *Réponse à la question « Qu'est-ce que les Lumières ? »* (1784).

> s.f., est la science des mœurs. Ce mot qui n'est plus usité, ou dont on ne se sert que très rarement pour désigner certains ouvrages, comme l'Éthique de Spinosa, &c. vient du grec ἦθος, mœurs. Voyez Morale, Droit naturel, &c.

Diderot (1713-1784) écrivit l'article *Encyclopédie* :

> Le but d'une encyclopédie est de rassembler les connaissances éparses sur la surface de la terre ; d'en exposer le système général aux hommes avec qui nous vivons, et de le transmettre aux hommes qui viendront après nous ; afin que les travaux des siècles passés n'aient pas été inutiles pour les siècles qui succéderont ; que nos neveux devenant plus instruits, deviennent en même temps plus vertueux et plus heureux ; et que nous ne mourions pas sans avoir bien mérité du genre humain.

Voltaire (1694-1778) passa sa vie à dénoncer le fanatisme religieux de son époque. Il défendit notamment Jean Calas et le chevalier de La Barre, dont le corps avait été brûlé à côté de son *Dictionnaire philosophique* (1764). Il signe alors ses lettres par « Écrasez l'Infâme » (la superstition, le fanatisme et l'intolérance). Voltaire passa 11 mois à la Bastille et, à un certain moment de sa vie, il préférera vivre à Ferney, près de Genève, un lieu plus sûr pour pouvoir continuer à penser librement et cultiver son jardin.

2.6 Jean-Jacques Rousseau et le Contrat Social

Fils d'un horloger de Genève, Jean-Jacques Rousseau (1712-1778) est d'abord l'ami des philosophes, mais il se brouille avec eux, notamment avec Voltaire. On retrouve son caractère dans les premières lignes des *Rêveries du promeneur solitaire* :

> Me voici donc seul sur la terre, n'ayant plus de frère, de prochain, d'ami, de société que moi-même. Le plus sociable et le plus aimant des humains en a été proscrit par un accord unanime. Ils ont

cherché dans les raffinements de leur haine quel tourment pouvait être le plus cruel à mon âme sensible, et ils ont brisé violemment tous les liens qui m'attachaient à eux. J'aurais aimé les hommes en dépit d'eux-mêmes. Ils n'ont pu qu'en cessant de l'être se dérober à mon affection.

La réflexion de Rousseau qui nous intéresse ici reprend une vision historique que nous avons déjà vue, notamment chez Thomas Hobbes et John Locke, dans une réflexion qui trouve son épanouissement dans le *Contrat social* (1762)[23]. Il décrit aussi le contrat social comme une véritable nécessité. C'est le seul moyen pour les hommes de subsister, que de s'unir entre eux. Le texte est d'une clarté lumineuse :

Je suppose les hommes parvenus à ce point où les obstacles qui nuisent à leur conservation dans l'état de nature l'emportent, par leur résistance, sur les forces que chaque individu peut employer pour se maintenir dans cet état. Alors cet état primitif ne peut plus subsister ; et le genre humain périrait s'il ne changeait de manière d'être. Or, comme les hommes ne peuvent engendrer de nouvelles forces, mais seulement unir et diriger celles qui existent, ils n'ont plus d'autre moyen, pour se conserver, que de former par agrégation une somme de forces qui puisse l'emporter sur la résistance, de les mettre en jeu par un seul mobile et de les faire agir de concert.
Cette somme de forces ne peut naître que du concours de plusieurs ; mais la force et la liberté de chaque homme étant les premiers instruments de sa conservation, comment les engagera-t-il sans se nuire et sans négliger les soins qu'il se doit ? Cette difficulté, ramenée à mon sujet, peut s'énoncer en ces termes :
« Trouver une forme d'association qui défende et protège de toute la force commune la personne et les biens de chaque associé, et par laquelle chacun, s'unissant à tous, n'obéisse pourtant qu'à lui-même,

---

23. Rousseau Jean-Jacques, *Du Contrat social ou Principes du droit politique*, Paris, Le livre de poche, coll. « Les classiques de la philosophie », 1996, 224 p.

et reste aussi libre qu'auparavant. » Tel est le problème fondamental dont le Contrat social donne la solution[24]. [...]
Enfin, chacun se donnant à tous ne se donne à personne ; et comme il n'y a pas un associé sur lequel on n'acquière le même droit qu'on lui cède sur soi, on gagne l'équivalent de tout ce qu'on perd, et plus de force pour conserver ce qu'on a.
Si donc on écarte du pacte social ce qui n'est pas de son essence, on trouvera qu'il se réduit aux termes suivants : *Chacun de nous met en commun sa personne et toute sa puissance sous la suprême direction de la volonté générale ; et nous recevons en corps chaque membre comme partie indivisible du tout*[25].
Ce passage de l'état de nature à l'état civil produit dans l'homme un changement très remarquable, en substituant dans sa conduite la justice à l'instinct, et donnant à ses actions la moralité qui leur manquait auparavant. C'est alors seulement que, la voix du devoir succédant à l'impulsion physique et le droit à l'appétit, l'homme, qui jusque-là n'avait regardé que lui-même, se voit forcé d'agir sur d'autres principes [...]. Quoiqu'il se prive dans cet état de plusieurs avantages qu'il tient de la nature, il en regagne de si grands, ses facultés s'exercent et se développent, ses idées s'étendent, ses sentiments s'ennoblissent, son âme tout entière s'élève à tel point que, si les abus de cette nouvelle condition ne le dégradaient souvent au-dessous de celle dont il est sorti, il devrait bénir sans cesse l'instant heureux qui l'en arracha pour jamais et qui, d'un animal stupide et borné, fit un être intelligent et un homme[26].

Il se voit « *forcé d'agir sur d'autres principes* », dit Rousseau. En cela, il est le vrai précurseur de Kant. Ceci est représenté sur la Figure 36 : échappant à la Loi divine, l'autonomie et la justice, principes éthiques de l'invention de l'esprit humain, s'imposent comme *principes* aux hommes, qui, grâce à leur faculté de langage, se sont réunis en société : c'est le sens de

24. *Ibid.*, p. 53.
25. *Ibid.*, p. 54.
26. *Ibid.*, p. 57.

la flèche descendante. L'Éthique est donc bien une propriété de la Société, elle a été inventée grâce à l'esprit, propriété des Individus qui la composent, et elle *peut* avoir, ou *doit* avoir, un effet causal sur leurs comportements.

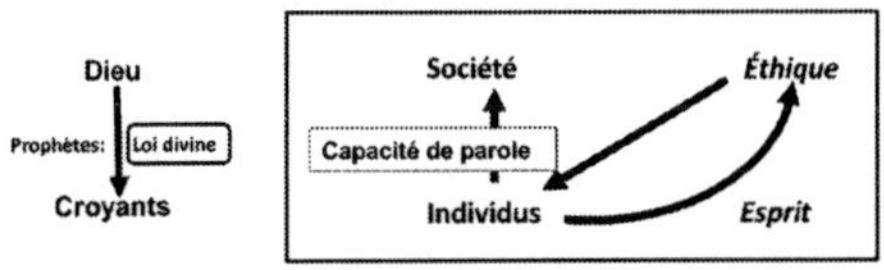

Figure 36. De la Loi divine à l'Éthique

3. L'invention de l'autonomie

Les penseurs que nous avons cités jusqu'à présent ont préparé le moment de « l'invention », celle de l'autonomie qui permet une véritable liberté. Il est clair que ces philosophes avaient eu à se prémunir à la fois contre les pouvoirs du religieux et de l'État. Descartes et Spinoza goûtaient à la liberté de pensée des Pays-Bas, Voltaire préférait le séjour à Ferney, près de Genève, pour ne pas se retrouver à la Bastille. Il est temps maintenant de présenter l'invention elle-même, dont nous avons vu qu'elle avait été préparée par le *Contrat Social* de Jean-Jacques Rousseau, et l'inventeur lui-même, Kant.

Mais immédiatement après la publication des deux œuvres principales de Kant dans ce domaine, *Fondements de la métaphysique des mœurs* (1785) et *Critique de la raison pratique* (1788), paraîtra le livre de Jeremy Bentham, *Introduction aux principes de la morale et de la législation,* posant les bases de l'utilitarisme qui, on le verra, est en quelque sorte le contre-pied de la morale Kantienne. Ce livre est publié en Angleterre en 1789.

On voit dans cette perspective historique que ce moment où se cristallise la libération de l'homme de la Loi naturelle, où celui-ci s'impose une éthique à des fins soit idéalistes, soit utilitaristes, ce moment où, enfin, l'invention de l'éthique devient une *révolution* a donc lieu à la veille de la prise de la Bastille. Il est évident que ceci ne peut être l'effet du hasard : la Révolution française apparaît ainsi comme l'expression politique d'une révolution intellectuelle.

3.1 Kant, l'inventeur

Emmanuel Kant (1724-1804), est né à Koenigsberg, en Prusse orientale, où il a vécu et où il est mort. On pourrait trouver cette biographie un peu courte. En fait, la vie de Kant est exceptionnelle en cela qu'il ne s'est rien passé d'autre que le fait de penser, d'enseigner et d'écrire, dans une régularité d'horloge. C'est ainsi que le poète allemand Heinrich Heine, dans le style sarcastique qui est le sien, décrivit dans *De l'Allemagne* (1834) le contraste entre cette vie morne et le caractère révolutionnaire de sa pensée :

> À dire vrai, vous autres Français, vous avez été doux et modérés, comparés à nous autres Allemands : vous n'avez pu tuer qu'un roi, et encore vous fallut-il en cette occasion tambouriner, vociférer, et trépigner à ébranler tout le globe. On fait réellement à Maximilien Robespierre trop d'honneur en le comparant à Emmanuel Kant. Maximilien Robespierre, le grand badaud de la rue Saint-Honoré, avait sans doute ses accès de destruction quand il était question de la royauté, et il se démenait d'une manière assez effrayante dans son épilepsie régicide; mais s'agissait-il de l'Être suprême, il essuyait l'écume qui blanchissait sa bouche, lavait ses mains ensanglantées, sortait du tiroir son habit bleu des dimanches avec ses beaux boutons en miroirs, et plantait une botte de fleurs devant son large gilet.
> L'histoire de la vie d'Emmanuel Kant est difficile à écrire, car il n'eut ni vie ni histoire; il vécut d'une vie de célibataire, vie mécaniquement réglée et presque abstraite, dans une petite rue écartée de Kœnigsberg, vieille ville des frontières nord-est de l'Allemagne. Je ne crois pas que la grande horloge de la cathédrale ait accompli sa tâche visible avec moins de passion et plus de régularité que son compatriote Emmanuel Kant. Se lever, boire le café, écrire, faire

son cours, dîner, aller à la promenade, tout avait son heure fixe, et les voisins savaient exactement qu'il était deux heures et demie, quand Emmanuel Kant, vêtu de son habit gris, son jonc d'Espagne à la main, sortait de chez lui, et se dirigeait vers la petite vallée de tilleuls, qu'on nomme encore à présent, en souvenir de lui, l'allée du Philosophe. Il la montait et la descendait huit fois le jour, en quelque saison que ce fut ; et quand le temps était couvert ou que les nuages noirs annonçaient la pluie, on voyait son domestique, le vieux Lampe, qui le suivait d'un air vigilant et inquiet, le parapluie sous le bras, véritable image de la Providence.

Quel contraste bizarre entre la vie extérieure de cet homme et sa pensée destructive ! En vérité, si les bourgeois de Kœnigsberg avaient pressenti toute la portée de cette pensée, ils auraient éprouvé devant cet homme un frémissement bien plus horrible qu'à la vue d'un bourreau qui ne tue que des hommes. Mais les bonnes gens ne virent jamais en lui qu'un professeur de philosophie, et quand il passait à l'heure dite, ils le saluaient amicalement et réglaient d'après lui leur montre[27].

Dans ses œuvres majeures, *Critique de la raison pure* (1781), *Fondements de la métaphysique des mœurs* (1785), *Critique de la raison pratique* (1788), et *Critique de la faculté de juger* (1790), Kant pose trois questions : que puis-je savoir ? que dois-je faire ? que puis-je espérer ? Pour comprendre comment Kant a eu ce rôle « d'inventeur » qui le place au centre de ce chapitre sur « l'émergence de l'éthique », on peut simplement s'appuyer sur le texte fondateur : *Fondements de la métaphysique des mœurs* (*Grundlegungen zur Metaphysik der Sitten*)[28], que je vous invite ici, simplement, à lire.

---

27. Heine Henri, « De l'Allemagne depuis Luther, III- Kant, Fichte et Schelling » in *Revue des deux mondes*, décembre 1834, p. 633-678.

28. Kant Emmanuel, *Fondements de la métaphysique des mœurs*, Paris, Le livre de poche, coll. « Les classiques de la philosophie », 1993, 253 p.

Fondements de la métaphysique des mœurs

Kant commence par se demander comment une action tire sa valeur morale. Elle ne le fait pas d'après la nature de son but, mais en fonction de *la maxime* d'après laquelle elle est décidée :

> L'homme a besoin d'une loi qui lui commande de travailler à son bonheur, non par inclination, mais par devoir, et c'est par là seulement que sa conduite possède une véritable valeur morale[29]. [...] En effet, la volonté [...] est comme à la bifurcation de deux routes, et puisqu'il faut pourtant qu'elle soit déterminée par quelque chose, elle devra être déterminée par le principe formel du vouloir en général, du moment qu'une action à lieu par devoir; car alors tout principe matériel lui est enlevé[30].

Mais alors, « quelle peut donc être cette loi dont la représentation, sans même avoir égard à l'effet qu'on attend, doit déterminer la volonté pour que celle-ci puisse être appelée bonne absolument et sans restriction ? » Cette loi doit être universelle.

> *En d'autres termes, je dois toujours me conduire de telle sorte que je puisse aussi vouloir que ma maxime devienne une loi universelle*[31].

Kant définit ensuite la notion *d'impératif catégorique*. Un impératif, c'est ce qu'on doit faire. Il y a deux types d'impératifs, les impératifs hypothétiques, qui me disent ce que je dois faire dans telle situation, comme moyen d'arriver à quelque chose que je désire. Mais il y a aussi les impératifs catégoriques qui sont ce que je dois faire, d'une manière générale, sans considérer un but, comme nécessaire objectivement.

Cet impératif catégorique concerne

29. *Ibid.*, p. 65.
30. *Ibid.*, p. 66.
31. *Ibid.*, p. 68-69.

non la matière de l'action, ni ce qui doit en résulter, mais la forme et le principe dont elle résulte elle-même ; et ce qu'il y a en elle d'essentiellement bon consiste dans l'intention, quelles que soient les conséquences. Cet impératif peut être nommé l'impératif de la moralité[32].

On voit ainsi que la morale kantienne est une morale essentiellement déontologique, et non pas conséquentialiste. Quel est cet impératif catégorique ?

il n'y a qu'un impératif catégorique, et c'est celui-ci : *Agis uniquement d'après la maxime qui fait que tu peux vouloir en même temps qu'elle devienne une loi universelle*[33].

De ce premier principe découle le deuxième, qui est un impératif pratique :

Agis de telle sorte que tu traites l'humanité aussi bien dans ta personne que dans celle de tout autre toujours en même temps comme une fin et jamais simplement comme un moyen.

Ainsi, et ce sera un troisième principe pratique,

l'idée de la volonté de tout être raisonnable est conçue comme volonté instituant une législation universelle[34].

C'est ainsi que Kant arrive à définir la notion d'autonomie, qui est

l'autonomie de la volonté, en opposition avec tous les autres principes, que pour cela je mets au compte de l'hétéronomie[35].

---

32. *Ibid.*, p. 88.
33. *Ibid.*, p. 94.
34. *Ibid.*, p. 108.
35. *Ibid.*, p. 111.

Cette invention de l'autonomie à deux implications. D'abord elle permet d'instituer ce que Kant appelle un *règne des fins*. Ensuite, il montre que l'autonomie est un principe de dignité, de respect.

Par *règne des fins*, Kant entend la liaison systématique de divers êtres raisonnables par des lois communes :

> Et qu'est-ce donc qui autorise l'intention moralement bonne ou la vertu à élever de si hautes prétentions ? Ce n'est rien moins que la faculté qu'elle confère à l'être raisonnable de participer à l'établissement des lois universelles et qui le rend capable par là même d'être membre d'un règne possible des fins : ce à quoi il était déjà destiné par sa propre nature comme fin en soi, et pour cela précisément comme législateur dans le règne des fins, comme libre au regard de toutes les lois de la nature, n'obéissant qu'aux lois qu'il établit lui-même et selon lesquelles ses maximes peuvent appartenir à une législation universelle (à laquelle il se soumet en même temps lui-même). Nulle chose, en effet, n'a de valeur en dehors de celle que la loi lui assigne.
> Or la législation même qui détermine toute valeur doit avoir précisément pour cela une dignité, c'est-à-dire une valeur inconditionnée, incomparable, que traduit le mot de respect, le seul qui fournisse l'expression convenable de l'estime qu'un être raisonnable en doit faire.

Et il arrive à la deuxième implication :

> L'autonomie est donc un principe de la dignité de la nature humaine et de toute nature raisonnable[36].

En conclusion, pour Kant, l'autonomie de la volonté est le principe suprême de la moralité, et il l'oppose à l'hétéronomie de la volonté comme source tous les principes illégitimes de

---

36. *Ibid.*, p. 114.

la moralité. Le concept de liberté apparaît ainsi comme la clé de l'explication de l'autonomie de la volonté :

> La nécessité naturelle est, elle, une hétéronomie des causes efficientes ; car tout effet n'est alors possible que suivant cette loi, que quelque chose d'autre détermine la cause efficiente de la causalité. En quoi donc peut bien consister la liberté de la volonté, sinon dans une autonomie, c'est-à-dire dans la propriété qu'elle a d'être à elle-même sa loi ? Or cette proposition : la volonté dans toutes les actions est à elle-même sa loi, n'est qu'une autre formule de ce principe : il ne faut agir que d'après une maxime qui puisse aussi se prendre elle-même pour objet à titre de loi universelle. Mais c'est précisément la formule de l'impératif catégorique et le principe de la moralité ; une volonté libre et une volonté soumise à des lois morales sont par conséquent une seule et même chose[37].

Kant, ou le triomphe de la raison

La conception déontologique de l'éthique de Kant le conduit à sa conséquence extrême : l'homme raisonnable est comme Auguste qui, dans *Cinna*, s'exclame : « Je suis maître de moi comme de l'univers ». Mais l'aspect tout théorique de cette affirmation apparaît dans ce passage célèbre de la *Critique de la Raison Pratique* :

> Supposons que quelqu'un affirme, en parlant de son penchant au plaisir, qu'il lui est tout à fait impossible d'y résister quand se présentent l'objet aimé et l'occasion : si, devant la maison où il rencontre cette occasion, une potence était dressée pour l'y attacher aussitôt qu'il aurait satisfait sa passion, ne triompherait-il pas alors de son penchant ? On ne doit pas chercher longtemps ce qu'il répondrait[38].

---

37. *Ibid.*, p. 128.

38. Kant Emmanuel, *Critique de la raison pratique*, Première partie, I., 1, § 6 trad. Fussler JP, Paris, GF Flammarion, 473 p., p. 126-127.

Quand Kant dit ici : « On ne doit pas chercher longtemps ce qu'il répondrait », il suppose *a priori*, sur des raisons morales qui sont des raisons universelles, ce que ferait cette personne face à la peur de la potence; il ne se livre pas à une expérience empirique, qui consisterait à lui demander ce qu'elle ferait *vraiment*. Pour Kant, l'homme, triomphant par sa raison, obéit à la loi qu'il a lui-même construite par la puissance de sa raison. Aucune faiblesse de la volonté n'est possible. Il s'agit d'une morale essentiellement déontologique, reposant sur une maxime et des principes de moralité. C'est Platon refusant d'admettre que la faiblesse de la volonté existe, qui ignore « ces faits qui sautent aux yeux » qui frapperont Aristote. C'est Corneille peignant les hommes tels qu'ils devraient être, alors que Racine les peint tels qu'ils sont, disait La Bruyère.

Nous allons voir que pendant la même période, pendant laquelle Kant inventait le concept d'autonomie comme morale déontologique, une autre voie allait voir le jour, une voie au contraire conséquentialiste, celle de l'utilitarisme, avec l'œuvre de Jeremy Bentham qui allait trouver son épanouissement dans celle de John Stuart Mill.

3.2 Le contre-pied utilitariste : Bentham et Mill

Il s'agit d'une éthique fondée, au contraire, non sur des principes *a priori* (éthique déontologique), mais sur les conséquences (éthique conséquentialiste). On peut dire que la conception Kantienne de la morale est métaphysique, *a priori* alors que celle de Mill est psychologique, *a posteriori*[39]. Nous retrouvons bien ici la distinction entre Platon, théoricien, qui montrait du doigt le ciel des idées, et Aristote, psychologue, dont la main était tournée vers la terre et la réalité humaine.

Voici d'ailleurs comment Mill critique la morale Kantienne :

---

39. Une excellente discussion sur ce sujet peut être lue dans Spriggs Merle, « Millian ideas in contemporary interpretations of autonomy » in *Autonomy and Patients' Decisions*, Lanham, Lexington Books, 2005, 273 p., p. 27-38.

Cet homme remarquable, dont le système marquera longtemps une date dans l'histoire de la spéculation philosophique, pose, dans le traité en question, comme origine des fondements de l'obligation morale, un premier principe de portée universelle, qui est celui-ci : 'agis de telle sorte que la règle selon laquelle tu agis puisse être adoptée comme loi par tous les êtres raisonnables'. Mais entreprend-il de déduire de ce précepte l'une quelconque de nos obligations morales réelles, il échoue d'une façon presque ridicule, impuissant qu'il est à faire apparaître la moindre contradiction, la moindre impossibilité logique (pour ne pas dire physique) dans l'adoption par tous les êtres raisonnables des règles de conduite les plus outrageusement immorales. Tout ce qu'il montre, c'est que les conséquences de leur adoption universelle seraient telles que personne ne jugerait bon de s'y exposer[40].

Le calcul félicifique de Jeremy Bentham

Le père de l'utilitarisme est Jeremy Bentham (1748-1832). Né à Londres, il est le fils et le petit-fils de juriste, et consacra sa vie à l'étude du droit. Dans son *Introduction aux principes de la morale et de la législation*, publiée en 1789, il propose d'orienter ses choix par un *calcul félicifique, felicific calculus*) que l'on peut traduire par « le plus grand plaisir pour le plus grand nombre » : le choix d'une action est quantitatif.

Il est déterminé par un calcul scientifique visant à quantifier le plaisir et la souffrance, conséquences de nos actions, afin d'éviter la souffrance et d'obtenir de manière optimale le plaisir. Ce calcul prend en compte 7 critères examinant le plaisir et la peine qu'elle implique :

Durée : un plaisir durable est plus utile qu'un plaisir passager.

Intensité : un plaisir intense est supérieur à un plaisir médiocre.

40. Mill John Stuart, *L'Utilitarisme*, trad. Tanesse G., Paris, Flammarion coll. « Champs », 1988, 185 p., p. 42.

Certitude : c'est la probabilité que le plaisir se réalise, il vaut mieux choisir un plaisir certain.

Proximité : un plaisir immédiat est plus utile qu'un plaisir lointain.

Étendue : un plaisir qui touche un plus grand nombre de personnes est plus utile qu'un plaisir solitaire.

Fécondité : un plaisir qui peut entraîner d'autres plaisirs est plus utile qu'un plaisir qui se borne à lui-même.

Pureté : un plaisir qui est exempt de tout désagrément doit être choisi.

L'action la plus morale, d'un point de vue utilitariste, est celle qui, réunissant le plus de critères, optimise le plaisir ainsi calculé[41].

Il est intéressant de noter que dans ce calcul, nous retrouvons les principes mêmes du calcul auquel, dans un chapitre antérieur, devait se livrer *homo economicus*, prenant en compte en particulier le critère de certitude (probabilité), et l'intensité, dont le produit donne *l'utilité espérée. Homo economicus* est bien utilitariste. Par ailleurs, Bentham semble préférer les plaisirs immédiats aux plaisirs lointains, et en ce sens, il prouve sa connaissance de la nature humaine.

De l'utilitarisme

C'est John Stuart Mill (1806-1873) qui va donner une théorie complète de cette éthique conséquentialiste dans son livre *L'Utilitarisme,* publié en 1863. Il était le fils d'un ami de Bentham. Son père lui donna lui-même une éducation spartiate, lui enseignant le grec à l'âge de 3 ans, puis le latin (8 ans) puis les mathématiques (il arrive à l'âge de 13 ans au calcul différentiel). Il découvre à l'âge de 16 ans l'œuvre de Bentham, ce qui le convertit à l'utilitarisme (ensuite il fera, on le comprend, une dépression nerveuse) :

---

41. Bentham Jeremy, *Introduction aux principes de la morale et de la législation,* 1789, trad. Cléro JP, Paris, Vrin, coll. « Analyse et philosophie », 2011, 368 p.

> Je considère l'utilité comme le critère absolu dans toutes les questions éthiques ; mais ici l'utilité doit être prise dans son sens le plus large : se fonder sur les intérêts permanents de l'homme en tant qu'être susceptible de progrès. Je soutiens que ces intérêts autorisent la sujétion de la spontanéité individuelle à un contrôle extérieur uniquement pour les actions de chacun qui touchent l'intérêt d'autrui

note-t-il dans *De la liberté* (1859)[42].

Mill écrira une œuvre considérable, publiée en vingt-deux volumes. La théorie de l'utilitarisme développée par Mill élargit considérablement la vision qu'en avait eue Bentham : d'abord, « l'utilitarisme soutient que la seule chose désirable comme fin est le bonheur, c'est-à-dire le plaisir et l'absence de douleur : l'idéal utilitariste, c'est le bonheur général et non le bonheur personnel[43] » . Mill dépasse la conception purement quantitative de Bentham :

> on peut, sans s'écarter le moins du monde du principe d'utilité, reconnaître le fait que certaines *espèces* de plaisirs sont plus désirables et plus précieuses que d'autres. Alors que dans l'estimation de toutes les autres choses, on tient compte de la qualité aussi bien que la quantité, il serait absurde d'admettre que dans l'estimation du plaisir on ne doit tenir compte que de la quantité[44].

Il distingue ainsi entre plaisir supérieur et plaisir inférieur, remarquant que

> l'être dont les facultés de jouissance sont d'ordre inférieur, a les plus grandes chances de les voir pleinement satisfaites ; tandis qu'un être d'aspirations élevées sentira toujours que le bonheur qu'il peut viser, quel qu'il soit, – le monde étant fait comme il est – est un bonheur

---

42. Mill John Stuart, *De la liberté*, trad. Lenglet L., Paris, Gallimard, coll. « Folio », 1990, 243 p., p. 76.

43. *Ibid.*, p. 56.

44. *Ibid.*, p. 51.

imparfait. [...] » Mais « il vaut mieux être un homme insatisfait qu'un porc satisfait; il vaut mieux être Socrate insatisfait qu'un imbécile satisfait.

Et il ajoute :

On peut objecter que bien des gens qui sont capables de goûter les plaisirs supérieurs leur préfèrent à l'occasion, sous l'influence de la tentation, les plaisirs inférieurs. Mais ce choix n'est nullement incompatible avec l'affirmation catégorique de la supériorité intrinsèque des plaisirs supérieurs. Souvent les hommes, par faiblesse de caractère, font élection du bien le plus proche, quoiqu'ils sachent qu'il est le moins précieux, et cela, aussi bien lorsqu'il faut choisir entre deux plaisirs du corps qu'entre un plaisir du corps et un plaisir de l'esprit. Ils recherchent les plaisirs faciles des sens au détriment de leur santé, quoiqu'ils se rendent parfaitement compte que la santé est un bien plus grand[45].

Cette phrase de Mill, rappelant la description de la faiblesse de la volonté par Aristote, et tout ce que nous avons vu sur le choix inter-temporel, montre, après celle de Bentham, la finesse de son analyse psychologique. Il s'agit d'une approche empirique considérant la nature humaine, et en ce sens, Mill diffère de Kant : Mill raisonne en psychologue, Kant en métaphysicien[46].

De la liberté

Par ailleurs, Mill insiste sur l'idée que les choix prennent en compte l'intérêt de tous ceux qui pourraient être affectés par une décision. Ainsi, sa plaidoirie pour la liberté individuelle peut être interprétée comme une manière de respecter l'autonomie des autres :

---

45. *Ibid.*, p. 54.

46. Cette idée est développée dans Merle Spriggs, *Autonomy and Patients' Decisions*, *op. cit.*

la seule raison légitime que puisse avoir une communauté pour user de la force contre un de ses membres est de l'empêcher de nuire aux autres. Contraindre quiconque pour son propre bien, physique ou moral, ne constitue pas une justification suffisante. Un homme ne peut pas être légitimement contraint d'agir ou de s'abstenir sous prétexte que ce serait meilleur pour lui, que cela le rendrait plus heureux ou que, dans l'opinion des autres, agir ainsi serait sage ou même juste. Ce sont certes de bonnes raisons pour lui faire des remontrances, le raisonner, le persuader ou le supplier, mais non pour le contraindre ou lui causer du tort s'il agit autrement. La contrainte ne se justifie que lorsque la conduite dont on désire détourner cet homme risque de nuire à quelqu'un d'autre.
Le seul aspect de la conduite d'un individu qui soit du ressort de la société est celui qui concerne les autres. Mais pour ce qui ne concerne que lui, son indépendance est, de droit, absolue. Sur lui-même, sur son corps et son esprit, l'individu est souverain[47].

Ceci est exprimé avec la plus grande clarté :

l'intervention de la société pour diriger le jugement et les desseins d'un homme dans ce qui ne regarde que lui, se fonde toujours sur des présomptions générales ; or, celles-ci peuvent être complètement erronées ; et si elles étaient justes, elles risqueraient encore d'être fort mal appliquées par des personnes peu familières des circonstances particulières, les observateurs extérieurs par exemple. C'est pourquoi cette partie des affaires humaines est le champ d'action privilégiée de l'individualité. Pour ce qui est de la conduite des hommes les uns envers les autres, l'observance des règles générales est nécessaire afin que chacun puisse savoir à quoi s'attendre ; mais dans les affaires personnelles, la spontanéité individuelle a le droit de s'exercer librement. On peut offrir à quelqu'un, voire le forcer à entendre, des conseils pour l'aider à juger, des exhortations pour

47. *De la liberté, op. cit.*, p. 74-75. Cette citation prend toute sa valeur quand on considère le débat sur l'obligation vaccinale lors de la COVID-19 (commentaire rajouté au moment de la correction des épreuves).

> affirmer sa volonté ; mais il demeure le juge suprême. Il peut se tromper en dépit des conseils et des avertissements ; mais c'est là un moindre mal que de laisser les autres le contraindre à faire ce qu'ils estiment être son bien[48].

On comprend immédiatement le caractère essentiel de ces citations extraites de *De la liberté* de Mill : elles seront à la base de l'exigence du consentement informé dans l'éthique biomédicale. Mill affirme que « sur lui-même, sur son corps et son esprit, l'individu est souverain[49]. » Ceci conduit à tenter de redéfinir ce qu'est la personne en tant qu'être autonome, « souverain ». Comme le montrera la section suivante, ce sera l'affaire de philosophes contemporains qui fonderont largement leur réflexion sur une propriété de la pensée que nous avons déjà évoquée : la réflexivité.

4. Développements contemporains

L'époque contemporaine a vu se clarifier le concept de personne autonome, concept en effet centré sur la notion de réflexivité. La deuxième nouveauté de la réflexion contemporaine a été de répondre à la nécessité d'une équité parmi les Individus qui composent la Société : c'est l'apport de la théorie de la justice de John Rawls, qui peut aussi être vue comme un retour à l'exigence Kantienne.

4.1. Le concept de personne

Le concept de personne humaine a été approfondi par la réflexion de philosophes contemporains américains comme Harry Frankfurt et David Lewis, et celle d'autonomie par Gerald Dworkin. L'introduction, à côté de l'autonomie, de la

---

48. *Ibid.,* p. 178-179.
49. *Ibid.,* p. 75.

notion de justice doit beaucoup à l'œuvre de John Rawls. Tout sera alors en place pour voir enfin apparaître dans leur formulation actuelle les principes de la bioéthique. Frankfurt, Lewis et Dworkin, dont je présenterai ici en quelques mots les idées, partent d'un point commun : c'est en effet la réflexivité qui définit la notion de personne, de préférence, et d'autonomie.

Dans un chapitre antérieur, nous avons déjà rencontré Harry Frankfurt à propos de son livre *Les raisons de l'amour*. Ce philosophe américain, né en 1929, a proposé en 1971 d'identifier la personne avec la notion de réflexivité et la liberté de la volonté. Ce texte, considéré comme un classique de la philosophie contemporaine[50], définit la notion de désir et de volition de seconde ordre :

> Quelqu'un a un désir de second ordre soit lorsque, simplement, il veut avoir un certain désir, ou lorsqu'il veut que ce désir de second ordre soit la conséquence de sa volonté. Dans ce deuxième cas j'appelle désir de second ordre une volition de second ordre. C'est le fait d'avoir des volitions de second ordre, et non des désirs de second ordre d'une manière générale qui est une condition essentielle pour définir la personne. Un être pourrait très bien avoir des désirs de second ordre à propos d'un désir mais ne pas être concerné par le fait que ce désir de second ordre réussisse à contrôler le désir de premier ordre.

Je tente d'expliciter ainsi ce texte complexe de Frankfurt :

Soit A et B deux agents. Soit une action X = fumer, et une action NonX = ne pas fumer. Soit D1 le désir d'accomplir NonX. Soit D2 le désir d'avoir le désir D1 : D2 est un désir de second ordre.

A et B ont tous les deux le désir D1 (accomplir NonX) et le désir D2 de désirer avoir le désir D1. Mais A se moque de

50. Frankfurt Harry G., « Freedom of the will and the concept of a person », *The Journal of Philosophy* n° 68, janvier 1971, p. 5-20.

savoir si D2 va être efficace, s'il réussira à accomplir NonX. A est seulement un « wanton » (un « vouleur »).

Alors que le wanton A se moque de savoir si D2 est sa volonté, pour B., il importe (c'est sa volonté) que D2 soit efficace. Pour Frankfurt, seul B est une personne :

Être une personne (B), et pas seulement un « wanton » (A), c'est donc le fait d'avoir des volitions de second ordre, et non pas seulement des désirs de second ordre d'une manière générale, et c'est le fait de pouvoir considérer que ces volitions de second ordre sont sa volonté. C'est le fait d'avoir une volonté libre et c'est cette volonté libre, telle qu'elle vient d'être ainsi définie, qui définit la personne, d'où le titre de l'article : liberté de la volonté et le concept de personne (*Freedom of the will and the concept of a person*).

S'identifier à un désir ne signifie pas autre chose que s'intéresser à lui. Ce désir est important pour la personne, elle en a le souci[51]. Frankfurt approfondit cette idée dans deux recueils d'essais. Dans le premier, *The Importance of What we Care About* (1988) il présente l'identité des concepts d'importance et de souci : « to care about, se soucier de », et « c'est important », c'est la même chose. De plus, pour Frankfurt, le souci de quelque chose implique la prise en compte de l'avenir[52]. Dans le second, *Autonomy, Necessity and Love* (1999), qu'il reprendra dans *Les Raisons de l'amour* (traduction française, 2006), il montre que le fait de s'identifier totalement, sans réserve, à l'un de ses désirs, en faisant taire tous les conflits intérieurs, c'est le fait, pour la personne, de s'aimer. Comme nous l'avons dit, nous reviendrons sur ces idées dans la deuxième partie de ce

51. Ces idées de Frankfurt sont bien discutées dans Maillard Romagnoli Nathalie, « Autonomie personnelle et valeurs : une critique de la théorie hiérarchique de Harry G. Frankfurt », *Philosophiques* n° 37, 2010, p. 349-368. Voir aussi mon livre *Une Théorie du soin* (2010).

52. « The outlook of a person who cares about something is inherently prospective ; that is, he necessarily considers himself as having a future. » Frankfurt Harry G., *The Importance Of What we Care About: philosophical essays*, Cambridge, 1988, 190 p., p. 83.

livre, car elles apparaîtront importantes si on veut comprendre ce que signifie, pour une personne malade, le fait de se soigner (nous montrerons que se soigner, c'est s'aimer).

Quand attribue-t-on une valeur à quelque chose ? Le philosophe américain David Lewis (1941-2001) pose cette question dans son article *Théorie dispositionnelle des valeurs* (1989). Quand on la désire ? Pour Lewis, c'est plutôt le désir de désirer cette chose qui lui donne sa valeur. On retrouve donc ici à nouveau le concept de réflexivité, de désir de second ordre :

> un toxicomane réflexif peut désirer son étourdissement euphorique, mais ne pas lui accorder une valeur. Même en dehors du problème du coût et du risque, il peut se détester pour avoir désiré quelque chose qu'il n'apprécie pas du tout : il s'agit d'un désir dont il veut se débarrasser. Il désire son trip, mais il ne désire pas le désirer, et en fait il désire ne pas le désirer. Il ne désire pas un état de conscience inaltéré et banal, mais il désire le désirer. Nous concluons qu'il n'accorde pas de la valeur à ce qu'il désire mais plutôt qu'il accorde de la valeur à ce qu'il désire désirer. Les valeurs sont ce que nous sommes disposés à vouloir désirer[53].

Ainsi, on attribue de la valeur à quelque chose quand on désire la désirer (désir de second ordre) : les valeurs sont ce que nous sommes disposés à vouloir désirer. On notera l'analogie des concepts de Frankfurt et Lewis : pour Frankfurt, la réflexivité (la capacité de s'identifier à une volition de second ordre) définissait la personne ; pour Lewis, la réflexivité définit la préférence. Nous allons voir avec Gerald Dworkin qu'elle définit aussi l'autonomie.

Gerald Dworkin (né en 1937) est l'auteur d'un exposé théorique moderne du concept d'autonomie dans *The Theory and Practice of Autonomy* (1988) :

---

53. Lewis David, « Dispositional theories of values », publié dans une série de trois essais, avec Michael Smith et Mark Johnston, *Aristotelian Society*, n° 63, volume 63, Supplementary Volume, Issue 1, 1989, p. 113-137.

> L'autonomie est conçue comme une capacité de second ordre des personnes à réfléchir de manière critique sur leurs préférences, désirs, souhaits, etc. de premier ordre et la capacité d'accepter ou de tenter de les modifier à la lumière de préférences et de valeurs d'ordre plus élevé. En exerçant une telle capacité, les personnes définissent leur nature, donnent un sens et une cohérence à leur vie et assument la responsabilité du type de personne qu'elles sont[54].

Ainsi, une personne est moralement autonome si et seulement si ses principes moraux sont les siens :

> Ses principes moraux sont les siens si et seulement si elle est l'auteur de ces principes moraux, leur initiateur. Elle choisit ses principes moraux. L'autorité ultime ou la source de ses principes moraux est sa volonté. Elle décide quels principes moraux accepter comme étant obligatoires pour elle. Elle porte la responsabilité de la théorie morale qu'elle accepte et les principes qu'elle applique.
> Elle refuse d'accepter les autres comme des autorités morales c'est-à-dire qu'elle n'accepte pas sans considération indépendante le jugement des autres concernant ce qui est moralement correct[55].
> [Divers courants philosophiques (Kant, l'utilitarisme) etc.] conduisent à une conception commune de ce qu'est une personne. Ce qui fait d'un individu la personne particulière qu'elle est, est son plan de vie, ses projets. En étant à la recherche de l'autonomie, on forme sa propre vie, on en construit la signification. La personne autonome donne un sens à sa vie. [...]

---

54. Ma traduction de : « Autonomy is conceived of as a second-order capacity of persons to reflect critically upon their first-order preferences, desires, wishes, and so forth and the capacity to accept or attempt to change these in light of higher-order preferences and values. By exercising such a capacity, persons define their nature, give meaning and coherence to their lives, and take responsibility for the kind of person they are. » Dworkin Gerald, *The theory and practice of autonomy*, Cambridge University Press, 1988, 188 p., p. 20.

55. *Ibid.*, p. 35.

> La moralité est ce qui est dû à chacun. Des relations plus intimes telles que l'amitié ou l'amour doivent répondre à des qualités particulières, à des vies formées de manière particulière. Le respect moral est dû à tous parce que tous ont la capacité de se définir eux-mêmes. [...] L'autonomie est une capacité qui est (en partie) constitutive de ce que c'est que d'être un agent. [...] L'exercice de cette capacité est ce qui fait qu'une vie est la mienne. Et, si je suis amené à reconnaître d'autres êtres comme des personnes, comme des centres indépendants de conscience, en tant qu'eux-mêmes, il est nécessaire que je donne du poids à la façon dont ils définissent et évaluent le monde pour décider de la manière dont je dois agir[56].

Cette dernière phrase est importante : elle montre que l'éthique dont je dois me prévaloir personnellement dépend de ma considération de l'évaluation réflexive que peuvent avoir les autres, ces autres personnes que moi qui sont également, comme moi, des « centres indépendants de conscience ». Toute la problématique du rapport entre éthique et altérité, qui fera l'objet du chapitre suivant, est en germe dans cette phrase. Mais elle annonce aussi un autre aspect de l'éthique, celui de l'équité, ce que nous allons aborder maintenant avec l'œuvre de John Rawls.

4.2 L'équité entre les personnes : théorie de la justice

La deuxième propriété émergente nouvelle de la société, après le principe d'autonomie, est le principe de justice. Avec John Rawls (1921-2002) et sa *Théorie de la Justice* (1971) nous assistons à un retour à Kant. Il s'agit d'une théorie de la justice comme équité :

> L'utilitarisme, sous une forme ou une autre, a été la théorie systématique dominante de la philosophie morale moderne, du moins

56. *Ibid.*, p. 31-32.

> une partie d'entre elles. [Des critiques, par contre, ont noté] les obscurités du principe d'utilité ainsi que les désaccords apparents entre nombre de ses implications et nos sentiments moraux. [...] J'ai tenté de généraliser et de porter à un plus haut degré d'abstraction la théorie traditionnelle du contrat social telle qu'elle se trouve chez Locke, Rousseau ou Kant.
> La théorie que je propose est de nature profondément kantienne et je ne prétends, pour les vues que j'avance, à aucune originalité. Les plus importantes sont classiques et bien connues. Mon intention a été de les organiser en un système général qui, grâce à certaines simplifications, en fait voir toute la portée[57].

La justice est une construction humaine, faite dans des conditions d'impartialité et de rationalité. Rawls utilise une expérience de pensée. Il imagine un contrat social originel qui serait fait par des contractants placés derrière un « voile d'ignorance » pour choisir les principes de justice qui gouverneront leurs institutions politiques et sociales : chacun ignore quels sont ses intérêts propres, ses valeurs ou encore la position qu'il occupera dans la société dont il s'agit de déterminer les principes de justice. Ainsi, le juste sera défini sans référence à une conception particulière du bien ou à un intérêt singulier. Dans ces conditions, ces principes pourront être impartiaux et justes : en effet, la justification des principes de justice sociale ne vient pas de ce qu'ils sont en accord avec une conception particulière du bien, mais de ce que la procédure suivie est telle que chacun s'accorde à la reconnaître comme équitable (*fair*) lorsqu'il utilise sa raison (pratique)[58].

---

57. Rawls John, *Théorie de la Justice*, trad. Audard C., Paris, Seuil, coll. « Sciences Humaines », 2009, 672 p., p. 20.

58. Modifié d'après « *L'œuvre de John Rawls* », 2019, selon Catherine Audard, sa traductrice, et résumé par Michel Forsé in <https://www.nonfiction.fr/article-9925-fonder-les-principes-de-justice-de-la-democratie-sur-une-raison-libre.htm>.

Rawls définit ainsi les trois principes de justice du « libéralisme égalitaire ». Ils sont articulés selon cet ordre, qui rend liberté, égalité et solidarité inséparables : garantir à chacun le plus grand degré de liberté compatible avec la même liberté pour les autres (principe d'égale liberté), garantir une juste égalité des chances, s'assurer que, même si des inégalités demeurent, le sort des plus mal lotis est le meilleur possible.

Ce qui est injuste, ce n'est pas toute inégalité, mais une société qui échoue à traiter ses membres comme égaux, c'est-à-dire où chacun n'aurait pas la même liberté réelle de mener à bien son projet de vie, soit parce qu'il n'aurait pas les mêmes droits, soit parce qu'il n'aurait pas les mêmes chances, soit parce qu'il serait laissé dans une situation de pauvreté, telle qu'elle ne lui permettrait même plus de se doter, comme tout autre, des moyens du respect de soi-même[59].

5. L'invention de la bioéthique

5.1 Histoire de l'invention

Tout était en place pour que sur la base de ces prémices essentiellement philosophiques, l'éthique puisse s'appliquer au domaine médical. Cet événement a eu lieu précisément en 1978 et 1979, années pendant lesquelles les fondements modernes de la bioéthique ont suivi ceux de la naissance de l'éthique de la recherche médicale : la publication du livre de

59. <https://www.nonfiction.fr/article-9925-fonder-les-principes-de-justice-de-la-democratie-sur-une-raison-libre.htm>.

Beauchamp et Childress décrivant quatre principes de l'éthique biomédicale[60, 61].

On se souvient de l'horreur qui saisit l'humanité lorsque, lors de la découverte des camps de concentration nazis, apparurent aussi au grand jour les perversions d'une recherche qui se voulait médicale, alors qu'elle n'était faite que dans le but d'accumuler des connaissances susceptibles de pouvoir être utilisées par l'appareil de guerre nazi. Le procès de Nuremberg des dignitaires nazis et des médecins qui participèrent à cette horreur donna en particulier l'occasion d'établir en 1946 un « Code de Nuremberg ».

Mais ce code ne fut en fait pas réellement appliqué. En 1972 éclata le scandale de Tuskegee : on découvrit l'existence d'un programme de recherche en cours sur la syphilis, qui avait débuté en 1932, visant à étudier l'évolution naturelle de la syphilis nerveuse. Or, ce programme fut poursuivi après la découverte des antibiotiques. À cette occasion, on observa aux États-Unis que de nombreux programmes de recherche ne respectaient pas le code de Nuremberg. Le gouvernement américain mit en place un comité pour étudier ces manquements graves. Il en résulta en 1978 la publication du Rapport Belmont sur l'éthique de la recherche, insistant notamment sur la nécessité du consentement informé. En France, ce sera, 10 ans plus tard, la loi Huriet sur la recherche (1988).

Dans le comité Belmont se trouvait un jeune éthicien, Tom Beauchamp (né en 1939) qui, avec son collègue, James Childress (né en 1940) tentèrent d'appliquer au soin les principes qui gouvernent la recherche médicale. Ils en tirèrent un livre, les *Quatre principes*, dont est issu le « principisme », qui

---

60. Beauchamp Tom, Childress James F., *Principles of Biomedical Ethics*, Oxford: Oxford University Press. La première édition date de 1979. Le livre sera plusieurs fois réédité, les auteurs ajoutant à chaque édition successive des réponses aux critiques qui lui ont été faites.

61. La cinquième édition a été traduite par Martine Fisbach et publiée en 2008 aux Belles Lettres, coll. « Médecine & Sciences Humaines », 641 p.

représente un cadre de réflexion majeur pour l'éthique médicale contemporaine[62]. En France, l'application au soin des concepts issus de l'éthique de la recherche (1988) sera formalisée dans la loi du 4 mars 2002 (Loi Kouchner, Droit des Patients).

5.2. Les quatre principes

Les quatre principes élargissent les principes de l'éthique hippocratiques qui se résumaient à un *principe de bienfaisance*, visant à améliorer le sort du malade et diminuer sa souffrance, et, surtout, de *non malfaisance* : face aux maladies, avoir deux choses à l'esprit : faire du bien, ou au moins ne pas faire de mal, ἀσκέειν, περὶ τὰ νουσήματα, δύο, ὠφελέειν, ἢ μὴ βλάπτειν[63], ce que les Latins traduiront par d'abord ne pas nuire, *Primum, non nocere.* Beauchamp et Childress établirent l'importance de deux nouveaux principes, le principe de respect de l'autonomie et le principe de justice (figure 37).

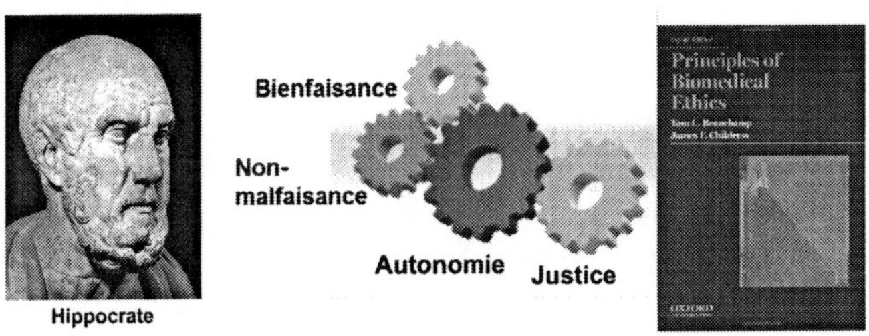

Figure 37. Les quatre principes de l'éthique

62. Pour une analyse détaillée des influences respectives de Kant et Mill dans les éditions successives du livre de Beauchamp et Childress, voir le livre de Merle Spriggs, *Autonomy and Patients' Decisions*, *op. cit.* On trouvera aussi dans l'ouvrage récent de Jean-Marc Mouillie une analyse critique de l'évolution des différents éléments qui forment le « principisme ». *L'Éthique du préférable partageable: Lecture du principisme*, Paris, Les Belles Lettres, coll. « Médecine & sciences humaines », 2019, 464 p.

63. Hippocrate, *Épidémies*, I, 5.

Principe d'autonomie

Le respect de l'autonomie réside dans le devoir de se conformer au libre choix du patient en s'assurant de son consentement éclairé. Nous avons vu que cette dernière notion repose largement sur la conception Millienne exprimée dans *De la liberté*. Ceci suppose donc que le patient soit informé afin qu'il dispose de tous les éléments nécessaires pour pouvoir se déterminer, et cela sans subir de pressions extérieures. Un consentement éclairé est l'autorisation autonome d'un individu qui accepte de participer à une recherche ou qui accepte un traitement médical. Beauchamp et Childress définissent ainsi l'autonomie :

> L'autonomie de la personne est, au minimum, une règle autodéfinie qui est libre à la fois d'interférences d'un contrôle exercé par autrui et de limitations, telles qu'une compréhension inadéquate, qui empêche un choix ayant un sens. L'individu autonome agit en toute conscience selon un plan qu'il a lui-même choisi, de manière analogue à la manière dont un gouvernement indépendant gère ses territoires et définit ses politiques. En revanche, une personne dont l'autonomie est réduite est, à certains égards, contrôlée par d'autres ou incapable de délibérer ou d'agir sur la base de ses désirs et de ses projets. Par exemple, les prisonniers et les personnes souffrant d'un retard mental ont souvent une autonomie réduite. L'incapacité mentale limite l'autonomie de la personne arriérée, tandis que l'institutionnalisation coercitive limite l'autonomie des prisonniers[64].

64. Ma traduction de : « *Personal autonomy is, at a minimum, self-rule that is free from both controlling interferences by others and from limitations, such as inadequate understanding, that prevent meaningful choice. The autonomous individual acts feely in accordance with a self-chosen plan, analogous to the way an independent government manages its territories and sets its policies. A person of diminished autonomy, by contrast, is in some respect controlled by others or incapable of deliberating or acting on the basis of his or her desires and plans. For example, prisoners and mentally retarded individuals often have diminished autonomy. Mental incapacitation limits the autonomy of the retarded person, whereas coercive institutionalization constrains the autonomy*

Principe de justice

Il veille à assurer une répartition égale des ressources médicales. La question se pose en cas de ressources limitées en soi (exemple : disponibilité des greffons en transplantation) ou du fait de l'existence de contraintes économiques (exemple : traitement extrêmement coûteux).

Les quatre principes ont des fondements philosophiques plutôt différents : les principes de Bienfaisance et de Non-malfaisance sont plutôt utilitaristes (conséquentialistes) ; les principes d'Autonomie et de Justice sont plutôt déontologiques (reposant sur des principes). Les quatre principes sont interconnectés. Pour prendre conscience de ces interconnexions, on peut considérer le couple Bienfaisance vs Non-malfaisance ; l'Autonomie peut définir la Bienfaisance et la Non-Malfaisance ; le principe de Justice intègre les trois autres principes de l'individu dans une perspective collective.

Mais les quatre principes peuvent entrer en conflit (quelqu'un m'a fait remarquer que dans l'image des roues dentées que j'avais prise pour illustrer les quatre principes sur la Figure ci-dessus, les roues ne peuvent pas tourner !), et c'est lorsque ceci survient qu'il y a alors un dilemme éthique complexe, dont nous pouvons donner comme exemples les conflits entre Bienfaisance/Non-malfaisance et respect de l'Autonomie, entre Bienfaisance/Non-malfaisance et Justice.

Pour décider, il devient alors nécessaire d'analyser le problème, et les quatre principes offrent une méthodologie pour décliner le problème dans ses différents aspects éthiques. Il s'agira au fond, en cas de conflit entre des principes, de décider celui qui doit avoir la priorité. Il n'y a donc pas de solution universelle, ce choix se faisant au cas par cas, dépendant toujours du contexte, dont il ne faut pas sous-estimer la complexité. Cette complexité, c'est celle de l'environnement de la personne malade dont il s'agit, mais c'est aussi la complexité

---

of prisoners ». Beauchamp Tom et Childress James, *Principles of Biomedical Ethics*, *op. cit.*, 5e édition, 2001, p. 58.

de la *personne* elle-même, complexité que tout ce qui précède a tenté de définir.

6. L'éthique, vie bonne menée ensemble

Dans ce chapitre, nous avons tenté de décrire l'éthique comme une propriété émergente nécessaire de l'organisation d'une société faite d'individus recherchant les conditions d'une vie bonne *menée ensemble*, face au problème du mal et, spécifiquement en médecine, de la maladie (bioéthique).

Menée ensemble : l'éthique peut donc être ainsi vue comme résultant, ou plutôt émergeant, de la reconnaissance de l'existence de l'autre. C'est bien dans ce sens que l'éthique peut être essentiellement vue, comme l'ensemble de ce chapitre l'a proposé, comme une propriété émergente de la Société. Incidemment, considérer que l'éthique est une propriété de la Société, modifiée en permanence par les Individus qui la constituent (on comprend ainsi que la loi sur la bioéthique soit « révisable ») permet de relativiser son caractère « universel », puisque, en toute rigueur, elle ne saurait s'appliquer qu'aux Individus qui forment cette société et qui, grâce à l'exercice de leur esprit, l'ont conçue.

Vivre ensemble dans le cadre d'un « triangle » Je, Tu, Il proposé par Ricœur qui donne la définition suivante de l'éthique :

> On entre véritablement en éthique quand, à l'affirmation par soi de la liberté, s'ajoute la volonté que la liberté de l'autre soit. *Je* veux que *ta* liberté soit[65]. »

---

65. Ricœur Paul, « Fondements de l'éthique », *Autres Temps* n° 3, 1984, p. 61-71 et « Avant la loi morale : l'éthique », in *Encyclopedia Universalis*, Supplément II, Les enjeux, Paris, 1985, p. 42-45. Les italiques des mots « *je* » et « *ta* » sont de Ricœur.

7. Le couple *Je* et *Tu* comme condition de la personne

Je et Tu (1923) est le titre d'un livre du philosophe Martin Buber[66]. Dans ce livre, une merveille écrite dans un style d'une rare poésie, Buber différencie deux types de relations, *Je-Tu* et *Je-Cela* : « Il y a le couple *Je-Tu*. L'autre est le couple *Je-Cela*, dans lequel on peut aussi remplacer *Cela* par *Il* ou *Elle* sans que le sens en soit modifié. »

> Donc le *Je* de l'homme est double, lui aussi. Car le *Je* du couple verbal *Je-Tu* est autre que celui du couple verbal *Je-Cela*[67] [...]
> Le *Tu* vient à ma rencontre. Mais c'est moi qui entre en relation immédiate avec lui. Ainsi il y a dans cette rencontre celui qui élit et celui qui est élu, c'est une rencontre à la fois active et passive. [...] Je m'accomplis au contact du *Tu*, je deviens *Je* en disant *Tu*.
> Dans l'amour, un *Je* prend la responsabilité d'un *Tu* [...]
> Relation est réciprocité. Mon *Tu* agit en moi comme j'agis en lui[68] [...]

---

66. Dans le « Prière d'insérer » de l'ouvrage qu'il lui a consacré, Robert Misrahi rappelle que Martin Buber est né à Vienne en 1878 et mort à Jérusalem en 1965. Il enseigna à l'Université de Francfort de 1923 à 1933. Persécuté par le régime nazi, il finit par quitter l'Allemagne en 1938 pour rejoindre la Palestine qui deviendra en 1948 l'État d'Israël, où il enseignera à l'Université de Jérusalem. Sioniste convaincu, il fut un partisan du dialogue avec les arabes et un homme de paix. « C'est l'unité de l'œuvre créatrice de Buber tout au long de sa vie qui est l'élément le plus marquant. En lui, le politique, le philosophe, l'existentiel, sont fondus ensemble et les pôles opposés de la réalité sont unis par le mouvement de la conscience. Philosophe du dialogue, de la médiation, de la rencontre, Buber a réuni l'événement et l'éternité. » Misrahi Robert, *Buber*, Paris, Seghers, coll. « Philosophes de tous les temps », 1968, 192 p.

67. *Je et tu*, p. 35.

68. *Ibid.*, p. 48.

> Et si tu veux que je te le dise avec tout le sérieux de la vérité : l'homme ne peut vivre sans le *Cela*. Mais s'il ne vit qu'avec le *Cela*, il n'est pas pleinement un homme[69] [...]
> L'homme est d'autant plus une personne que le mot fondamental *Je-Tu* est plus fort dans la dualité humaine de son moi[70].
> Toute vie véritable est rencontre[71].

*

La lecture de ces trois dernières phrases de Buber, ainsi que celle dans laquelle il affirme : « Je m'accomplis au contact du *Tu*, je deviens *Je* en disant *Tu* », est un éblouissement, comme si elles allumaient soudain une lumière éclairant la réflexion qui fait l'objet de ce livre. Non seulement c'est l'existence du couple *Je* et *Tu* qui permet, comme le dit Ricœur « d'entrer véritablement en éthique » mais, de plus, cette éthique qui a été présentée ici comme une propriété de la Société, qui lui permet de persévérer en son être, est aussi une condition essentielle pour que l'Individu qui la constitue devienne enfin une personne : c'est ma rencontre avec le *Tu*, qui, m'imposant une éthique, fait du *Je* que je suis une personne. Une éthique du *Je-Tu* est ainsi à la fois l'aboutissement et le commencement de toute réflexion visant à préciser ce qu'est une personne, et donc une médecine humaine. Une médecine humaine peut ainsi être définie comme une médecine de la rencontre.

La découverte de l'altérité sera donc le sujet du dernier chapitre de la partie philosophique de ce livre, dans lequel Moi-même et l'Autre sont en face-à-face comme dans une consultation médicale, préparant la deuxième partie, consacrée à la pratique de la clinique.

---

69. *Ibid.*, p. 67.
70. *Ibid.*, p. 99.
71. *Ibid.*, p. 44.

VIII

La découverte de l'altérité

Parce que c'était lui, parce que c'était moi, disait Montaigne, parlant de sa rencontre avec La Boétie. Peut-on trouver plus belle illustration d'un couple *Je-Tu* et plus belle introduction à la question du moi et de l'autre, et de leur rencontre ? Qui est ce *moi, par rapport à l'autre* ? Comment se définit leur rencontre, qui s'est faite, dit Montaigne, « par hasard, au milieu d'une foule de gens[1] » ?

Nous abordons ici la question d'un Individu par rapport aux autres Individus avec qui il forme Société. Qui est-il lui-même, en quoi est-il un Individu, se distinguant de l'autre, ce qui pose la question de l'identité personnelle ? Comment celle-ci se positionne-t-elle par rapport à l'identité personnelle de l'autre ? Quelles sont les conséquences de leur rencontre sur leur identité ? Il est nécessaire de poser cette question de l'identité de la personne, à la fois par rapport à elle-même et par rapport à autrui, si l'on veut comprendre pleinement le sens de la rencontre dans une médecine humaine.

Pour cela, nous convoquerons trois philosophes majeurs du XXe siècle : Paul Ricœur, Derek Parfit et Emmanuel Levinas. Nous avons présenté dans le chapitre précédent l'Éthique comme une propriété émergente de la Société, s'imposant en tant que telle aux Individus, ce qui leur permet de vivre

1. Montaigne, *Les Essais*, I., 27.

ensemble. Il s'agit maintenant à la fois de définir l'Individu dans son identité personnelle et de montrer que c'est la rencontre d'autrui qui lui dit, ou même lui dicte, l'éthique. La Société ne sera plus ici considérée en tant qu'entité gouvernée par des règles, le « gouvernement civil » de Locke, mais en tant qu'une somme de rencontres entre des individus qui se parlent : Robinson rencontrant Vendredi, en échangeant leurs pensées, forment un commencement de société. On comprend donc l'importance de la capacité de parole (mise à jour, on l'a vu, par Locke), et nous verrons l'usage qu'en feront Ricœur, au niveau de l'importance qu'il donne au récit, et Levinas, quand il décrira l'interpellation.

1. Ricœur, de la phénoménologie à l'herméneutique

Paul Ricœur (1913-2005) naît à Valence en 1913. Il perd très tôt ses parents. Lycéen, il est un élève studieux, et s'intéresse sous l'influence d'un de ses professeurs à la philosophie qu'il aborde, pendant ses années d'étudiant, notamment avec Gabriel Marcel, un philosophe chrétien. Dans une « *Lecture magistrale* (*Lectio Magistralis*) » qu'il donne en 2001 à Barcelone[2], il raconte que c'est au moment du concours d'agrégation qu'il fut initié aux œuvres publiées de Husserl, le fondateur du courant phénoménologique et à son souci de description exacte et fine des phénomènes psychiques. Pendant les années de guerre, qu'il passe en Allemagne en captivité, il lit l'œuvre de Jaspers qui, on s'en souvient, avait été le véritable maître de

2. Ricœur Paul, *Lectio Magistralis*, publiée par Domenico Jervolino, en appendice de *Paul Ricœur, une herméneutique de la condition humaine*, Ellipses, coll. « Philo », 2002, 94 p. Voir aussi sa lumineuse conférence prononcée lors de la remise en 1999 du prix Balzan in <https://www.balzan.org/en/prizewinners/paul-ricoeur/synthese-panoramique-frenchl-ricoeur>.

Hannah Arendt. Ses premiers travaux portent sur *Le volontaire et l'involontaire* (1950) :

> J'y décrivais [...] les phénomènes fondamentaux de la sphère pratique : le projet, l'habitude, l'émotion et, pour la première fois, l'inconscient placé alors sous le titre de l'involontaire absolu, pour le distinguer des résistances et des appuis que la volonté rencontre au niveau de lucidité de la conscience maîtresse d'elle-même. [...] En fait, le problème de la volonté mauvaise et du mal m'avait contraint à compléter la méthode phénoménologique de description essentielle par une méthode d'interprétation empruntée à une tout autre tradition que la phénoménologie Husserlienne, celle de la philologie classique, de l'exégèse des textes sacrés, de la jurisprudence, placée sous le titre d'herméneutique.

Suivront alors les œuvres majeures de Ricœur, notamment *De l'interprétation, essai sur Freud* (1965), *La métaphore vive* (1975), les trois volumes de *Temps et Récit* (1983-1985). À l'occasion d'une invitation à donner en 1986 des Gifford Lectures, il rédige ces dix lectures, publiées en 1990 dans *Soi-même comme un autre* (c'est dans le cadre de ces mêmes Gifford Lecture que Hannah Arendt avait dix ans plus tôt fait la synthèse de sa pensée, publiée sous le titre de *La Vie de l'esprit*). C'est enfin *La mémoire, l'histoire, l'oubli* (2000) et *Parcours de la reconnaissance* (2004). L'œuvre du philosophe ne doit pas faire oublier le très grand enseignant que fut toute sa vie Paul Ricœur : d'abord en France, à Strasbourg, puis à Nanterre, à Louvain, et surtout, pendant vingt ans à partir de 1967 aux États-Unis, à Chicago où il fut à un moment collègue de Hannah Arendt.

La pensée de Ricœur, qu'il est impossible de résumer tant elle est féconde, s'attaquant par l'usage de disciplines diverses à des domaines multiples, est d'abord *phénoménologique* dans son analyse du volontaire et de l'involontaire. La phénoménologie vise à accéder aux phénomènes eux-mêmes et à leur signification, non pas seulement aux choses de la nature, mais à l'ensemble de ce qui est, « toute chose, matérielle, formelle, culturelle, lorsqu'on la prend pour objet d'analyse[3] ». Le fondateur du mouvement phénoménologique, Edmund Husserl (1859-1938), donnait en effet comme mot d'ordre dans ses *Recherches Logiques* (1901) : « Retour aux choses-mêmes[4]. » C'est donc très tôt que Ricœur s'est emparé de la pensée de Husserl, pour la dépasser.

La pensée de Ricœur devient *herméneutique* lorsqu'il prend conscience de l'importance de l'interprétation, ce qui influencera la suite de son œuvre. L'herméneutique, c'est d'abord l'interprétation des textes. Ricœur va en faire une interprétation de l'être humain, dont il voit l'identité face au temps comme un récit qu'il s'agit d'interpréter à la manière d'un texte. Dans sa *Lectio Magistralis*, Ricœur montre comment il est passé à cet autre mode d'explication, en particulier dans son livre *De l'interprétation, essai sur Freud* (1965).

> J'y reprenais, à nouveaux frais, le problème de l'inconscient [...] traité systématiquement sous le titre de l'involontaire absolu dans ma philosophie de la volonté. Ce n'était pas comme involontaire que l'inconscient revenait, mais comme porteur d'un sens offert au

---

3. Bégout Bruce, « Husserl », in *Introduction à la phénoménologie*, sous la direction de Philippe Cabestan, Ellipses, 2017, 11-35, 144 p. Chose : dans le texte de Husserl, le mot allemand est *Sache*.

4. Husserl aura comme élèves Hannah Arendt, Emmanuel Levinas, et surtout Martin Heidegger (1889-1976), en qui il voyait son véritable successeur. Husserl qualifie ainsi la conscience « d'intentionnelle ». Il faut rappeler qu'il fut lui-même l'élève de Franz Brentano, à qui l'on doit, comme nous l'avons-vu, la notion d'intentionnalité, le fait que toute pensée est dirigée vers un objet. Le but de la phénoménologie est donc de montrer comment la pensée se dirige vers l'objet et, précisément, comment la conscience appréhende un phénomène. Elle le fait en étant intentionnelle au sens de Brentano. Le concept de « retour aux choses-mêmes », central chez Husserl, est exprimé dans Husserl Edmund, *Recherches Logiques*, II, *Recherches pour la phénoménologie et la théorie de la connaissance*, 1, Paris, Presses Universitaires de France, coll. « épiméthée », trad. Elie H., Kelkel AL, Schérer R., 1961, 288 p., p. 6-10.

déchiffrage sur la double ligne de l'explication en termes de pulsion, et d'interprétation, en termes de double sens, comme on voit dans le rêve, les symptômes, les lapsus, les expressions mythiques ou poétiques. Je tentai alors de concilier les deux approches – en gros « naturaliste » et « herméneutique » – en posant que l'inconscient était lui-même, en tant qu'objet de recherche et d'examen, un point de croisement de la « force » et du « sens », de la « pulsion » et de la « représentation ». À ce titre, il me paraissait mettre en échec les philosophies de la conscience issues de Descartes et auxquelles continuait d'appartenir la phénoménologie de Husserl que j'avais moi-même pratiquée dans mes premiers travaux. Dans cet océan de perplexité je cherchais un guide approprié dans le fonctionnement complexe du langage : c'est ainsi que j'ai glissé progressivement d'une philosophie de l'action à une philosophie du langage avant que le mouvement du balancier me ramène dans le champ pratique[5].

1.1 Soi-même comme un autre : explication du titre

Soi-même comme un autre : le titre, qui sonne comme une provocation à la réflexion, est expliqué dans la préface du livre. D'emblée, Ricœur montre qu'il va être obligé, pour exprimer sa pensée, d'inventer de nouveaux mots. La question centrale du livre, exprimée dans son titre, pose la question de ce que l'on entend par le mot *même*. Ricœur a découvert que ce mot, dans l'expression *soi-même*, a deux significations profondément différentes : identique, ce que le latin désigne par *idem*, dont l'antonyme est différent ; mais aussi soi-même, par rapport à l'autre, ce que le latin désigne par *ipse*. Ricœur en vient donc à utiliser les mots de *mêmeté* et *ipséité* pour désigner ces deux usages d'un même mot, *même*. Mais laissons-le expliquer entièrement ce titre *Soi-même comme un autre* :

5. *Lectio Magistralis*, *op. cit.*, p. 77-78.

1. « Soi » : utiliser le mot soi, et non pas moi, montre qu'il s'agit de faire une réflexion sur un être : « soi » est un pronom réfléchi de la troisième personne.
2. « Même » : il s'agit de dissocier deux significations majeures de l'identité [...], selon que l'on entend par identique l'équivalent de l'*idem* ou de l'*ipse* latin [...]. *Idem* a plusieurs significations, dont la permanence dans le temps constitue le degré le plus élevé, à quoi s'oppose le différent, au sens de changeant, variable. Notre thèse constante sera que l'identité au sens d'*ipse* n'implique aucune assertion concernant un prétendu noyau non changeant de la personnalité. [...] « Même » est aussi employé dans le cadre d'une comparaison ; il a comme contraire : autre, contraire, distinct, divers, inégal, inverse. Le poids de cet usage comparatif du terme « même » m'a paru si grand que je tiendrai désormais la mêmeté pour synonyme de l'identité-*idem* et que je lui opposerai l'ipséité par référence à l'identité-*ipse*. [...] L'identité-*ipse* met en jeu une dialectique complémentaire de celle de l'ipséité et de la mêmeté, à savoir la dialectique du soi et de l'autre que soi.
3. « Autre » : tant que l'on reste dans l'identité-mêmeté, l'altérité de l'autre que soi ne présente rien d'original : « autre » figure dans la liste des antonymes de « même », à côté de « contraire », « distinct », « divers », etc. Il en va tout autrement si l'on met en couple l'altérité avec l'ipséité. Une altérité, qui n'est pas – ou pas seulement – de comparaison est suggérée par notre titre, une altérité telle qu'elle puisse être constitutive de l'ipséité elle-même.
Soi-même comme un autre suggère d'entrée de jeu que l'ipséité du soi-même implique l'altérité à un degré si intime que l'une ne se laisse pas penser sans l'autre, que l'une passe plutôt dans l'autre [...].
4. Au « comme », nous voulons attacher la signification forte, non pas seulement d'une comparaison – soi-même semblable à un autre –, mais bien d'une implication : soi-même en tant que... autre[6].

6. Ricœur Paul, *Soi-même comme un autre*, Paris, Seuil, coll. « Sciences Humaines », 432 p., p. 12-24.

Dans sa *Lectio Magistralis*, Ricœur donne un éclairage sur cette œuvre qui peut donc être vue comme la nécessité d'un dialogue :

> un second front était ouvert, outre celui de la confrontation entre l'approche analytique-objective et l'approche réflexive-subjective, le front issu du dédoublement du soi et de l'autre. La notion même du soi me paraissait se distinguer de celle du moi non seulement par son caractère réflexif indirect, souligné à chaque étape par la médiation du langage, mais par son caractère dialogal. Je m'opposais ainsi à l'interprétation monologale, pour ne pas dire solipsiste, du *cogito* cartésien. Le « je pense » est d'emblée celui d'un « je » et d'un « tu » et d'un « nous ». Cette structure dialogale fondamentale se vérifiait dans chacun des compartiments de l'étude des capacités fondamentales, et d'abord dans le registre du langage. Le discours, sous sa forme la plus élémentaire, celle de la phrase, consiste en ceci que quelqu'un dit quelque chose à quelqu'un d'autre sur quelque chose tenu pour le référent commun ; le discours est adressé à…[7]

1.2 L'identité personnelle selon Ricœur

Comme Ricœur l'écrit dans sa *Lectio Magistralis*, son livre *Soi-même comme un autre*

> est organisé autour de quatre visages majeurs du « je peux » : je peux parler, je peux agir, je peux raconter, je peux me tenir responsable des actions, me les laisser imputer comme à leur véritable auteur. Ces quatre questions me permettaient d'enchaîner, sans les confondre, les questions relatives respectivement à la philosophie du langage, à la philosophie de l'action, à la théorie narrative, enfin à la philosophie morale[8].

---

7. *Lectio magistralis*, *op. cit.*, p. 3.
8. Ricœur Paul, *Soi-même comme un autre*, *op. cit.*, p. 81.

Le livre *Soi-même comme un autre* comporte dix études et c'est surtout dans la cinquième, « *l'identité personnelle et l'identité narrative* », et la sixième étude, « *Le soi et l'identité narrative* » que Ricœur donne sa définition de l'identité personnelle.

> Le problème de l'identité personnelle constitue à mes yeux le lieu privilégié de la confrontation entre les deux usages majeurs du concept d'identité que j'ai maintes fois évoqués (mêmeté et ipséité) […] C'est avec la question de la *permanence dans le temps* que la confrontation entre nos deux versions de l'identité fait pour la première fois véritablement problème. Ainsi disons-nous d'un chêne qu'il est le même, du gland à l'arbre entièrement développé ; de même d'un animal, de la naissance à la mort ; de même enfin d'un homme – je ne dis pas d'une personne – en tant que simple échantillon de l'espèce. La démonstration de cette continuité fonctionne comme critère annexe ou substitutif de la similitude ; la démonstration repose sur la mise en série ordonnée de changements faibles qui, pris un à un, menacent la ressemblance sans la détruire ; ainsi faisons-nous avec les portraits de nous-mêmes à des âges successifs de la vie ; comme quoi, le temps est ici facteur de dissemblance, d'écart, de différence. C'est pourquoi la menace qu'il représente pour l'identité n'est entièrement conjurée que si l'on peut poser, à la base de la similitude et de la continuité ininterrompue du changement, un principe de *permanence dans le temps*. […]
>
> Parlant de nous-mêmes, nous disposons en fait de deux modèles de permanence dans le temps que je résume par deux termes à la fois descriptifs et emblématiques : le *caractère* et la *parole tenue*. En l'un et en l'autre, nous reconnaissons volontiers une permanence que nous disons être de nous-mêmes. Mon hypothèse est que la polarité de ces deux modèles de permanence de la personne résulte de ce que la permanence du caractère exprime le recouvrement quasi-complet l'une par l'autre de la problématique de l'*idem* et de l'*ipse*, tandis que la fidélité à soi dans le maintien de la parole donnée marque l'écart extrême entre la permanence du soi et celle du même, et donc atteste pleinement l'irréductibilité des deux

> problématiques l'une à l'autre[9] […] Par caractère, j'entends ici l'ensemble des marques distinctives qui permettent d'identifier un individu humain comme étant le même[10] […] La tenue de la promesse […], paraît bien constituer un défi au temps, à des changements : quand même mon désir changerait, quand même je changerais d'opinion, d'inclination, « je maintiendrai ».

Ricœur présente la promesse comme

> la justification proprement éthique, que l'on peut tirer de l'obligation de sauvegarder l'institution du langage et de répondre à la confiance que l'autre met dans ma fidélité. Cette justification éthique, prise en tant que telle, déroule ses propres implications temporelles, à savoir une modalité de permanence dans le temps susceptible d'être polairement opposée à celle du caractère. Ici, précisément, ipséité et mêmeté cessent de coïncider. Ici, en conséquence, se dissout l'équivocité de la notion de permanence dans le temps.

Nous reverrons dans la deuxième partie de ce livre cette importance donnée par Ricœur aux notions de caractère, de parole donnée et de confiance, qui participent à la définition de la personne : elles contribueront de manière majeure à donner son sens au face-à-face de deux personnes : le patient et le médecin.

Dans la sixième étude de *Soi-même comme un autre*, *Le soi et l'identité narrative*, Ricœur propose que

> raconter, c'est dire qui a fait quoi, pourquoi et comment, en étalant dans le temps la connexion entre ces points de vue […] La personne, comprise comme personnage de récit, n'est pas une entité distincte de ses « expériences »[11].

---

9. *Ibid.*, p. 140-143.
10. *Ibid.*, p. 144.
11. *Ibid.*, p. 174.

> Bien au contraire : elle partage le régime de l'identité dynamique propre à l'histoire racontée. Le récit construit l'identité du personnage, qu'on peut appeler son identité narrative, en construisant celle de l'histoire racontée. C'est l'identité de l'histoire qui fait l'identité du personnage[12].

Dans sa *Lectio Magistralis,* Ricœur analyse cette partie importante de son œuvre consacrée au langage, d'abord du langage poétique, dans son livre *La métaphore vive* (1975), puis du langage du récit, dans les trois volumineux tomes de *Temps et récit* (1983-1985) :

> Ensemble ces deux séries d'études contribuent à l'exploration de ce que j'appelai innovation sémantique, la création de sens, sur la base des trois unités de base du langage : le mot, la phrase, le texte (la notion de discours couvrant les deux dernières unités).

Son intérêt pour le récit va le conduire à s'intéresser

> aux problèmes antiques et vénérables du temps : le récit déroule une intrigue dans le temps ; plus exactement il dit le temps de l'action et de la passion, le temps des événements et celui des sentiments, en construisant un temps de niveau second, le temps que l'intrigue déploie entre un commencement (celui du récit) et une fin (la conclusion ou la non conclusion). Ces structures temporelles à leur tour donnent une assise à ce que j'ai proposé d'appeler « l'identité narrative des individus » ou des communautés. L'identité narrative se distingue de l'identité biologique, signalée par le code génétique de chacun, immuable du moment de la conception à celle de la mort, et d'autres traits individuels (empreintes digitales, signature, traits du visage etc.), et n'a pas d'autre continuité que celle d'une histoire de vie : le récit, dit un philosophe, dit le « qui » de l'action : la seule permanence qui convient à l'identité narrative ne peut

12. *Ibid.*, p. 177.

> être que celle d'une promesse par laquelle je me maintiens dans la constance d'une parole donnée et tenue. [...] Mais le récit a encore d'autres fonctions : il est l'instrument linguistique qui contribue à coordonner le temps cosmique, celui des changements naturels, et le temps psychologique, celui de la mémoire et de l'oubli. Les structures du récit inscrivent en effet le temps psychologique vécu dans les rythmes du changement physique à la faveur d'instruments de mesure tels que l'horloge et le calendrier. C'est principalement à l'échelle de l'histoire, celle que les historiens écrivent, que ces grands connecteurs entre le temps de la nature et le temps de la culture exercent leur fonction de liaison entre les mots et les choses, entre les humains et les puissances cosmiques : le récit est le grand échangeur de sens qui opère entre tous les niveaux de la réalité. Et il est œuvre de langage, exploit d'innovation sémantique[13].

Nous retrouvons ici la problématique de la structure de l'action, que nous avons analysée dans un chapitre précédent, et particulièrement de ces actions qui ne sont pas faites en une fois, et qui forment un projet, étalé dans le temps, c'est-à-dire qui abordent la relation entre action et temporalité. Dans *Soi-même comme un autre*, Ricœur, analysant *Actions et Evénements* de Davidson, qu'il a abondamment lu (par ses années américaines, il était en permanence confronté à la philosophie analytique), montre comment Davidson, dans un essai sur *l'intention-de* (*Intending*), écrit quinze ans après l'article initial *Actions, raisons et causes* de 1963, revient sur la nécessité d'inclure la temporalité dans son analyse de l'action :

> Il n'a pas échappé à l'auteur que l'intention-de présente des traits originaux, précisément l'orientation vers le futur, le délai dans l'accomplissement, voire l'absence d'accomplissement, et, en sourdine au moins, l'implication de l'agent [...]. Dès que l'on considère des actions qui, comme on dit, prennent du temps, l'anticipation

13. *Lectio Magistralis*, *op. cit.*, p. 79-80.

> opère en quelque sorte tout au long de l'action. Est-il un geste un peu prolongé que je puisse accomplir sans anticiper quelque peu sa continuation, son achèvement, son interruption ? Davidson considère lui-même le cas où, écrivant un mot, j'anticipe l'action d'écrire la lettre suivante tout en écrivant la lettre présente. Comment ne pas évoquer, à cette occasion, l'exemple fameux de la récitation du poème dans les *Confessions* d'Augustin ? Toute la dialectique de l'*intentio* et de la *distentio*, constitutive de la temporalité elle-même s'y trouve résumée : je vise le poème en son entier tout en l'épelant vers après vers, syllabe après syllabe, le futur anticipé transitant à travers le présent en direction du passé révolu[14].

Dans la deuxième partie de ce livre, consacrée à la pratique de la clinique, nous reverrons toute l'importance de ces notions dans le concept de médecine narrative : un patient, c'est peut-être avant tout une personne qui peut faire le récit de sa vie, dans lequel s'intègre celui de sa maladie.

2. L'identité personnelle selon Parfit[15]

Le philosophe anglais Derek Parfit (1942-2017) dans son livre *Reasons and Persons* (1984), « une œuvre hors du commun », dit Ricœur qui l'évoque longuement dans *Soi-même comme un autre*[16], recommande de quitter la vision simple de la notion de personne, celle que nous avons intuitivement, notion dans laquelle le fait que je suis une personne suppose l'existence d'un « fait supplémentaire », c'est-à-dire l'existence de quelque chose qui ne peut se réduire à mon corps et à mon esprit ; ce quelque chose existe ou n'existe pas et cette conception de la personne est une conception en tout-ou-rien.

---

14. *Soi-même comme un autre, op. cit.*, p. 101-103.

15. Ce qui suit est ma propre analyse, publiée dans *Une Théorie du soin* (2010), de la conception de Parfit de la personne.

16. *Soi-même comme un autre, op. cit.*, p. 156 et suivantes.

À cette conception « anti-réductionniste » de la notion de personne, Parfit oppose une vision réductionniste : X, au temps t_1, et Y, au temps t_n, sont la même personne s'il existe une continuité entre X et Y ; celle-ci peut se situer au niveau du corps, ou plutôt, comme il le propose, au niveau de l'esprit : il parle alors de continuité psychologique et la théorie de l'identité personnelle de Parfit peut être décrite sous le nom de réductionnisme psychologique. Dans cette conception, ce qui compte pour la survie de la personne, ce n'est donc pas qu'elle survive sous la forme d'une identité personnelle (qui serait du tout-ou-rien), mais plutôt qu'il existe une continuité psychologique : la personne, connue sous le nom de X au temps t_1, est encore vivante au temps t_n en tant que personne X s'il existe au temps t_n une personne Y qui présente une relation R avec la personne X. Cette relation R implique d'abord ce que l'on peut appeler la connectivité (*connectedness*) : l'existence de connexions psychologiques (Y et X ont des souvenirs en commun, ont fait, font ou vont faire certaines choses dans le cadre d'une intention commune). Elle implique ensuite la continuité psychologique proprement dite, que l'on peut décrire comme l'existence de chaînes de connectivité chevauchant les unes les autres, de t_1 à t_2, de t_2 à t_3, etc., et de t_{n-1} à t_n. Cette relation R., à la différence de la conception simple de l'identité personnelle que nous pouvions avoir, qui existait par tout ou rien, est sujette à des degrés.

Parfit donne comme exemple : depuis l'accident, il n'est plus le même. Pourtant, c'est la même personne, or il n'est plus la même personne. Il n'y a cependant pas contradiction. C'est la même personne en tant qu'individu, ce qu'on peut appeler l'identité « numérique » (au contraire, deux boules de billard blanches sont identiques qualitativement, mais numériquement, il ne s'agit pas d'une seule boule). Or qualitativement, il ne s'agit plus de la même personne (si j'avais peint l'une des boules en rouge, cette boule serait « numériquement » identique à la boule blanche qu'elle était auparavant, mais qualitativement, elle aurait changé) : bien qu'identique

« numériquement » (disons qu'elle a gardé la même pièce d'identité), la personne a changé qualitativement

C'est évidemment le cas extrême, mais nous avons dit que la continuité était une affaire de degré, puisque, selon la théorie de Parfit, l'identité personnelle n'est pas du « tout ou rien ». De plus, les connexions psychologiques sont variables et leur force diminue avec le temps :

> Les connexions psychologiques qui existent entre moi maintenant et moi demain ne sont pas beaucoup plus proches que celles qui existent entre moi maintenant et moi dans un mois, voire entre moi maintenant et moi dans un an. Mais elles sont beaucoup plus proches entre elles que les connexions qui existent entre moi maintenant et moi dans quarante ans[17].

La personne pourrait ainsi être comprise comme une suite de moi multiples, reliés entre eux par une connectivité plus ou moins forte : certains sont capables de se projeter très loin dans l'avenir, réunifiant leur moi ; d'autres, manifestant une certaine myopie, s'arrêtent au bout de quelques liens, un jour, un mois, un an, guère plus. Mais quarante ans !

Parfit ajoute un peu plus loin :

> Mon souci pour le futur peut correspondre au degré de connectivité qu'il y a entre moi maintenant et moi dans le futur. La connectivité est [avec la continuité] l'une des deux relations qui me donnent des raisons d'être spécialement concerné par mon propre futur. Il peut donc être rationnel d'avoir un souci moindre, lorsque l'une d'elles est d'un degré faible. Puisque la connectivité est presque toujours plus faible lorsqu'on considère des périodes longues, je peux, de manière rationnelle, ne pas avoir le souci de mon futur[18].

---

17. Parfit Derek, *Reasons and Persons*, Oxford, 1984, 543 p., p. 313.
18. *Ibid.*, p. 316.

Je me souviens de la jubilation que j'éprouvai lorsque je découvris cette phrase de Parfit, alors que j'essayais de répondre à la question : *pourquoi se soigne-t-on*? Elle me semblait donner soudain un éclairage nouveau à la difficulté du soin dans les maladies chroniques.

Je crois que c'est la lecture de cette phrase qui me conduisit à lire *Soi-même comme un autre*. En retour, c'est l'importance donnée à l'autre dans les définitions de l'ipséité de Ricœur qui me conduisit à lire Levinas : « soi-même comme un autre suggère d'entrée de jeu que l'ipséité du soi-même implique l'altérité à un degré si intime que l'une ne se laisse pas penser sans l'autre, que l'une passe plutôt dans l'autre » disait Ricœur. Et c'est la lecture de Levinas qui m'amena à découvrir Buber.

Il devenait pour moi de plus en plus évident que c'est chez Levinas, connu comme philosophe de l'altérité, que j'allais enfin trouver la définition la plus pertinente de la rencontre médicale qui fait l'objet de ce livre.

3. Levinas et la révélation par l'autre

Levinas ! Je savais instinctivement d'emblée en commençant à écrire ce livre, que c'était par ce philosophe de l'altérité, celui qui a montré le caractère fondateur de l'existence d'autrui comme cause de l'éthique, que je voulais terminer cette anthologie de textes visant à éclairer la pratique clinique, de même que j'avais voulu la commencer avec Hannah Arendt qui avait montré la nécessité de la faculté de penser.

Emmanuel Levinas naît en 1905 en Lituanie, dans une famille juive aisée[19]. Sa langue maternelle est le russe, il apprend très tôt l'hébreu. Sa famille l'envoie commencer ses études de

19. Les éléments biographiques qui sont donnés ici sont tirés du livre d'Alain Tornay, *Emmanuel Levinas, philosophie de l'autre ou philosophie du moi*, L'Harmattan, 2006, 167 p., qui représente une introduction remarquablement claire à la pensée du philosophe.

philosophie à Strasbourg, et en 1928, il va suivre à Fribourg le dernier semestre de l'enseignement d'Edmund Husserl. À cette occasion, il devient – lui aussi – l'élève d'Heidegger, qui l'éblouit. Celui-ci venait de publier son œuvre majeure *Être et Temps* (*Sein und Zeit*, 1927), livre qui lui avait donné immédiatement le statut de philosophe le plus glorieux de l'Allemagne. Levinas rentre à Strasbourg, passe sa thèse de doctorat, *La théorie de l'intuition dans la phénoménologie de Husserl*, qui contribue à faire connaître Husserl aux philosophes français. Il obtient la naturalisation française en 1931.

Mais 1933, c'est l'accession d'Hitler au pouvoir et c'est l'année du ralliement au nazisme d'Heidegger dans son *Discours de rectorat*[20]. Levinas publie en 1934 « *Quelques réflexions sur la philosophie de l'hitlérisme* », dans laquelle il montre, sans le dire expressément, que les caractéristiques de l'hitlérisme, c'est-à-dire une certaine manière de gouverner qui fait disparaître l'individu, peuvent être vues d'un point de vue phénoménologique comme présentes en germe dans la conception

---

20. *Discours de Rectorat, L'auto-affirmation de l'université allemande.* Christian Sommer, dans son essai *Heidegger 1933*, a montré comment ce discours se situe dans une logique platonicienne dans laquelle la philosophie a comme mission d'éclairer ceux qui conduisent l'État :

« Selon le projet de 1933, l'Université, institution étatique, doit alors, au moins dans un premier temps, répondre aux "exigences" de l'État nouveau, c'est-à-dire procéder à l'alignement sur le régime qui vient de prendre le pouvoir, ce qui signifie, selon la perspective ambitieuse de Heidegger, que l'Université doit s'aligner sur l'État tout en le guidant pour réaliser l'essence du peuple : l'Université a pour tâche d'éduquer le peuple, le former, *par* l'État. »

Sommer Christian, *Heidegger 1933, Le programme platonicien du Discours de rectorat*, Paris, Hermann, coll. « Le Bel Aujourd'hui », 2013, 63 p., p. 31.

En effet, le Discours de Rectorat se terminait par une citation de Platon :

« Mais nous voulons que notre peuple accomplisse sa mission historique. Nous nous voulons nous-mêmes. Car la jeunesse, la plus jeune force de notre peuple – celle qui, par-dessus nous, déjà tend au loin – la jeunesse *a* déjà *décidé*. La magnificence pourtant et la grandeur de cette rupture et de ce départ, nous ne la comprenons entièrement que si nous portons en nous le profond et ample consentement d'où la vieille sagesse grecque a puisé cette parole *Tout ce qui est grand s'expose à la tempête…* » (Platon, Politeia, 497 d9).

de l'*Être* de Heidegger. Il poursuivra cette réflexion dans *De l'évasion* (1935). À l'évidence, ces deux premiers essais avaient un caractère prophétique. Ils montrent que, comme pour Hannah Arendt, la pensée de Levinas part de l'effroi face aux conséquences en termes de survenue du Mal absolu, encore à venir (Levinas) ou déjà survenu (Arendt), d'une ontologie où la personne en tant qu'individu (Levinas, Arendt dans *Les Origines du totalitarisme*) ou être pensant (Arendt dans *Eichmann à Jerusalem*) ont disparu, phénomène qu'ils ne vont cesser d'essayer d'interpréter pour en tirer une éthique : éthique de la *vita activa* de *Condition de l'homme moderne* et de *La Vie de l'esprit* pour Hannah Arendt, et éthique de l'Autre pour Levinas, cette éthique de l'Autre qui fera l'objet des quelques pages qui lui seront consacrées ici.

En 1940, il est fait prisonnier et passera ses cinq ans de captivité comme prisonnier de guerre en Allemagne. C'est là, en plus de son travail de bûcheron, qu'il écrit *De l'Existence à l'existant*, paru en 1947, dont on verra le caractère fondateur sur son œuvre ultérieure. Celle-ci aura essentiellement pour visée de montrer comment d'un simple *être*, l'homme devient réellement un *existant*, et comment par la rencontre de l'*autre*, il dépasse une *totalité* qui l'enferme pour accéder à l'*infini*. Ce sera ainsi la thématique majeure de *Totalité et Infini*, œuvre immense publiée en 1961, qui présente toute la pensée passée et future de Levinas. Un point culminant de cette démarche est de montrer que dans la rencontre d'autrui, une clé est la *découverte du visage*, véritable épiphanie conduisant à un *face-à-face* qui impose à celui qui le découvre une injonction : tu ne me tueras pas- c'est-à-dire l'éthique. À côté de cette recherche philosophique, Levinas se livre à une exégèse de textes bibliques et il publie nombre de *Lectures talmudiques*.

Sur le plan universitaire, il enseigne d'abord à la fois en tant que directeur de l'École Normale Israélite Orientale (ENIO), dont il a été nommé directeur au lendemain de la guerre, et dans le cadre du Collège Philosophique qu'avait fondé Jean Wahl, à qui *Totalité et Infini* sera dédié. Il est nommé professeur à Poitiers puis, en 1960 maîtres de conférences à l'université de Nanterre où il rejoint Paul Ricœur. En 1973 il devient professeur à la Sorbonne. Il donne de nombreuses conférences à l'étranger, est nommé docteur *honoris causa* de plusieurs universités. Il meurt en 1995.

Lire Levinas donne une sensation d'éblouissement, le type d'éblouissement que l'on ressent lorsque l'on s'aventure à lire, pour la première fois, l'*Éthique* de Spinoza. Je fais ce rapprochement pour dire que cet éblouissement est précédé dans les deux cas par un sentiment de difficulté face à la concentration extrême du texte qui peut donner de prime abord une impression d'aridité, voire d'inaccessibilité. Pour oser se lancer dans ces lectures, un peu comme on se jette à l'eau pour ensuite en jouir, on a besoin d'une introduction. Pour celle de Levinas, il y a le résumé d'une pensée que son auteur a écrit lui-même, sous la forme d'entretiens avec Philippe Nemo, enregistrés et diffusés par France Culture en 1981, et publiés sous le titre *Éthique et infini*[21].

3.1 De l'exister à l'existant

Il s'agit de distinguer « l'être » de « l'existant ». Selon le titre même du livre, il y a d'abord l'existence même d'où doit surgir un existant. L'être en général est impersonnel et il devient l'être d'un « étant » ou « existant » par l'événement qu'est le présent. Levinas décrit cette existence sans existant sous le terme d'*il y a*. Cet *il y a* est effrayant, il est anonyme ; c'est le monde de la nuit, une nuit effrayante dans le sens où la nuit est l'absence de jour.

21. Levinas Emmanuel, *Éthique et infini,* Paris, Le livre de Poche, coll. « Biblio essais », 1982, 123 p.

L'*il y a*, dans son refus de prendre une forme personnelle, est « l'être en général[22] ».

Cet *il y a* est présent dans l'insomnie :

La veille est anonyme. Il n'y a pas *ma* vigilance à la nuit, dans l'insomnie, c'est la nuit elle-même qui veille. *Ça* veille[23].

Levinas parle alors de

la possibilité de reposer, de s'envelopper en soi, c'est la possibilité de s'abandonner à la base, de se coucher [...]. Le sommeil, repli dans le plein, s'accomplit dans la conscience comme position. Mais la position est l'événement même de l'instant comme présent[24] [...] L'instant du temps, dans sa production, peut ne pas venir d'une série infinie qu'il faudrait parcourir, mais montrer de l'indifférence à cette série ; il peut, sans dénouer le nœud gordien du temps, le trancher. Être à partir de lui-même. Cette façon pour l'instant d'être, c'est être présent. Le présent est une ignorance de l'histoire. En lui, l'infini du temps ou de l'éternité est interrompu et recommence. Le présent est donc une situation où dans l'être il n'y a pas seulement de l'être en général, mais où il y a un être, un sujet[25].

C'est donc le moment-clé de l'apparition de l'existant dans l'*il y a* impersonnel de l'être, pour lequel Levinas reprend le terme *d'hypostase*,

désignant, dans l'histoire de la philosophie, l'événement par lequel l'acte exprimé par un verbe devient un être désigné par un substantif [...] L'hypostase, l'apparition du substantif, [...] signifie la suspension

22. Levinas Emmanuel, *De l'Existence à l'existant*, Vrin, 1993, 152 p., p. 81.

23. *Ibid.*, p. 97.

24. *Ibid.*, p. 106

25. *Ibid.*, p. 107

de l'*il y a* anonyme, l'apparition d'un domaine privé, d'un nom. Sur le fond de l'*il y a* surgit un étant. [...] Par l'hypostase l'être anonyme perd son caractère d'*il y a.* L'étant – ce qui est – est sujet du verbe *être,* et par là, il exerce une maîtrise sur la fatalité de l'être devenu son attribut. Quelqu'un existe qui assume l'être, désormais *son* être. [...] Mais si nous avons cherché l'hypostase, nous avons trouvé la conscience. [...] Conscience, position, présent, « je » ne sont pas initialement – bien qu'ils le soient finalement – des existants. Ils sont des événements par lesquelles le verbe innommable d'*être* se mue en substantif. Ils sont l'hypostase[26].

Ainsi, enfin l'existant a surgi de l'être, et on peut parler d'identité du « je ». « L'identité, en effet, est le propre non point du verbe *être*, mais de ce qui est ; ici, d'un nom qui s'est détaché du bruissement anonyme de l'*il y a*[27] » Levinas définit l'identité du « je » parce qu'il est conscience[28] :

dans le courant de la conscience qui constitue notre vie dans le monde, le moi se maintient comme quelque chose d'identique à travers la multiplicité changeante du devenir. Quelles que soient les traces que la vie nous imprime en modifiant nos habitudes et notre caractère, en changeant constamment l'ensemble des contenus qui forment notre être, un invariable demeure. Le « je » reste là pour relier l'un à l'autre les fils multicolores de notre existence[29].

On a l'impression dans ces lignes de Levinas de retrouver la conception, que nous avons vue chez Parfit, de l'identité, sous la forme d'une continuité psychologique. La notion de caractère était aussi présente chez Ricœur.

De l'Existence à l'existant se termine par l'idée que l'existant ne peut pas rester dans la solitude, et qu'il lui est nécessaire

26. *Ibid.*, p. 120.
27. *Ibid.*, p. 127.
28. *Ibid.*, p. 126.
29. *Ibid.*, p. 125.

« d'atteindre autrui[30] ». Ceci préfigure ce qui sera décrit plus en détail dans les ouvrages ultérieurs de Levinas, d'abord immédiatement dans *Le Temps et l'autre*[31], recueil de conférences données en 1946-1947 au Collège Philosophique fondé par Jean Wahl et paru en 1948, puis en 1961 avec l'œuvre essentielle de Levinas qu'est *Totalité et Infini.*

3.2 Totalité et Infini : explication d'un titre

Comme pour *Soi-même comme un autre*, le titre même du livre, *Totalité et infini, essai sur l'extériorité* », appelle une explication.

Dans le tout premier chapitre du livre, intitulé « Métaphysique et Transcendance », Levinas définit un désir métaphysique, qu'il appelle le Désir, un désir de l'absolument Autre. Il définit ainsi la notion d'extériorité, concept central de *Totalité et infini* (dont le sous-titre est : *essai sur l'extériorité).* C'est vers cet absolument Autre que tend le désir métaphysique :

> Il ne s'agit pas de l'autre, qui n'est pas moi, par exemple le pain que je mange, le pays que j'habite, le paysage que je contemple. De ces réalités je peux me repaître et dans une très large mesure me satisfaire, comme si elles m'avaient simplement manqué[32].

Levinas distingue donc le désir métaphysique – le Désir, de ces désirs habituels que l'on peut satisfaire. Le désir métaphysique a un objet, le Désiré qui est marqué par l'éloignement et la séparation, définissant l'altérité et l'extériorité de l'Autre.

---

30. *Ibid.*, p. 123.

31. Levinas Emmanuel, *Le Temps et l'autre*, Presses Universitaires de France, coll. « Quadrige », 1979, 92 p.

32. Levinas Emmanuel, *Totalité et Infini, essai sur l'extériorité*, Livre de Poche, coll. « Biblio essais » 352 p., p. 21.

Il s'agit donc de définir le Moi et l'Autre, ainsi que la nature de leur relation métaphysique : or,

> le rapport du Même à l'Autre est le langage [...] La relation du Même et de l'Autre – ou métaphysique – se joue originellement comme discours, où le Même, ramassé dans son ipséité de « je », d'étant particulier unique et autochtone, sort de soi[33].

Il y a donc moi – « le Même », et l'Autre. En acceptant l'existence de l'altérité de l'Autre comme une distinction, un éloignement radical, entre le Moi et l'Autre qui représente l'extériorité, il y a donc rupture de la totalité, mot qui apparaît dans le titre du livre (*Totalité* et Infini, Essai sur l'extériorité). Par ailleurs, l'importance du langage – à nouveau – dans « le rapport du Même à l'Autre » apparaît d'emblée.

> L'absolument Autre, c'est Autrui. Absence de patrie commune qui fait de l'Autre l'étranger; l'étranger qui trouble le chez-soi. Mais étranger veut dire aussi le libre. Sur lui je ne peux pouvoir. Mais moi qui n'ai pas avec l'étranger de concept commun, je suis, comme lui, sans genre. Nous sommes le Même *et* l'Autre. La conjonction *et* n'indique ici ni addition, ni pouvoir d'un terme sur l'autre. Nous tâcherons de montrer que le rapport du Même à l'Autre auquel nous semblons imposer des conditions si extraordinaires, est le langage. La relation du Même et de l'Autre – ou métaphysique – se joue originellement comme discours, où le Même, ramassé dans son ipséité de « je », d'étant particulier unique et autochtone –, sort de soi[34]. [...] Le discours, du fait même qu'il maintient la distance entre moi et Autrui, la séparation radicale qui empêche la reconstitution de la totalité, et qui est prétendue dans la transcendance, ne peut renoncer à l'égoïsme de son existence; mais le fait même de se trouver dans un discours, consiste à reconnaître à autrui un droit

---

33. *Ibid.*, p. 28-29.
34. *Ibid.*, p. 28-29.

sur cet égoïsme et ainsi, à se justifier. L'apologie[35] où le moi à la fois s'affirme et s'incline devant le transcendant, est dans l'essence du discours. La bonté à laquelle le discours aboutit et où il requière une signification ne perdra pas ce moment apologétique.
La rupture de la totalité n'est pas une opération de pensée, obtenue par simple distinction entre des termes qui s'appellent ou, du moins, qui s'alignent. Le vide qui la rompt, ne peut se maintenir comme une pensée, fatalement totalisante et synoptique, que si la pensée se trouve en face d'un Autre, réfractaire à la catégorie. Au lieu de constituer avec lui, comme avec un objet, un total, la pensée consiste à parler[36].

Levinas revient ensuite sur le Désir métaphysique dont il est parti, le désir d'une relation avec une réalité infiniment distante de la mienne, différente d'une négativité dans laquelle l'autre désigne ce que mon Moi n'a pas. Ceci lui permet de commencer à définir la notion d'infini, un des termes du titre du livre, Totalité et *infini* :

Précisément, la perfection dépasse la conception, déborde le concept, elle désigne la distance : l'idéalisation qui la rend possible est un passage à la limite, c'est-à-dire une transcendance, passage à l'autre, absolument autre. L'idée du parfait est une idée de l'infini[37].

Levinas parle

de cette *merveille de l'extériorité*, dont vit ce Désir[38].

35. Au sens de justification.
36. *Ibid.*, p. 80.
37. *Ibid.*, p. 31.
38. *Ibid.*, p. 33.

3.3 Implication d'un titre : l'éthique

Et voici que par son titre même, *Totalité et Infini, essai sur l'extériorité,* tel que Levinas vient de l'expliquer, la notion de l'existence d'une extériorité conduit à son implication, qui est l'éthique :

> Mais la théorie comme respect de l'extériorité, dessine une autre structure essentielle de la métaphysique qui découvre le dogmatisme et l'arbitraire naïf de sa spontanéité et met en question la liberté de l'exercice ontologique. Son intention critique l'amène au-delà de la théorie de l'ontologie : cette critique ne réduit pas l'Autre au Même comme l'ontologie mais met l'exercice du Même en question. Une mise en question du Même qui ne peut se faire dans la spontanéité égoïste du Même se fait par l'Autre. On appelle cette mise en question de ma spontanéité par la présence d'autrui, éthique. L'étrangeté d'Autrui, son irréductibilité à Moi, à mes pensées et à mes possessions, s'accomplit précisément comme une mise en question de ma spontanéité, comme éthique. La métaphysique, la transcendance, l'accueil de l'Autre par le Même, d'Autrui par Moi se produit concrètement comme la mise en question du Même par l'Autre, c'est-à-dire comme l'éthique qui accomplit l'essence critique du savoir. Et comme la critique précède le dogmatisme, la métaphysique précède l'ontologie[39].

Ici, vraiment, Levinas se démarque de l'ontologie d'Heidegger, qu'il résume ainsi :

> La relation avec l'être, qui se joue comme ontologie, consiste à neutraliser l'étant pour le comprendre ou pour le saisir. Elle n'est donc pas une relation avec l'autre comme tel, mais la réduction de l'Autre au Même. Telle est la définition de la liberté : se maintenir contre l'autre, malgré toute relation avec l'autre, assurer l'autarcie d'un

39. *Ibid.*, p. 33.

moi. La thématisation et la conceptualisation, d'ailleurs inséparables, ne sont pas paix avec l'Autre, mais suppression ou possession de l'autre. La possession, en effet, affirme l'Autre, mais au sein d'une négation de son indépendance. « Je pense » revient à « je veux », à une appropriation de ce qui est, à une exploitation de la réalité. L'ontologie comme philosophie première, est une philosophie de la puissance. Elle aboutit à l'État et à la non-violence de la totalité, sans se prémunir contre la violence dont cette non-violence vit et qui apparaît dans la tyrannie de l'État. La vérité qui devrait réconcilier les personnes, existe ici anonymement. L'universalité se présente comme impersonnelle et il y a là une autre inhumanité.

Philosophie du pouvoir, l'ontologie, comme philosophie première, qui ne met pas en question le Même, est une philosophie de l'injustice. L'ontologie heideggerienne qui subordonne le rapport avec Autrui à la relation avec l'être en général demeure dans l'obédience de l'anonyme et mène fatalement à une autre puissance, à la domination impérialiste, la tyrannie. L'être avant l'étant, l'ontologie avant la métaphysique, c'est la liberté (fut-elle celle de la théorie) avant la justice. C'est un mouvement dans le Même avant l'obligation à l'égard de l'autre[40].

Donc « il faut intervertir les termes ». L'effort de Levinas tend

à apercevoir dans le discours, une relation non allergique avec l'altérité, à y apercevoir le Désir, où le pouvoir, par essence meurtrier de l'Autre, devient, en face de l'Autre et « contre tout bon sens » impossibilité du meurtre, considération de l'Autre ou justice. Cet effort consiste concrètement, à maintenir, dans la communauté anonyme, la société de moi avec Autrui – langage et bonté. Cette violence est imposée au moi, par-delà toute violence, d'une violence qui le met entièrement en question. Le rapport éthique, opposé à la philosophie première de l'identification de la liberté du pouvoir,

40. *Ibid.*, p. 37-38.

> n'est pas contre la vérité, il va vers l'être dans son extériorité absolue et accomplit l'intention même qui anime la marche à la vérité. La relation avec un être infiniment distant est telle que son autorité d'étant est déjà invoquée dans toute question que nous puissions nous poser sur la signification de son être. On ne s'interroge pas sur lui, on l'interroge. Il fait toujours face. Si l'ontologie – compréhension, embrassement de l'être – est impossible, c'est parce que la compréhension de l'être en général ne peut pas dominer la relation avec Autrui. Celle-ci commande celle-là. Je ne peux m'arracher à la société avec Autrui, même quand je considère l'être de l'étant qu'il est. La compréhension de l'être déjà se dit à l'étant qui ressurgit derrière le thème où il s'offre. Ce « dire à Autrui », – cette relation avec Autrui comme interlocuteur, cette relation avec un étant – précède toute ontologie. Elle est la relation ultime dans l'être. L'ontologie suppose la métaphysique[41].

3.4 Le visage et le face-à-face

C'est donc l'extériorité qui explique l'existence même de l'Infini, deux mots présents dans le titre et le sous-titre du livre. Le Désir métaphysique, dont la réflexion est partie,

> n'est pas un désir qu'apaise la possession du Désirable, mais un Désir de l'Infini que le désirable suscite, au lieu de satisfaire. Désir parfaitement désintéressé – bonté. Mais le Désir et la bonté supposent concrètement une relation où le Désirable arrête la « négativité » du Moi s'exerçant dans le Même, le pouvoir, l'emprise. Ce qui, positivement, se produit comme possession d'un monde dont je peux faire don à Autrui, c'est-à-dire comme une présence en face d'un visage. Car la présence en face d'un visage, mon orientation vers Autrui ne peut perdre l'avidité du regard constituant en générosité, incapable d'aborder l'autre les mains vides. Cette relation par-dessus les choses désormais possiblement communes, c'est-à-dire susceptible d'être

41. *Ibid.*, p. 38-39.

dite – est la relation du discours. La manière dont se présente l'Autre, dépassant l'idée de l'Autre en moi, nous l'appelons, en effet, visage[42]. La notion de visage [...] nous conduit vers une notion indépendante de mon initiative et de mon pouvoir. Elle signifie l'antériorité philosophique de l'étant sur l'être, une extériorité qui n'en appelle pas au pouvoir ni à la possession, une extériorité qui sauvegarde le moi qui l'accueille. Elle permet enfin de décrire la notion de l'immédiat. L'immédiat est l'interpellation et, si l'on peut dire, l'impératif du langage. L'idée du contact ne représente pas le mode originel de l'immédiat. Le contact est déjà thématisation et référence à un horizon. L'immédiat, c'est le face-à-face[43].

3.5 La séparation, la maison et l'hospitalité

Par conséquent, l'idée de l'Infini suppose la séparation du Même par rapport à l'Autre [...] Elle s'impose à la méditation ou non d'une expérience morale concrète – ce que je me permets d'exiger de moi-même ne se compare pas à ce que je suis en droit d'exiger d'Autrui. Cette expérience morale, si banale, indique une asymétrie métaphysique : l'impossibilité radicale de se voir du dehors et de parler dans le même sens de soi et des autres ; par conséquent aussi l'impossibilité de la totalisation[44].
Si la totalité ne peut se constituer, c'est que l'infini ne se laisse pas intégrer. Ce n'est pas l'insuffisance du Moi qui empêche la totalisation, mais l'Infini d'Autrui[45].
Posséder l'idée de l'Infini, c'est déjà avoir accueilli Autrui[46].
L'infini se produit en renonçant à l'envahissement d'une totalité dans une contraction laissant un espace à l'être séparé. Ainsi, se dessinent des relations qui se fraient une voie en dehors de l'être. Un infini qui ne se ferme pas circulairement sur lui-même, mais qui

42. *Ibid.*, p. 42-43.
43. *Ibid.*, p. 44.
44. *Ibid.*, p. 46-47.
45. *Ibid.*, p. 78.
46. *Ibid.*, p. 94.

> se retire de l'étendue ontologique pour laisser place à un être séparé, existe divinement. Il inaugure au-dessus de la totalité une société[47].

Le moi, en tant « qu'être séparé », peut se réfugier dans la maison :

> La maison n'enracine pas l'être séparé dans un terroir pour le laisser en communication végétale avec les éléments. Elle se situe en retrait par rapport à l'anonymat de la terre, de l'air de la lumière, de la forêt, de la route, de la mer, du fleuve. Elle a « pignon sur rue », mais aussi son secret. À partir de la demeure, l'être séparé rompt avec l'existence naturelle, baignant dans un milieu où sa jouissance, sans sécurité, crispée, s'invertit en souci. Circulant entre la visibilité et l'invisibilité, il est toujours en partance pour l'intérieur dont sa maison, ou son coin, ou sa tente, ou sa caverne, est le vestibule. La fonction originelle de la maison ne consiste pas à orienter l'être par l'architecture du bâtiment et à découvrir un lieu – mais à rompre le plein de l'élément, à y ouvrir l'utopie ou le « je » se recueille en demeurant chez soi. Mais la séparation ne m'isole pas, comme si j'étais simplement arraché à ces éléments[48].

Mais ce concept, en fait abstrait, de « maison » appelle celui d'hospitalité :

> La « vision » du visage comme visage, est une certaine façon de séjourner dans une maison, pour le dire d'une façon moins singulière, une certaine forme de vie économique. Aucune relation humaine ou interhumaine ne saurait se jouer en dehors de l'économie, aucun visage ne saurait être abordé les mains vides et la maison fermée : le recueillement dans une maison ouverte à autrui – l'hospitalité – est le fait concret initial du recueillement humain et de la séparation, il coïncide avec le Désir d'Autrui absolument transcendant. La maison choisie est tout le contraire d'une racine. Elle indique un

47. *Ibid.*, p. 107.
48. *Ibid.*, p. 167.

dégagement, une errance qui l'a rendue possible, laquelle n'est pas un « moins » par rapport à l'installation, mais surplus de la relation avec Autrui ou de la métaphysique[49].

« Aucun visage ne saurait être abordé les mains vides et la maison fermée » – phrase admirable ! qui arrive à la fin d'une longue citation que j'ai reprise intégralement car elle ne saurait être résumée, afin qu'elle puisse conduire à une méditation.

Il faut en effet lire ces lignes en pensant au projet de ce livre, découvrir la signification d'une rencontre. Par exemple, quand nous parlerons de l'hôpital, c'est en le considérant en tant que « maison, une maison ouverte à autrui », telle qu'elle est définie ici. C'est ainsi qu'il apparaîtra que l'hôpital peut et doit devenir un lieu d'hospitalité.

3.6 La parole

Dans un chapitre antérieur, nous avions vu le mystère de « l'autorité de la première personne », cette autorité que j'ai sur mes pensées, que je peux dissimuler. Un moyen de mettre fin à cette dissimulation possible est la conversation entre moi et l'autre. Je peux demander à l'autre ce qu'il pense. Levinas montre ainsi l'importance de la parole, qui commence par une interpellation :

> La prétention de savoir et d'atteindre l'Autre, s'accomplit dans la relation avec autrui, laquelle se coule dans la relation du langage dont l'essentiel est l'interpellation, le vocatif. L'autre se maintient et se confirme dans son hétérogénéité aussitôt qu'on l'interpelle et fût-ce pour lui dire qu'on ne peut lui parler, pour le classer comme malade, pour lui annoncer sa condamnation à mort, en même temps que saisi, blessé, violenté, il est « respecté ». [...] L'interpellé

49. *Ibid.*, p. 187-188.

est appelé à la parole, sa parole consiste à « porter secours » à sa parole – à être *présent*[50].

Le langage a ceci d'exceptionnel qu'il assiste à sa manifestation. La parole consiste à s'expliquer sur la parole. Elle est enseignement[51]. Le commencement du savoir lui-même, n'est possible que si se rompt l'ensorcellement et l'équivoque permanente d'un monde où toute apparition est dissimulation possible, où le commencement manque. La parole introduit un principe dans cette anarchie. La parole désensorcelle, car, en elle, l'être parlant garantit son apparition et se porte secours, assiste à sa propre manifestation. Son être s'effectue dans cette assistance. La parole qui pointe déjà dans le visage qui me regarde regarder – introduit la franchise première de la révélation. Par rapport à elle, le monde s'oriente, c'est-à-dire prend une signification[52].

3.7 Asymétrie de l'interpersonnel

La parole est donc l'échange entre le *Je* et *Tu* de Buber. Mais Levinas se démarque ici de la pensée de Buber, dans laquelle la relation était fondamentalement réciproque, symétrique.

Le visage où autrui se tourne vers moi, ne se résorbe pas dans la représentation du visage. Entendre sa misère qui crie justice ne consiste pas à se représenter une image, mais à se poser comme responsable, à la fois comme plus et comme moins que l'être qui se présente dans le visage. Moins, car le visage me rappelle à mes obligations et me juge. L'être qui se présente en lui vient d'une dimension de hauteur, dimension de la transcendance où il peut se présenter comme étranger, sans s'opposer à moi, comme obstacle ou ennemi. Plus, car ma position de moi consiste à pouvoir répondre à cette misère essentielle d'autrui, à me trouver des ressources. Autrui

50. *Ibid.*, p. 64-65.
51. *Ibid.*, p. 99.
52. *Ibid.*, p. 100.

> qui me domine dans sa transcendance est aussi l'étranger, la veuve et l'orphelin envers qui je suis obligé [...].
>
> La parole ne s'instaure pas dans un milieu homogène ou abstrait, mais dans un monde où il faut secourir et donner. Elle suppose un moi, existence séparée dans sa jouissance et qui n'accueille pas le visage et sa voix venant d'une autre rive, les mains vides. La multiplicité dans l'être qui se refuse à la totalisation, mais se dessine comme fraternité et discours, se situe dans un « espace » essentiellement asymétrique[53].

Il faudra se souvenir de ces lignes essentielles lorsqu'il s'agira de comprendre, dans la deuxième partie de ce livre, comment la rencontre clinique est à la fois asymétrique et symétrique. Comme je le montrerai, la relation est d'abord asymétrique : c'est l'asymétrie inhérente à la notion même de métier, or il y a un métier de médecin, et cette asymétrie dont parle Levinas a sa traduction dans la « consultation ». Mais il faudra en même temps donner à la relation clinique un côté symétrique, celui de la relation réciproque *Je-Tu* de Buber, et c'est ce que j'appellerai « conversation ». En ce sens, la nécessité d'une simultanéité de la « consultation » et de la « conversation », qui sera la conclusion de ce livre, pourrait bien représenter une sorte d'équilibrage de « l'espace essentiellement asymétrique » dont il a été question ici.

3.8 Le visage, le langage et l'éthique

En effet, selon Levinas,

> le fait que le visage entretient par le discours une relation avec moi, ne le range pas dans le Même. Il reste absolu dans la relation. [...] La relation éthique qui sous-tend le discours, n'est pas, en effet,

53. *Ibid.*, p. 237-238.

> une variété de la conscience dont le rayon part du Moi. Elle met en question le moi. Cette mise en question part de l'autre[54].

et :

> le visage se refuse à la possession, à mes pouvoirs[55].

À nouveau une phrase essentielle, dont il faudra se souvenir lorsque nous aborderons la relation de soin.

> L'épiphanie du visage comme visage, ouvre l'humanité. Le visage dans sa nudité de visage me présente le dénuement du pauvre et de l'étranger, mais cette pauvreté et cet exil qui en appelle à mes pouvoirs, me visent, ne se livrent pas à ces pouvoirs comme des donnés, restent expression de visage. Le pauvre, l'étranger, se présente comme égal. Son égalité dans cette pauvreté essentielle, consiste à se référer *au tiers*, ainsi présent à la rencontre et que, au sein de sa misère, Autrui sert déjà. Il se *joint* à moi. Mais il me joint à lui pour servir, il me commande comme un Maître. Commandement qui ne peut me concerner qu'en tant que je suis maître moi-même, commandement, par conséquent qui me commande de commander.

Ainsi, c'est bien, pour Levinas, l'épiphanie du visage qui m'impose l'éthique. Poursuivons la lecture :

> Toute relation sociale, comme une dérivée, remonte à la présentation de l'Autre au Même, sans aucun intermédiaire d'image ou de signe, par la seule expression du visage. L'essence de la société échappe, si on la pose semblable au genre qui unit les individus semblables. Il existe certes un genre humain comme genre biologique et la fonction commune que les hommes peuvent exercer dans le monde comme totalité, permet de leur appliquer un concept commun. Mais la communication humaine qui s'instaure par le langage – où les

54. *Ibid.*, p. 213.
55. *Ibid.*, p. 215.

> interlocuteurs restent absolument séparés – ne constitue pas l'unité du genre. Elle se dit comme parenté des hommes. Que tous les hommes soient frères ne s'explique pas par leur ressemblance – ni par une cause commune dont ils seraient l'effet comme des médailles qui renvoient au même coin qui les a frappées. La paternité ne se ramène pas à une causalité à laquelle les individus participeraient mystérieusement et qui déterminerait, par un non moins mystérieux effet, un phénomène de solidarité [...]
> C'est ma responsabilité en face d'un visage me regardant comme absolument étranger [...] qui constitue le fait original de la fraternité. Le statut même de l'humain implique la fraternité et l'idée du genre humain [...]. Il faut que la société soit une communauté fraternelle pour être à la mesure de la droiture – de la proximité par excellence – dans laquelle le visage se présente à mon accueil[56].

Les Individus forment Société, acceptant ainsi que leur totalité accepte l'existence de l'infini, la présence de l'autre. C'est cet infini, que je reconnais dans l'existence du visage de l'autre qui m'impose l'éthique. L'Éthique est donc bien une propriété de la Société qui s'impose à moi, comme je l'ai montré dans le chapitre précédent.

Ainsi, c'est l'autre, avec qui je forme Société qui m'impose d'être éthique, sous le regard des tiers. Mais de plus, en acceptant d'avoir un comportement éthique, qui consiste à « assumer ma responsabilité en face d'un visage me regardant comme absolument étranger », je deviens humain, c'est-à-dire fraternel : comme le dit Levinas, « le statut même de l'humain implique la fraternité et l'idée du genre humain. »

Dans l'hymne à la Joie de sa Neuvième Symphonie, Beethoven répète inlassablement : *Alle Menschen, Alle Menschen, Alle Menschen werden Brüder wo dein sanfter Flügel weilt* – Tous

56. *Ibid.*, p. 234-235.

les hommes, tous les hommes, tous les hommes seront frères
là où ta douce aile habite[57].

La Joie, ici celle de la fraternité, mais peut-être aussi celle de Spinoza.

3.9 La vision, le toucher et la caresse

Parmi les cinq sens, Levinas accorde une importance toute particulière à la vision et au toucher :

> En fait, on réserve une fonction transcendantale aux qualités visuelles et tactiles et on ne laisse aux qualités provenant d'autres sens que le rôle d'adjectif collant à l'objet visible et touché [...] L'objet dévoilé, découvert, apparaissant, phénomène, c'est l'objet visible touché. Son objectivité s'interprète sans que les autres sensations participent. [...] Comme l'a fait remarquer Heidegger après saint Augustin, nous employons le terme vision indifféremment pour toute expérience, même quand elle engage d'autres sens que la vue. Et nous employons aussi dans ce sens privilégié le saisir. Idée et concept coïncident avec l'expérience tout court. Cette interprétation de l'expérience à partir de la vision du toucher, n'est pas due au hasard et par conséquent

57. Dans *Le Docteur Faustus*, Thomas Mann utilise une métaphore pour décrire la folie nazie en relatant la vie d'un compositeur, Adrian Leverkühn, qui vend son âme au diable pour créer une musique nouvelle et qui devient fou. Cette folie me semble résumée dans ce passage extraordinaire, à la fin du roman :

« – J'ai trouvé, dit-il. Il ne faut pas que cela soit.

– Quoi donc, Adrian, qu'est-ce qui ne doit pas être ?

– Le bon et le noble, dit-il, ce qu'on appelle l'humain, bien que bon et noble. Ce pour quoi les hommes ont lutté, ce pour quoi ils ont pris d'assaut les bastilles des oppresseurs, ce que les grands initiés ont annoncé en exultant, cela ne doit pas être ! Il faut que ce soit effacé ! Je veux l'effacer !

– Je ne te comprends pas tout à fait, mon cher. Que veux-tu effacer ?

– La *Neuvième Symphonie*, répondit-il et il n'ajouta rien, ainsi d'ailleurs que je m'y attendais. » Mann Thomas, *Le Docteur Faustus*, trad. Servicen L., Paris, Albin Michel, 546 p., p. 510-511.

peut s'épanouir en civilisation. Il est incontestable que l'objectivation se joue d'une façon privilégiée dans le regard[58].

Dans sa quatrième conférence de 1947 publiée dans *Le Temps et l'autre*, Levinas avait évoqué l'importance de la caresse, une expression qui va au-delà du simple toucher :

> La caresse est un mode d'être du sujet, où le sujet dans le contact d'un autre va au-delà de ce contact. Le contact en tant que sensation fait partie du monde de la lumière. Mais ce qui est caressé n'est pas touché à proprement parler. Ce n'est pas le velouté ou la tiédeur de cette main donnée dans le contact que cherche la caresse. Cette recherche de la caresse en constitue l'essence par le fait que la caresse ne sait pas ce qu'elle cherche. Ce « ne pas savoir », ce désordonné fondamental en est l'essentiel. Elle est comme un jeu avec quelque chose qui se dérobe, et un jeu absolument sans projet ni plan, non pas avec ce qui peut devenir nôtre et nous, mais avec quelque chose d'autre, toujours autre, toujours inaccessible, toujours à venir. La caresse est l'attente de cet avenir pur, sans contenu. Elle est faite de cet accroissement de faim, de promesses toujours plus riches, ouvrant des perspectives nouvelles sur l'insaisissable. Elle s'alimente de faims innombrables[59].

En médecine, la vision, ce sera l'inspection de l'examen clinique et le toucher, ce sera la palpation. La caresse représentera la tendresse nécessaire à toute relation clinique, concept sur lequel ce livre s'achèvera.

Mais, comme le montre tout ce qui précède, une primauté est donnée à la capacité qu'apporte le langage aux échanges humains. Ce peut être l'occasion de faire ici, à la fin de la première partie de ce livre, un retour à la pensée de Hannah Arendt, qui l'avait ouverte :

---

58. Levinas Emmanuel, *Totalité et Infini*, p. 205.

59. Levinas Emmanuel, *Le Temps et l'autre*, Presses Universitaires de France, coll. « Quadrige », 1979, 92 p., p. 82-83.

> L'activité mentale est conçue en mots avant même d'être communiquée, mais le discours est fait pour être entendu et les mots pour être compris par d'autres qui sont, eux aussi, doués de la parole, tout comme une créature qui possède la vision est destinée à voir et être vue. La pensée ne se conçoit pas en dehors du langage : « pensée et parole s'escomptent l'une l'autre. Elles se substituent continuellement l'une à l'autre » ; chacune compte, au pied de la lettre, sur l'existence de l'autre[60].

En clinique, cette faculté du langage par laquelle s'exprime de manière réciproque celle de penser permettra la mise en œuvre de ce que j'appellerai conversation.

60. Arendt Hannah, *La Vie de l'esprit, I. La pensée*, *op. cit.*, p. 47. La citation donnée par Hannah Arendt est de Merleau-Ponty.

IX

Conclusion de la première partie : une question philosophique

L'inquiétude à laquelle tente de répondre ce livre – une médecine humaine est-elle *possible* ? – semble à première vue paradoxale. Il s'agissait bien d'une question philosophique : le philosophe David Pears a dit que les philosophes s'intéressent à la ligne conceptuelle qui sépare le possible de l'impossible[1]. Pour répondre à cette question, il fallait commencer par faire « un retour aux choses mêmes », selon l'expression de Husserl, et rechercher « ce qui s'offre à nous dans "l'intuition" de façon originaire (dans sa réalité corporelle pour ainsi dire)[2] ». Je suis parti de mon expérience de clinicien : j'ai à chaque fois été impressionné dans ma pratique par *l'intensité du moment de la rencontre*, lorsque nous, moi médecin et elle, la personne qui venait me consulter, nous nous voyions pour la première fois, mettant un visage sur ce qui n'était jusque-là qu'un nom sur une liste de patients ou sur une porte de cabinet de consultation : *qui* allions nous rencontrer ? Quelle serait son *interpellation* et serais-je capable de lui répondre ?

Ce phénomène « qui se donne de façon originaire », cette « chose même » dont il s'agirait ensuite de découvrir le sens,

1. Pears David, *Motivated irrationality*, St Augustine's Press, South Bend, Indiana, 1984, 256 p., p. 1.

2. Husserl E., *Idées directrices pour une phénoménologie*, Gallimard, coll. « Tel », 1970, 624 p., p. 78.

c'était donc le face-à-face que représente en médecine la rencontre de deux personnes. Tout d'un coup, les questions à poser devenaient claires pour tenter une analyse phénoménologique d'une médecine humaine : qu'est-ce qu'une personne ? Qu'est-ce que cette faculté de penser qui la définit ? Comment en décrire la complexité ? Comment s'exprime-t-elle chez *les deux protagonistes* du soin ? Comment, dans cette rencontre, ceux-ci peuvent-ils accéder à ce statut de personne et le conserver, une clé pour faire en sorte que cette rencontre, l'essence de la médecine, fasse réellement de la médecine une médecine humaine ?

Ceci explique l'importance que j'ai donnée à la réflexion de Buber qui différenciait deux types de relations, *Je-Tu* et *Je-Cela*. Donner à cette rencontre le caractère privilégié d'un *Je-Tu* qui en fasse une élection mutuelle, n'était-ce pas le nœud du problème ? Mais lire Levinas conduit à comprendre que le *parce que c'était lui, parce que c'était moi,* ce bel exemple du *Je-Tu,* ne doit surtout pas conduire à une appropriation du lui par moi, dans laquelle j'exprimerais mon pouvoir, en restant dans ma totalité et en refusant de m'ouvrir sur l'infini, merveille que me permet la rencontre avec l'Autre.

Cette rencontre de l'autre est donc l'essence même de la médecine. Tenter de comprendre, sur la base de l'interprétation qui vient d'en être proposée, comment elle doit être pratiquée pour créer les conditions de son humanité fait l'objet de la deuxième partie de ce livre.

PARTIE II

PRATIQUE D'UNE CLINIQUE HUMAINE

Aussi faut-il transporter la philosophie dans la médecine, et la médecine dans la philosophie.

Hippocrate, *De la Bienséance*, 5

X

Introduction :
la pensée en médecine

Je repartirai de ma représentation de la découverte du sens qui avait introduit ce livre pour montrer que ce modèle s'applique à la pratique du soin (figure 38).

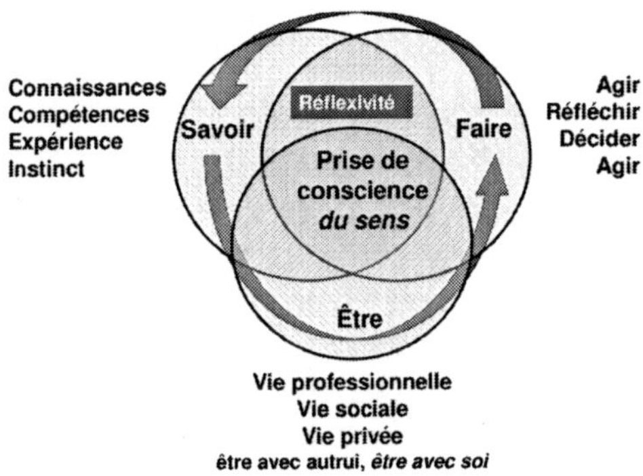

Figure 38. Réflexivité en médecine

Ainsi, en médecine, c'est sur la base de mon *savoir* que j'agis : dans ce savoir, il y a, pêle-mêle, les connaissances des maladies (ce que l'on appelait au temps de mes études « signes, diagnostic, traitement »), ce savoir médical augmentant de manière exponentielle, s'appuyant maintenant sur des données scientifiques et s'accompagnant de la connaissance d'un degré de preuve (ce que l'on appelle aujourd'hui l'*evidence-based medicine*). En effet, il faut aussi savoir qu'on ne sait pas tout.

Surtout, il y a une différence entre *savoir* et *savoir utiliser son savoir pour faire*, ce qui est sans doute la première des compétences. En médecine, ces compétences peuvent être décrites ainsi : c'est savoir identifier un problème, donc être capable – ô Peirce ! de s'étonner, savoir l'analyser pour le traiter, savoir apprécier le degré d'urgence, savoir avoir le souci du court et du long terme, savoir prévenir les problèmes (prévention), savoir tenir compte du contexte dans une approche globale du patient, savoir humaniser son savoir en l'appliquant à une personne, savoir concilier l'individuel et le collectif, savoir collaborer, savoir organiser, savoir communiquer, savoir *parler*.

Concernant, dans les métiers de la santé, le pôle du *faire*, le soignant, dans sa quête du sens, peut être amené à se poser, sans doute pas, évidemment, à chaque fois, mais au moins de temps en temps, les questions suivantes : qu'ai-je fait ? Quel a été le résultat ? Pourquoi l'ai-je fait ? Était-ce le meilleur choix ? J'ai agi instinctivement : ai-je eu raison ? Quels sont mes sentiments, maintenant, à distance : la satisfaction et l'encouragement à répéter cette action, ou le remords et le regret ? Que ferai-je la prochaine fois ? On voit ici à l'évidence apparaître la réflexivité, dont nous avons parlé dans la première partie du livre, qui consiste à réfléchir sur son action et ses raisons : c'est par elle que se forme l'expérience – c'est en forgeant qu'on devient forgeron.

Enfin, le pôle de l'*être* : dans sa vie professionnelle, le soignant doit être capable d'*être avec autrui* : le patient, éventuellement ses proches, mais aussi ses collègues, l'institution. Dans cette *rencontre* avec autrui, il doit apprendre à savoir accepter et respecter la diversité des opinions, savoir susciter la confiance. Mais même dans sa vie professionnelle, il doit être capable d'*être avec soi* : *il doit donc garder du temps pour penser*.

Cette nécessité de prendre le temps de penser en médecine est aussi due à sa complexité croissante. La médecine est devenue un *art de la complexité*, cette évolution étant liée aux éléments suivants : l'explosion des connaissances, le fait que la médecine est un art et en même temps une science multidisciplinaire, l'existence d'une différence entre des résultats moyens issus de recherches portant sur des cohortes de patients et le soin d'un individu, toujours unique, un contexte marqué par l'incertitude, la complexité même de la pensée des êtres humains, des patients et des médecins, la difficulté des questions éthiques, lorsque les quatre principes de Bienfaisance, Non-malfaisance, Justice et Autonomie sont contradictoires, enfin la question du possible et du permis, cette liste étant évidemment non exhaustive.

Tout ce que nous avons décrit dans la première partie, « philosophique », de ce livre était donc pertinent pour aborder la deuxième, consacrée à la pratique de la « clinique », cette clinique que nous pouvons donc maintenant définir comme *une rencontre entre deux personnes*, avec un objectif commun, la santé que ces deux personnes visent à perpétuer : perpétuer la vie, faire naître, éviter de mourir, restaurer un état de santé, une des personnes répondant au cri de l'autre qui souffre, mais aussi, d'une manière plus générale, maintenir la santé, en faire la promotion.

Ainsi, il y a des messages qui apparaîtront comme des leitmotivs qui ont été préparés par la première partie du livre : une médecine humaine, c'est la rencontre entre deux personnes, entre *Je* et *Tu*, entre un Moi-même et Autrui ; elle est faite pour soigner des maladies, mais ce que l'on soigne, ce sont des personnes, des êtres pensants ; les soignants aussi sont des personnes, la complexité de la pensée humaine étant une propriété à la fois des personnes malades et des personnes qui les soignent ; le soin, c'est le souci, et le souci est réciprocité, réciprocité dans laquelle il est important que l'autre ne se perde pas. La médecine, comme art de cette réciprocité est un accueil de l'Autre qui m'impose une éthique et une Hospitalité, ce que je tenterai de résumer à la fin de ce livre dans un principe que j'appellerai le *Principe Carité*.

XI

Soigner, le verbe d'une rencontre

Le verbe soigner peut exister sous deux formes : une forme réfléchie – le malade se soigne ; une forme transitive – le soignant soigne la maladie ou, mieux, une personne qui a une maladie. Ces deux formes du même verbe reflètent-elles la même chose[1] ?

Pour répondre à cette question, j'utiliserai le cas de Franz Ingelfinger, médecin éminent, éditeur-en-chef de 1967 à 1976 du *New England Journal of Medicine*, un des plus grands journaux médicaux. Il était gastro-entérologue. Voici qu'on lui découvre un cancer situé à la jonction entre l'œsophage et l'estomac ; on l'opère ; il doit choisir entre chimiothérapie et radiothérapie ; il hésite ; il se renseigne ; il lit tout ce qui a été publié ; il ne dort plus la nuit : il est incapable de décider.

Il raconte dans un article qui sera publié dans son propre Journal après sa mort : « Finalement, quand les coups de l'indécision furent devenus presque intolérables, un médecin sage me dit : Franz, *what you need is a doctor*[2]. » Franz, ce dont tu as besoin, c'est d'un docteur.

Le docteur Ingelfinger, devenu malade, était incapable d'exercer sur lui-même son métier de médecin. Il avait besoin d'un « docteur ». Pourquoi ? Parce que le verbe soigner a

---

1. Cette section s'inspire d'un passage de mon livre *Une Théorie du soin.*

2. Ingelfinger Franz J., « Arrogance », *New Engl J Med* n° 303, 1980, p. 1507-1511.

deux sens différents quand il est pris dans sa forme réfléchie, le malade se soigne, et dans sa forme transitive, le médecin soigne le malade. Les verbes qui ont cette caractéristique sont appelés verbes sociologiques[3]. Par exemple, le sens de « poser une question » est le même dans la phrase « X pose une question à Y » ou « X se pose une question ». Il en est de même pour : « Jeanne se lave » ou « Jeanne lave son bébé ».

Il n'en est pas de même pour certains verbes dont le sens implique l'existence d'une relation sociale, les verbes sociologiques. Il peut s'agir de verbes qui n'existent pas à la forme réfléchie, par exemple : inviter quelqu'un à dîner, ou bien de verbes qui, lorsqu'ils sont construits avec un pronom réfléchi, changent de sens. Je pense que c'est le cas du verbe soigner : ainsi, la personne malade, en se soignant, fait quelque chose d'autre que lorsqu'un médecin soigne un patient. Le docteur Ingelfinger ne pouvait exercer sur lui, patient, son activité médicale professionnelle. Il avait besoin de quelqu'un pour cela, qui le soigne et qui l'aiderait ensuite à *se soigner*, ce qui ne serait plus la même chose. Il avait besoin d'une relation *Je-Tu*, d'être le *Tu* d'un *Je* – Martin Buber disait : « Dans l'amour, un *Je* prend la responsabilité d'un *Tu.* » On peut s'étonner ici de l'invocation de l'amour. Je la justifierai plus loin.

3. Descombes Vincent, *Le complément de sujet, Enquête sur le fait d'agir de soi-même*, Gallimard, coll. « NRF essais », 2004, 540 p.

XII

Tomber malade

Il y a d'abord les maladies aiguës : je suis tombé malade, j'ai vu éventuellement le médecin, j'ai guéri de cette maladie, parfois il peut y avoir des séquelles.

Mais il y a surtout des mélodies « chroniques ». Ici, je suis devenu malade, quelqu'un me soigne, qui ne peut pas me guérir, je devrai me soigner à vie et quelqu'un devra, lui ou un autre, me soigner à vie. L'Organisation Mondiale de la Santé a donné une définition bien banale des maladies chroniques : « un problème de santé qui nécessite une prise en charge sur une période de plusieurs années ou plusieurs décennies. » *Chronos*, le temps. Parce que la médecine a fait tant de progrès, le nombre des maladies chroniques n'a fait qu'augmenter. Des maladies, autrefois aiguës, sont devenues chroniques : on peut prendre comme exemple le sida, appelé aujourd'hui VIH. En fait, il s'agit de presque toutes les maladies que l'on soigne.

L'irruption récente dans notre monde de la COVID-19 a eu ceci de particulier que, maladie aiguë s'il en est, pouvant tuer en quelques semaines, elle a conduit à cacher les maladies chroniques, certains patients qui en étaient atteints n'osant plus au début de la pandémie se présenter à leur médecin ou dans les hôpitaux, de peur d'une contamination. De plus, on *déprogrammait* le soin des maladies chroniques, comme si on faisait sortir les patients de la flèche du temps. Mais dans le cas de la COVID-19 aussi, il est possible que dans l'avenir, apparaissent des séquelles chroniques chez les malades graves qui auront survécu à l'épisode de réanimation. On parle aussi de *Covid long*.

Chronos, le temps : la maladie chronique met à mal l'identité personnelle de la personne qu'elle atteint, et nous avons vu dans la première partie de ce livre l'importance de la relation à la temporalité dans les choix des personnes, nous y reviendrons.

1. La santé comme bonheur, la maladie comme malheur

On a dit que la santé, ce n'est pas seulement l'absence de maladie, c'est un état de bien-être physique, psychique et social. Quand le chirurgien René Leriche disait en 1936 que la santé, c'est « la vie dans le silence des organes » – je sais que j'ai un estomac seulement lorsque j'entends une douleur qui me fait pousser un cri – il en donnait en quelque sorte une définition négative, par défaut. J'aimerais, à la suite d'un texte de Marcel Proust, en rechercher le véritable sens, par une définition positive.

« Longtemps, je me suis couché de bonne heure. » Mais quelques lignes après le début célèbre de *La recherche*, on trouve un passage *éclairant* le sens de la médecine, donné par le narrateur rappelant sans doute ce qu'il ressentait lorsque, enfant, il luttait contre la détresse d'une crise d'asthme :

> C'est l'instant où le malade, qui a été obligé de partir en voyage et a dû dormir dans un hôtel inconnu, réveillé par une crise, se réjouit en apercevant sous la porte une raie de jour. Quel bonheur, c'est déjà le matin ! Dans un moment les domestiques seront levés, il pourra sonner, on viendra lui porter secours. L'espérance d'être soulagé lui donne du courage pour souffrir. Justement il a cru entendre des pas ; les pas se rapprochent, puis s'éloignent. Et la raie de jour qui était sous la porte a disparu. C'est minuit ; on vient d'éteindre le gaz ; le dernier domestique est parti et il faudra rester toute la nuit à souffrir sans remède.

Rendre la lumière à celui qui est dans la nuit de la maladie. On peut, avec le philosophe Jean-François Mattéi, rappeler que le nom *Hygie*, celle qui représente dans le monde grec la Santé, « provient du radical eu : bon et du radical *gwiy-es, que l'on retrouve aussi dans Zeus, le "vivant" et le "lumineux" : son génitif Dios donnera en latin Deus, le "dieu", mais aussi dies, le "jour". La santé est ainsi la vie bonne, dans la plénitude de la lumière[1]. »

La vie bonne. La santé apparaît alors comme le plus grand des biens : c'est au moins l'avis des médecins, comme le suggère, dans un dialogue de Platon, un médecin :

> – L'art qui a pour objet le plus grand des biens de l'homme, c'est le mien.
> – Toi qui parles de la sorte, qui es-tu ?
> – Je suis médecin.
> – Et que prétends-tu ? que le plus grand des biens est celui que produit ton art ?
> – Peut-on le contester, Socrate, puisqu'il produit la santé ? Est-il un bien préférable pour les hommes à la santé[2] ?

Ce médecin peut sembler bien prétentieux à Socrate qui lui fait remarquer qu'il n'est pas le seul à avoir cette opinion sur son art. Mais n'est-ce pas une opinion générale ? Que se souhaite-t-on, le 31 décembre, à minuit ? La santé ! Hein ! Avant tout, la santé !

La santé est donc bien la vie bonne, selon son étymologie : la santé est *bonheur*, et la maladie est malheur. La maladie, c'est la perte d'un bonheur originel. Georges Canguilhem, dans *Le Normal et le Pathologique*, écrivait : « Quand la maladie devient chronique, il y a un autrefois dont le patient ou l'entourage

---

1. Mattéi Jean-François, « Platon et le modèle rationnel de la santé » in Sfez L., *L'Utopie de la santé parfaite*, Colloque de Cerisy, Presses Universitaires de France, coll. « La politique éclatée », 2001, 488 p., p. 60.

2. Platon, *Gorgias*.

garde la nostalgie[3]. » Imaginez la personne qui a une maladie chronique, qui se réveille, et qui se dit : *c'est vrai, je suis malade*. Imaginez son angoisse :

> Ange plein de gaieté, connaissez-vous l'angoisse,
> La honte, les remords, les sanglots, les ennuis,
> Et les vagues terreurs de ces affreuses nuits
> Qui compriment le cœur comme un papier qu'on froisse ?

Ce poème de Baudelaire est intitulé *Réversibilité*. Mais, dit aussi Canguilhem, « aucune guérison n'est retour à l'innocence biologique[4] ». Ce que Leriche voulait donc sans doute dire, c'est qu'on ne prend conscience du bonheur originel que lorsqu'il a disparu, et c'est bien en cela que la santé est silence : le silence avant le bruit.

L'entrée dans la maladie, début du malheur, peut en effet survenir de manière bruyante, « comme un coup de tonnerre dans un ciel serein », disait le grand pédiatre Henri Lestradet, dans les premières lignes de son livre *L'enfant et son diabète*[5]. Toutes différentes sont les maladies silencieuses, comme le diabète de l'adulte, découvert sur un chiffre glycémique anormal, « premier nuage[6] » du malheur.

2. Être malade ou avoir une maladie

Dans leur vie, peu de gens échapperont à une maladie chronique : il est devenu malheureusement rare de mourir en bonne santé. Mais heureusement, inversement, on peut

---

3. Canguilhem Georges, *Le Normal et le Pathologique*, *op. cit.*, p. 87.
4. *Ibid.*, p. 156.
5. Lestradet Henri, Dieterlen Philippe, *L'Enfant et son diabète*, Paris, Privat, 1992, 230 p.
6. Lacroix Anne, Assal Jean-Philippe, *L'Éducation thérapeutique des patients : nouvelles approches de la maladie chronique*, Paris, Vigot, 1998, 220 p.

vivre en bonne santé en ayant une maladie chronique, surtout lorsque celle-ci est bien soignée et lorsqu'on se soigne bien. Henri Lestradet aimait citer l'exemple du tennisman William Talbert, qu'il avait dans sa jeunesse rencontré et qui l'avait beaucoup influencé pour construire la médecine optimiste qui était la sienne et dont il fit bénéficier des générations d'enfants diabétiques : né en 1918, diabétique depuis l'âge de 10 ans, décédé en 1999, Talbert avait été cinq fois capitaine de la Coupe Davis, qu'il avait gagnée en 1948. Il n'était pas « malade » : il avait une maladie qu'il soignait.

Henri Lestradet remarqua un jour que sur la petite carte que l'Aide aux Jeunes Diabétiques, l'association qu'il avait créée, donnait aux enfants diabétiques, il était écrit : « je suis diabétique traité par l'insuline ». Il demanda de changer cette expression par « j'ai un diabète traité par l'insuline ».

3. Patient et agent

Souvent les médecins disent, en parlant de la personne qui a une maladie : le patient (ou la patiente). D'où vient ce mot ? On trouve une définition du mot « patient » chez Descartes, dans les premières lignes des *Passions de l'âme*, ce livre qu'il avait dédié à la princesse Élisabeth :

> Je considère que tout ce qui se fait ou qui arrive de nouveau est généralement appelé par les philosophes une passion au regard du sujet auquel il arrive, et une action au regard de celui qui fait qu'il arrive ; en sorte que, bien que l'agent et le patient soient souvent fort différents, l'action et la passion ne laissent pas d'être toujours une même chose qui a ces deux noms, à raison des deux divers sujets auxquels on la peut rapporter[7].

7. Descartes, *Les Passions de l'âme*, « La Pléiade », *op. cit.*, p. 695.

Un patient est donc quelqu'un *à qui* les événements arrivent, et Descartes oppose ce terme à celui d'agent, quelqu'un *par qui* les événements arrivent. « Tout ce qui se fait ou qui arrive de nouveau », dit Descartes : c'est bien la notion d'événement dont parle Davidson, l'action étant un événement causé par une raison. Dans le cas de la médecine, l'événement sera l'entrée dans la maladie. La personne devient un « patient », passif, celui qui pâtit au sens de Descartes. Un des buts d'une médecine humaine sera de l'aider à devenir un *agent*, acteur dans le contrôle de sa maladie. Certains vont jusqu'à dire : *auteur*, préfigurant l'importance en médecine de la narration, sur laquelle nous reviendrons.

4. L'entrée dans la maladie

Ainsi, dans la maladie chronique, il y a la vie avant la maladie, l'entrée dans la maladie, l'annonce de la maladie, vivre avec la maladie, l'acceptation de cette idée, parfois le refus, ou le déni. Il y a donc les étapes à franchir du deuil de la santé perdue, bien décrites par Elisabeth Kübler-Ross : après un choc initial, le patient passe par une incrédulité, une colère, une révolte, un déni, un marchandage, une dépression, et enfin, l'acceptation, non pas du malheur que représente la maladie – un malheur peut-il jamais devenir acceptable ? – mais plutôt l'acceptation de l'idée que l'on va devoir vivre avec lui. Alors un véritable état de bonheur redevient possible car il est une chose relative, comme si on pouvait changer le point de référence qui lui donne ses coordonnées.

L'entrée dans la maladie a brisé la flèche du temps, et il s'agit de la reconstruire (figure 39).

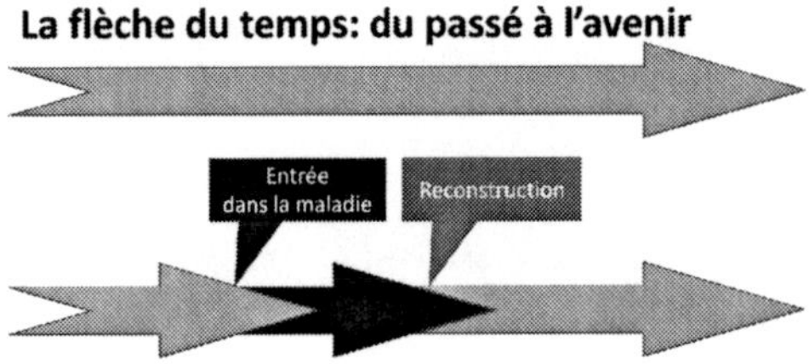

Figure 39. La médecine comme reconstruction

Peut-être la seule façon de s'en tirer, c'est donc d'être capable de recommencer à vivre, et tout le but de d'une médecine humaine, qui aura compris qu'elle soigne des personnes qui doivent faire face à la temporalité, est de les aider à accomplir l'effort d'un rebondissement qui leur permettra de persévérer dans leur être, comme disait Spinoza. Ce retour du *Conatus* peut être lu dans ce passage de Canguilhem :

> Il est exact qu'en médecine l'état normal du corps humain est l'état qu'on souhaite rétablir. Mais est-ce parce qu'il est visé comme fin bonne à obtenir par la thérapeutique qu'on doit le dire normal, ou bien parce qu'il est tenu normal par l'intéressé, c'est-à-dire le malade, que la thérapeutique le vise? Nous professons que c'est la seconde relation qui est vraie [...]. Nous pensons qu'en cela le vivant humain prolonge, de façon plus ou moins lucide, un effort spontané, propre à la vie, pour lutter contre ce qui fait obstacle à son maintien et à son développement pris pour normes [...] Nous nous demandons comment un besoin humain de thérapeutique aurait engendré une médecine progressivement plus clairvoyante sur les conditions de la maladie, si la lutte de la vie contre les innombrables dangers qui la menacent n'était pas un besoin vital permanent et essentiel[8].

C'est ainsi qu'est née une médecine n'ayant plus seulement pour but de nous guérir des maladies aiguës, mais bien de

---

8.Canguilhem G., *Le Normal et le pathologique*, *op. cit.*, p. 77.

faire en sorte de nous aider à vivre, et à vivre aussi bien que possible, *longtemps.*

5. Des mots et des modèles pour dire les maux

En anglais, il y a plusieurs mots pour désigner la maladie, parmi lesquels : *Disease* et *Illness. Illness*, c'est la vision de la maladie par la personne malade : le vécu de la maladie, la souffrance, l'angoisse de l'avenir, la vie avec la maladie. L'*illness*, c'est ce qui fait que vous allez voir le docteur. La *disease,* c'est la vision médicale de la maladie par le docteur : il y voit des agents pathogènes, des mécanismes, une description clinique, biologique, des complications, un traitement. La *disease*, c'est ce que vous avez en sortant de chez lui.

On peut donc concevoir deux modèles de la maladie : un modèle biomédical où l'on s'intéresse à la maladie, un modèle bio-psycho-social qui s'intéresse à la personne dans ses trois dimensions, biologique, mais aussi psychologique et sociale, répondant comme dans un miroir à la définition donnée par l'Organisation Mondiale de la Santé de la santé : un état de bien-être physique, psychique et social. Le modèle bio-psycho-social des maladies avait été proposé en 1977 par le psychiatre George Engel (1913-1999) dans un article publié dans la revue *Science*[9]. Prenant les deux exemples du diabète et des maladies mentales, il montrait que l'explosion des connaissances en physiologie et en biologie moléculaire ne devait pas conduire à une médecine qui se confinerait aux données biologiques (modèle biomédical) mais que celle-ci devait intégrer des données psychologiques et sociales.

Nous reprendrons ici des éléments de l'analyse remarquable de cet article faite vingt-cinq ans après sa publication

9. Engel George, « The need for a new medical model : a challenge for biomedicine », *Science* n° 196, 1977, p. 129-136.

par Borrell-Carrió et ses collègues[10], où nous retrouverons certains éléments que nous avons discutés antérieurement : Engel critiquait la nature dualiste de l'approche biomédicale avec sa séparation du corps et de l'esprit qui encourageait les médecins à maintenir une séparation entre le corps en tant que machine et le récit, la biographie et les émotions de la personne – pour se concentrer sur la maladie à l'exclusion de la personne qui souffrait – sans jeter de ponts entre les deux domaines. Il critiquait aussi les effets de l'orientation réductionniste de la pensée médicale, où tout ce qui n'a pas pu être vérifié objectivement et expliqué au niveau des processus moléculaires était ignoré ou dévalorisé, conduisant au ton froid, impersonnel, technique, en un mot biomédical du style d'une clinique négligeant la dimension humaine de la souffrance. Le troisième élément de la critique d'Engel était l'influence de l'observateur sur l'observé : il justifiait ainsi l'inclusion de l'humain du médecin et du patient comme une dimension légitime de toute étude scientifique : n'était-ce pas une critique en puissance de *l'Evidence-based medicine*?

10. Borrell-Carrió Francesc, Suchman Anthony L., Epstein Ronald M., « The biopsychosocial model 25 years later : Principles, practice, and scientific inquiry », *Ann Fam Med* n° 2, 2004, p. 576-582.

XIII

Soigner

Le docteur Ingelfinger, devenu malade, était incapable d'exercer sur lui-même son métier de médecin. Et pourtant, le médecin et le patient « fonctionnent » de la même façon et c'est en cela qu'ils sont tous les deux des personnes : les mécanismes sont les mêmes, seuls les contenus de leurs états mentaux diffèrent. Si nous reprenons notre Figure, remplaçant le mot Action par Activité de soin, elle s'applique aussi bien au médecin qui soigne le patient qu'au patient qui doit se soigner (figure 40).

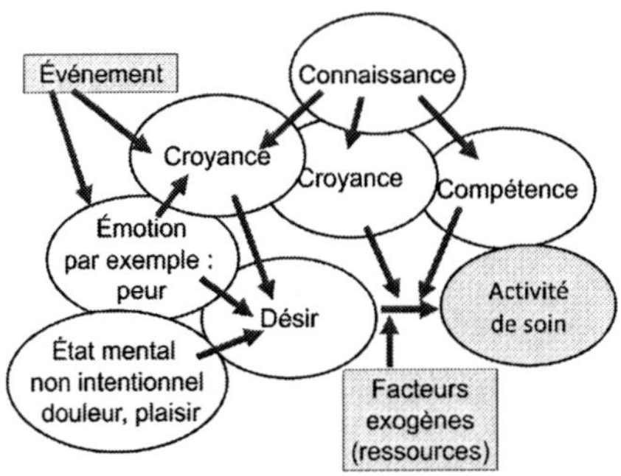

Figure 40. Modèle fonctionnaliste de l'action et activité de soin

Le médecin, comme la personne qu'il soigne, doit « connaître la médecine » pour être « compétent » et être capable de soigner la médecine « des maladies » (même si ce ne sont pas les mêmes connaissances et les mêmes compétences). On peut remarquer ici que l'accès aux connaissances s'est développé de manière prodigieuse avec le développement des données en ligne et le nombre de sites médicaux sur Internet. Il est devenu aisé d'avoir accès à ces connaissances et ces compétences, pour les médecins, mais en fait aussi pour tout le monde : il y a belle lurette que le savoir n'est plus réservé au docteur. Ainsi, les connaissances et les compétences deviennent partagées entre le médecin et le patient. De plus en plus, c'est au niveau des croyances que les contenus diffèrent.

Mais, à nouveau, le médecin ne se contera pas de soigner des maladies. Dans le cadre d'une médecine « de la personne », intervient au premier plan une qualité qui relève non pas de la connaissance (savoir), ni d'une compétence (savoir-faire), mais d'un *savoir-être*. C'est le pôle *être* de nos trois pôles du sens, savoir, faire, être. C'est de lui que dépend la qualité de la relation thérapeutique, dont dépend, en retour, l'efficacité du soin. Ce savoir-être, à l'évidence, ne relève pas seulement des connaissances et des compétences, mais des autres états mentaux de notre Figure. Il est en particulier guidé par le désir de soin, lui-même sous la dépendance d'émotions. On peut s'étonner de voir sur cette Figure des émotions et des états mentaux « non-intentionnels », comme la douleur, mais aussi le plaisir ou l'angoisse, s'appliquer au médecin. Tout professionnel du soin reconnaîtra la justesse de leur présence *qui fait qu'il est, lui aussi, une personne.*

1. LA SIGNIFICATION DU *CARE*

Il n'y a pas que les médecins qui soignent. Il y a l'ensemble de ce que l'on appelle les « professionnels de santé ». Cette expression est heureuse car elle fait appel à la notion de métier. Parmi ceux qui exercent ces métiers du soin, on trouve, outre les médecins spécialistes de médecine générale (on appelle ainsi aujourd'hui les médecins généralistes – le médecin traitant, autrefois « le médecin de famille ») et les autres spécialistes, il y a le chirurgien, l'anesthésiste-réanimateur, le radiologue, le dentiste, le pharmacien – le professionnel de santé que le patient voit le plus souvent –, la sage-femme, le pédicure, le kinésithérapeute, l'infirmièr(e), l'aide-soignant (e), les auxiliaires de vie des personnes à domicile, le laboratoire d'analyse, ou encore tous les personnels administratifs en rapport avec le patient, à l'hôpital, comme en ville (j'espère – mais je n'en suis pas sûr – n'avoir oublié personne). On voit donc qu'il y a des intervenants multiples qui interviennent autour du patient, comme s'il était au centre d'un cercle. On parle souvent de médecine centrée sur le patient. J'avoue ne pas aimer cette expression. Le patient ne risque-t-il pas de se trouver encerclé?

Je préfère lui donner une place comme *élément de ce cercle*, voulant illustrer ainsi le concept de médecine participative (figure 41).

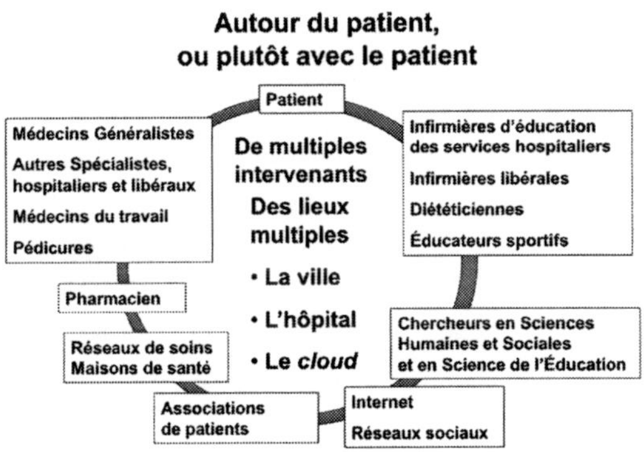

Figure 41. Le cercle du soin. SHS : Sciences Humaines et Sociales

Ces intervenants soignent dans différents lieux. Par exemple, le médecin soigne dans son cabinet ou dans des maisons de santé, en ville, ou dans un hôpital ou une clinique, dans une maison de retraite, dans une prison, dans une mission humanitaire, sur le champ de bataille, dans la rue, dans un théâtre, dans un avion. Mais il y a aussi, maintenant, les soins que les personnes ayant une maladie échangent entre eux sur la toile, grâce aux réseaux sociaux, dans le *cloud*. Le soin peut se passer en téléconsultation – une des grandes leçons de la crise de la COVID-19.

Alors, qu'y a-t-il de commun entre ces différents aspects du soin, ce qui permettra de le définir ? Je propose que ce soit la notion de *souci*. Je ne suis pas sûr de pouvoir définir ce qu'est un bon professionnel de santé, mais je pense pouvoir définir celui qui est mauvais. C'est celui qui n'a pas ce souci – ce qui peut arriver à la personne malade lui est égal. En anglais, on dit : *I don't care*, pour dire cela m'est égal. C'est un peu : *je n'en ai cure*. Le souci, c'est ce qui appelle le médecin à se poser avec insistance les questions suivantes : qu'a-t-elle ? quelle est la question posée ? quelles sont les questions posées ? quelle est la demande ? Quel est le danger ? que dois-je faire ? que dois-je organiser ? que dois-je prévoir ? que dois-je craindre ? que puis-je espérer ?

Le soin, c'est le souci. L'anglais utiliser le même mot : *care*. Par exemple, une revue médicale qui publie des articles concernant le traitement du diabète a pour titre *Diabetes Care*. Mais *care*, c'est aussi le souci. Le mot *care* vient du vieil-anglais *caru*, *cearu*, chagrin, anxiété, peine, issu du proto-germanique **karo*, lui-même dérivé de la racine indo-européenne **gar*, sangloter, pousser un cri perçant. Étymologiquement au moins, le *care*, le soin ou le souci, semble être la réponse donnée à un sanglot ou à un cri. Le soin maternel, c'est la réponse, innée, de la mère, lorsqu'elle entend, pour la première fois, le cri de son enfant.

Soigner, ce n'est pas seulement traiter, c'est aussi, et peut-être *d'abord*, prendre soin.

2. POUR UNE MÉDECINE DE LA PERSONNE

Ce livre plaide donc pour l'avènement d'un modèle qui aille plus loin que le modèle bio-psycho-social d'Engel (1977) que nous avons évoqué, sous la forme d'un modèle d'une médecine centrée sur la personne qui n'est pas seulement un patient ayant une maladie, mais une *personne* dans ce qu'elle a d'humain : un individu, unique, complexe, ayant des propriétés qui ont été découvertes après la publication de l'article de George Engel.

En particulier, parmi ces découvertes, il y a celles de la propriété de réflexivité comme définition de la personne et de l'autonomie, l'un des quatre principes de l'éthique, que nous avons vus dans la première partie de ce livre. Dans le concept d'une médecine de la personne, le cinquième P., pour Personne, rajouté aux quatre P habituels de la conception médicale moderne (Préventive, Prédictive, Personnalisée[1] et Participative) était certes en germe dans l'article de 1977 de George Engel. Mais il ne concernait que les personnes ayant une maladie. La médecine de la personne, telle que je la conçois, concerne aussi *les soignants, qui sont aussi des personnes*, et en cela, le cinquième P de la Personne est original par rapport aux quatre premiers P., qui concernaient exclusivement la personne malade ou en passe de le devenir.

Une médecine de la personne applique aux deux protagonistes du soin la définition de la personne, telle que nous avons pu la définir, c'est-à-dire un être à la fois rationnel et irrationnel parce que doué de principes de rationalité (Davidson), un être ayant des traits de caractère (des traits de personnalité, *personality traits*, dit-on en anglais), étant patient ou impatient, obéissant ou désobéissant, un être doué d'émotions (Livet, Baumeister, Loewenstein) positives ou négatives, un être doué de réflexivité (Lewis, Frankfurt), un être doué de continuité psychologique (Parfit), un être capable de raconter le récit

1. Ces trois premiers P sont souvent réunis dans le cadre de la médecine de Précision et relèvent du purement biomédical. Il faut donc bien comprendre la différence entre médecine personnalisée, le 3e P., et médecine de la personne, le 5e P que je propose: dans un cas, on est dans un cadre quantitatif, celui des *data*, et maintenant des *big data* (les « méga-données ») ; dans l'autre, on est dans un domaine qualitatif, holistique, dans lequel le tout est plus que l'ensemble de ses parties, en un mot une vision qui refuse une version réductionniste de la Personne.

de sa vie (Ricœur), un être capable d'imaginer de manière empathique les émotions d'autrui (Rogers), un être *Je* s'accomplissant dans sa rencontre du *Tu* (Buber), un être ayant un visage dont l'apparition impose à celui qui le découvre une éthique (Levinas), enfin, un être doué d'une pensée complexe (Morin). Encore une fois, *tout ceci s'applique tout autant aux soignés qu'aux soignants*. Les deux sont des êtres humains, et c'est ainsi qu'une médecine de la personne peut devenir une médecine humaine, grâce à leur rencontre.

Avec la crise de la COVID, nous vivons un moment où les deux protagonistes du soin, le médecin et la personne malade, sont réunis dans cette humanité, dans une solidarité liée au fait qu'ils se sont retrouvés devant le même risque face à la maladie, dans la même galère, comme on dit. Cette solidarité apporte une nouvelle symétrie, car elle va au-delà du fait qu'ils sont engagés d'une manière asymétrique dans la relation sociale qu'est la médecine. Ils sont tous les deux obligés de porter un masque, de faire presque disparaître leur visage, et pourtant leur communication est possible (ce qui prouve bien que la notion de *visage,* dans son acception levinassienne, ne se résume pas aux traits qui sont sous les yeux et au-dessus du menton) : les visages se regardent par les yeux ; ceux-ci restent visibles et manifestent des émotions, allant de la colère à l'angoisse, ou à la joie ou à l'humour, dont l'expression est nécessaire à toute conversation. Cicéron, dans *De Oratore*, ne disait-il pas :

> Il faut aussi régler avec soin les mouvements des yeux ; car si le visage est le miroir de l'âme, les yeux en sont les interprètes : ils exprimeront la joie ou la tristesse, selon la nature du sujet.

Il n'empêche : ce triste bal masqué dans lequel nous allons être amenés à vivre encore dans les prochains mois (ou les prochaines années ?) est un monde dans lequel des gens masqués qui se croisent dans la rue sont devenus à la fois méconnaissables et uniformes (surtout ceux qui portent le masque bleu chirurgical), remplaçant le monde d'hier qui était fait d'individus dont l'unicité était créée par celle de leur visage.

Dans la section qui suit, nous allons pénétrer dans un monde dans lequel les sujets disparaissent aussi dans des cohortes sans visage. C'est le monde de la médecine scientifique, des grandes études cliniques et de cette *evidence-based medicine* qui a progressivement envahi la médecine d'aujourd'hui.

3. Le progrès médical de la médecine devenue science

> Pour le médecin, le mieux, selon moi, est de pratiquer le pronostic [...] Quant au traitement, il le mènera au mieux, sachant à l'avance ce qui arrivera d'après les affections présentes

disait Hippocrate[2]. Oui, mais la médecine est une science fondée sur l'incertitude et un art de la probabilité, disait le grand médecin Sir William Osler (1849-1919). Nous ne savons pas toujours ce qui va arriver : lors d'un traitement, il y a des patients qui répondent et d'autres qui ne répondent pas ; il y a des patients qui ont des effets secondaires et d'autres qui n'en ont pas. Cette incertitude est liée à la variabilité des phénomènes vivants. Alors, comment décider ?

C'est pour les aider à prendre des décisions dans un contexte d'incertitude que la médecine est devenue scientifique : elle a compris qu'il était nécessaire de ne pas soigner les gens *au petit bonheur*, sur de vagues impressions, mais qu'il fallait donner aux médecins la possibilité de transformer ces impressions en connaissances solides qui formeraient une base sur laquelle ils pourraient s'appuyer pour agir.

Je pense qu'il est bon de mettre un parachute quand on saute d'un avion : ici, il n'y a pas de variabilité, on n'a pas

2. Hippocrate, *Pronostic*, 1.

besoin de me le démontrer. J'ai remarqué (j'ai cette impression) que si je donne une statine (un médicament) à des gens qui ont fait un infarctus du myocarde, ils meurent moins, mais ont souvent des crampes. Oui mais il y a des gens qui en prennent et qui meurent quand même, pas tout le monde a des crampes etc. La question est donc : cela vaut-il le coup (ou le coût !) de prescrire une statine aux gens qui ont fait un infarctus ? Pour répondre à cette question, on va faire une « grande étude » : des milliers de gens qui ont fait un infarctus sont tirés au sort ; aux uns, on donne une statine, aux autres un placebo (un comprimé qui ne contient rien). L'étude est faite « en double aveugle » : ni le médecin ni le patient ne savent ce que contient le comprimé qui est pris. L'étude *Care* a montré que si 1 000 personnes qui ont eu un premier infarctus ne prennent pas de statine après un infarctus[3], 51 d'entre elles (une sur 20) auront au moins un nouvel événement cardiovasculaire dans les cinq ans, et parmi ces 51 personnes, 11 vont mourir : depuis l'étude *Care*, *on sait* (ce n'est plus une “impression”) que, statistiquement, on meurt moins après un premier infarctus si on prend une statine. Il s'agit typiquement d'un exemple de ces études cliniques qui sont à la base de ce que l'on appelle l'*evidence-based medicine* (EBM), ou médecine fondée sur les preuves, qui vise à généraliser ce mode de raisonnement.

Cette médecine fondée sur les preuves a une longue histoire : l'idée de faire une étude scientifique peut être retrouvée dans la Bible :

> Daniel résolut en son cœur de ne pas se souiller par les mets du roi et par le vin dont il buvait, et il demanda au chef des eunuques de ne pas l'obliger à se souiller. Et Dieu fit trouver à Daniel grâce et faveur auprès du chef des eunuques. Le chef des eunuques dit à Daniel : Je crains le roi, mon maître, qui a fixé ce que vous devez manger et boire ; car pourquoi verrait-il vos visages plus défaits que

3. Ou arrêtent de la prendre, à la suite de « conseils » donnés par des irresponsables.

> ceux des jeunes gens de votre âge ? Vous mettriez en danger ma tête auprès du roi. Alors Daniel dit au maître d'hôtel, que le chef des eunuques avait établi sur Daniel, Ananias, Misaël et Azarias : Fais, je te prie, un essai avec tes serviteurs pendant dix jours, et qu'on nous donne des légumes à manger et de l'eau à boire. Après cela, tu regarderas nos visages et le visage des jeunes gens qui mangent les mets du roi, et, selon ce que tu auras vu, tu agiras avec tes serviteurs. Il consentit à leur demande et les éprouva pendant dix jours. Au bout de dix jours, ils se trouvèrent avoir meilleur visage et plus d'embonpoint que tous les jeunes gens qui mangeaient les mets du roi. Et le maître d'hôtel emporta les mets et le vin qu'ils devaient boire, et leur donna des légumes. *Daniel*, 1, 8

Ce premier essai clinique, qui semble avoir été suivi d'une recommandation, remonte à l'époque de Nabuchodonosor II (mort en 562 av. J.-C. à Babylone).

L'histoire de « l'EBM » reprend avec James Lind (1716-1794), médecin embarqué en 1747 sur *le Salisbury*. Il s'attaque au problème du scorbut qui décimait alors la marine, en sélectionnant douze marins atteints et en les séparant en six groupes de deux ; à chaque paire il donna un traitement différent : de l'élixir de vitriol ; de l'eau de mer ; un mélange fait d'ail, de moutarde et de raifort ; du vinaigre ; du cidre ; deux oranges et un citron. En quinze jours, Lind observa un effet bénéfique remarquable chez les deux marins traités par les agrumes ; cependant, il interpréta mal ce résultat et ne semble pas en avoir fait usage dans sa pratique.

C'est donc à William Watson (1715-1787) que l'on attribue la première investigation scientifique de l'époque moderne réellement suivie d'effet : en 1767, il eut l'idée de tester l'intérêt des préparations par lavement au mercure utilisées lors de l'inoculation de la variole, introduite peu de temps auparavant en Europe par Lady Mary Wortley Montagu. Une première étude fut réalisée sur 31 enfants : 5 garçons et 5 filles eurent la préparation par du mercure et un laxatif ; 5 garçons et 5 filles reçurent des infusions de séné et de pétales de rose ; enfin,

10 garçons n'eurent aucune préparation. Pour évaluer la gravité des effets secondaires de l'inoculation, Watson compta le nombre de pustules qui apparaissaient (on savait qu'un petit nombre était associé à une évolution bénigne) ; à l'époque, on n'avait pas encore inventé les méthodes statistiques modernes et Watson rapporta ses résultats sous forme du « nombre moyen » de pustules : il observa que les préparations n'avaient aucun effet. Avec cette « étude », on peut dire que la médecine devint science.

Un peu plus tard, en 1828, Pierre-Charles-Alexandre Louis (1787-1872) introduira véritablement la quantification en s'attaquant à un dogme majeur de son époque, la saignée dont il démontra l'absence d'effet, par l'analyse de 77 cas de pneumonie hospitalisés à l'hôpital de La Charité en fonction de la durée de la maladie et de la fréquence des décès stratifiés selon la date de la première saignée; à ceux qui lui faisaient des objections sur sa « méthode numérique », il fit une réponse qui décrit de manière extraordinaire l'intérêt de la comparaison de cohortes que l'on retrouvera dans les essais cliniques modernes :

> Je répondrai à cela que le calcul employé comme je le fais, n'efface pas les différences; *qu'il les suppose*; qu'il se borne à réunir des unités semblables, pour les comparer ensuite à des unités pareilles, soumises à des influences un peu différentes; qu'après tout, si, comme il a été dit plus haut, il arrive nécessairement qu'on réunisse quelquefois des faits dont la ressemblance n'est pas exacte; l'erreur se retrouvant dans tous les groupes de faits, tout est égal de part et d'autre, et la comparaison peut avoir lieu, entre plusieurs groupes, sans que la vérité des résultats en soit altérée[4].

De même, Ignaz Semmelweis (1818-1865) essaya de comprendre pourquoi la mortalité par fièvre puerpérale chez les jeunes accouchées qui mouraient de septicémie était plus

4. Louis Pierre-Charles-Alexandre, *Recherches sur les effets de la saignée dans quelques maladies inflammatoires*, J.-B. Baillière, 1835, 120 p.

fréquente dans le service où se faisait l'enseignement des étudiants en médecine : c'est à la suite du décès, en 1848, de son collègue Jakob Kolletschka, mourant d'une infection semblable, conséquence d'une coupure lors d'une dissection, qu'il comprit que c'étaient les étudiants en médecine qui infectaient les jeunes accouchées : il imposera à partir de 1848 un lavage soigneux des mains après les dissections. La mortalité fut réduite de 90 %.

Ces quatre exemples (Lind, Watson, Louis, Semmelweis) appartiennent à l'aube de la médecine scientifique et précèdent les véritables premiers essais cliniques : d'abord, un essai sur la patuline dans le rhume réalisé en 1944 (il s'agissait d'éviter que les soldats s'enrhument). En fait, les patients du groupe contrôle allèrent plutôt mieux que ceux traités par la patuline, sans que cela soit statistiquement significatif, et l'article conclut : « *No evidence was found that patulin is effective in the treatment of the common cold* » – aucune *preuve* n'a été trouvée que la patuline est efficace dans le traitement du rhume.

Le premier essai positif fut celui démontrant l'effet bénéfique de la streptomycine dans la tuberculose en 1948. Ici, la différence fut hautement significative (un des pères de la statistique moderne était responsable de l'étude). En 1967, eut lieu un premier essai dans une pathologie moins sévère, sur 143 patients, ayant une hypertension modérée. L'étude commença en 1964, et dès 1967, il fut clair que le traitement avait un effet bénéfique : un événement cardiovasculaire grave survint chez 27 patients traités par placebo et chez seulement 2 patients traités par les médicaments de l'époque.

Cette brève histoire de l'EBM[5] démontre à la fois le désir insatiable des médecins de prouver le bien-fondé de leur pratique et l'importance des chiffres dans l'apport de la preuve. C'est ainsi que peu à peu la médecine devint scientifique : elle

---

5. Elle est reprise de mon article, Reach Gérard, « L'inertie clinique ou la défaite de l'evidence-based medicine », *Revue du praticien* n° 67, novembre 2017, p. 1013-1018.

pouvait s'appuyer sur des faits, dont on pouvait apprécier le niveau de preuve. Ces faits représentent des connaissances qui sont issues d'essais cliniques conçus et analysés avec toute la rigueur scientifique de l'état d'esprit du positivisme. À partir de ces faits, il a été possible de proposer des recommandations qui ne soient plus issues d'impressions relayées par des « autorités ».

On peut voir l'EBM comme une application des théorèmes de Ramsey que nous pouvons rappeler ici : 1) plus le contenu de ma croyance est vrai (le but des essais cliniques est de le démontrer), plus les actions que je pourrais être amené à accomplir sur la base de cette croyance seront couronnées de succès (plus il est vrai que les champignons jaunes sont comestibles, moins je prends de risque à en consommer) : c'est ce que tend à montrer un essai clinique, qui quantifie le degré de vérité que tel traitement est efficace contre la maladie ; 2) plus je crois quelque chose avec conviction plus je serai enclin à agir sur la base de cette croyance (plus je suis convaincu que les champignons jaunes sont comestibles, plus je serai enclin à en manger)[6] : c'est le concept de « niveau de preuve » ; en aidant le médecin à transformer son impression en conviction que sa croyance est vraie, elle l'aide à prendre une décision.

L'EBM a fini par s'imposer dans le discours médical, semblant presque s'identifier à la médecine moderne. La figure ci-dessous illustre l'essor du nombre d'essais cliniques au cours des dernières décennies : entre 2008 et le 17 février 2022, les résultats de plus de 53 000 études ont été publiés (figure 42).

En principe, un médecin qui applique les principes de la médecine fondée sur les preuves doit, lorsqu'il est dans une situation d'incertitude 1. Formuler la question, 2. Rechercher les meilleures données scientifiques disponibles, 3. Les analyser de manière critique, 4. Éventuellement les appliquer, 5. Évaluer

6. Ramsey Frank, *Logique, Philosophie et Probabilités*, Traduction sous la direction de Pascal Engel et Mathieu Marion, « Mathesis », Vrin, Paris, 2003, p. 164, et Dokic (Jérôme), Engel (Pascal), *Ramsey, Vérité et succès*, « Philosophies », Presses Universitaires de France, Paris, 2001, p. 71.

le résultat. Mais il doit aussi continuer à tenir compte du cas particulier qu'il a devant lui, de ses préférences, enfin, de son expérience à lui, praticien.

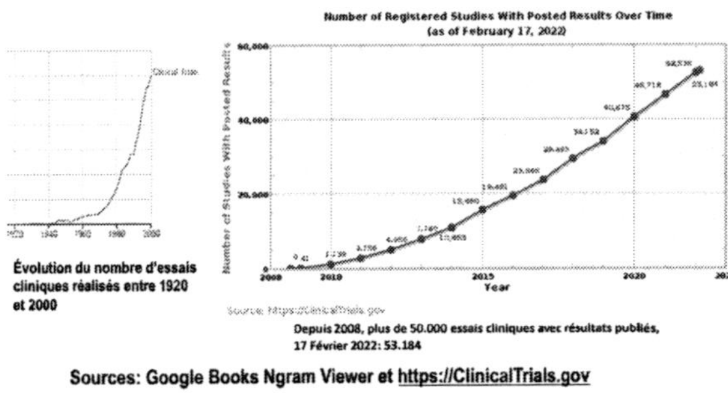

Figure 42. Évolution du nombre d'essais cliniques

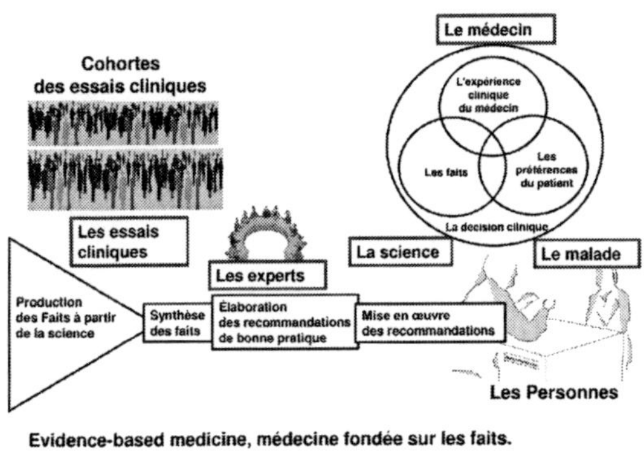

Figure 43. Des essais cliniques aux recommandations de bonne pratique utilisées dans un des angles du triangle de la décision médicale

Sa décision clinique dépend donc à la fois de la science, des souhaits du patient et de son expérience. La figure 43, modifiée d'après la référence[7], montre comment à partir des

7. Haynes Brian, Haines Andrew, « Getting research findings into practice. Barriers and bridges to evidence-based medicine », *BMJ* n° 317,

essais cliniques, des experts définissent des recommandations de bonnes pratiques qui représentent un des angles du triangle de la décision clinique. Mais il y a les deux autres angles du triangle, ce sont *les personnes* : le médecin et le malade.

4. Une critique de l'*evidence-based medicine*

L'EBM a donc deux aspects distincts : 1. Épistémique, générant des connaissances qui permettent de caractériser, dans un contexte d'incertitude liée à la variabilité des phénomènes vivants, la probabilité de succès du traitement et de survenue d'effets secondaires (elle permet aussi de décrire la spécificité et la sensibilité des tests diagnostiques, dont nous avons parlé à propos du théorème de Bayes). 2. Pratique, proposant des recommandations sur des bases scientifiquement prouvées. Ces « recommandations », développées selon une méthode explicite, aident le praticien et le patient à rechercher les soins les plus appropriés dans des circonstances cliniques données.

Mais attention : les données de l'EBM ne sont que des données statistiques. Contrairement à ce que disait Hippocrate, le médecin n'a pas de boule de cristal. C'est un peu comme dans l'histoire des deux boîtes d'Einstein, que nous avons vue : pour savoir quelle boîte contient la pièce de monnaie, je dois l'ouvrir. Quand je donne un traitement à un patient, le seul moyen de savoir si j'ai eu raison, c'est de le revoir et de voir ce qui s'est passé.

Tenir compte des préférences du patient et de l'expérience du médecin. C'est ce qu'ont toujours dit les pères fondateurs de l'EBM : l'EBM est « l'utilisation consciencieuse, explicite et judicieuse des meilleures données actuelles de la recherche clinique dans *la prise en charge personnalisée de chaque patient*[8] ».

1998, p. 273-276.

8. Sackett David L., Rosenberg William M., Gray JA Muir, Haynes Brian R., Richardson Scott W., « Evidence based medicine : what it is and

En effet, il y a une différence entre les grandes études de la médecine-science et « la vraie vie », et ici, nous revenons à la médecine humaine. Dans les « grandes études », on veut répondre à une question, il y a des critères d'inclusion et d'exclusion des patients, on raisonne sur des cohortes de patients, on compare deux groupes de « patients moyens » obtenus par le processus de tirage au sort, bref, on fait une « étude », on est dans le domaine de la science. *Mais ces « patients moyens », en fait, n'existent pas* : leur visage aussi est moyen. *En fait, ils n'ont pas de visage.* Dans la vraie vie, celui de la pratique, il n'y a pas de « critère d'inclusion », le patient ne pose pas « une question », les questions sont multiples, en fait on est en présence d'une situation, d'un contexte. On peut ici citer Donald Schön qui, dans son livre *Le Praticien réflexif, comment les praticiens pensent dans l'action* (1983), écrivait :

> la difficulté n'est pas de répondre à une question mais de la formuler. Dans le monde réel de la pratique, les problèmes ne se présentent pas au praticien comme donnés ; ils doivent être construits à partir des matériaux de situations problématiques, qui sont intrigantes, troublantes et incertaines[9].

Ainsi, à la différence des grandes études cliniques qui fondaient la science de l'EBM, dans la vraie vie, on ne fait pas une étude pour savoir quelque chose ; on soigne une personne malade pour améliorer son état de santé, une personne que l'on rencontre et *dont on connaît le visage* : on fait de la médecine. Ainsi, qu'en est-il de données aussi subtiles que floues, telles que le type des symptômes, l'évolutivité de la maladie, l'existence et la sévérité de co-morbidités, la tolérance au traitement s'il a déjà été essayé, le profil psychologique du patient, ses difficultés à prendre les médicaments (le problème de l'observance que

---

what it isn't », *BMJ* n° 312, 1996, p. 71-2 (c'est moi qui souligne).

9. Schön Donald Alan, *The Reflective Practitioner, How Professionals Think in Action*, New York, Basic Books, 1983, 384 p.

nous reverrons), ses souhaits, bref, toutes ces questions que le médecin se pose avant de prescrire[10] ?

Les recommandations ont donc surtout une valeur pédagogique comme le montrait le titre du tout premier article dans lequel apparaissait le mot *Evidence-based medicine*[11]. On peut dire aux étudiants : apprenez les Recommandations, vous devez les connaître, et utilisez-les lorsque vous commencerez à soigner ; statistiquement, vous ne ferez pas d'erreur, de même que lorsqu'on commence à jouer aux échecs, on applique des règles simples, pour, progressivement, s'en dégager. Ensuite, apprenez à apprécier un contexte. Enfin, apprenez à décider si vous devez, pour ce patient, en fonction du contexte appliquer la recommandation. Alors, vous arriverez à acquérir cette « expertise du praticien[12] » qui est un des angles du triangle de la décision médicale. Mais il reste les deux autres : dans cette rencontre, apprenez à reconnaître la personne assise en face de vous.

---

10. Feinstein Alvan R., Horwitz Ralph L., « Problems in the "evidence" of "Evidence-based Medicine" » *Am J Med* n° 103, 1997, p. 529-535.

11. Evidence-Based Medicine Working Group. « Evidence-based medicine. A new approach to teaching the practice of medicine. » *Jama* 1992 ; 268 : 2420-5.

12. « Simplement, l'expert n'utilise pas de règles ! Si on demande des règles à un expert, on le force en fait à régresser au niveau d'un débutant et à énoncer les règles dont il se souvient encore, mais qu'il n'utilise plus ». Dreyfus Hubert L., « La portée philosophique du connexionnisme », in Andler D., *Introductions aux sciences cognitives*, Paris, Gallimard, coll. « folio essais », 1992, 516 p., p. 352-373.

XIV

Quand la roue du progrès médical est grippée

Ainsi, il existe des recommandations faites par les autorités de santé ; les médecins les appliquent et font des prescriptions aux patients. Si les recommandations sont appropriées (il est vrai que le traitement est efficace) et suivies (le médecin en est convaincu), et si le traitement prescrit est bien pris par les patients, tout devrait aller bien, le patient devrait (statistiquement) aller mieux. Mais ce n'est pas toujours ainsi que les choses se passent. Il arrive que les patients ne suivent pas les recommandations des médecins et il y a des consultations où les médecins n'appliquent pas les recommandations de bonne pratique : on parle de non-observance des patients et d'inertie clinique des médecins (figure 44).

Comment ces phénomènes sont-ils *possibles* ? On voit qu'ils intéressent à la fois le patient et le médecin. Ne sont-ils pas la conséquence du fait que la médecine a oublié de considérer que le patient et le médecin sont tous les deux des êtres humains, en un mot d'être humaine ? Ne sont-ils pas l'illustration de la nécessité, si on veut mettre un terme à ces anomalies qui, comme nous le verrons, sont responsables d'une véritable crise de la médecine, d'avoir une démarche qui tente de trouver à cette crise une explication générale afin de lui apporter une solution nouvelle – cette médecine humaine dont la théorisation est l'objet de ce livre ?

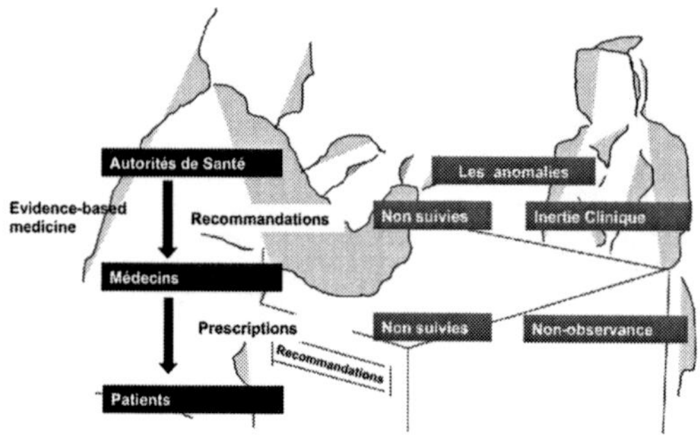

Figure 44. Inertie clinique des médecins
et non-observance des patients

C'est en fait l'étonnement devant la non-observance des patients et l'inertie clinique des médecins qui m'a conduit à en chercher une explication, dans une véritable démarche d'abduction, au sens de Peirce. Il convient donc de décrire brièvement ce que sont ces deux phénomènes, dont on réalise aujourd'hui qu'ils représentent des obstacles majeurs à l'efficacité des soins.

1. L'absence de soin de soi : la « non-observance »

C'est en 1979 que le concept d'observance (l'adéquation entre les comportements des patients et les prescriptions médicales) est entré dans la littérature médicale sous le nom de « compliance[1] », terme maintenant abandonné car ayant une connotation trop passive. Depuis, on a accumulé les preuves démontrant l'impact délétère majeur de la non-observance des patients vis-à-vis de leur traitement sur l'efficacité des soins, le taux d'hospitalisation, la mortalité des patients et les dépenses de santé, au point qu'en 2003, dans une brochure

1. Sackett David L., *Compliance with therapeutic regimens.* Baltimore, The John Hopkins University Press, 1979, 293 p., p. 1-6.

de plus de 200 pages publiée sous l'égide de l'Organisation Mondiale de la Santé[2], on a proposé « qu'améliorer l'efficacité des interventions visant à augmenter le taux d'observance aurait un bénéfice sur la santé plus important que n'importe quel progrès biomédical. » C'est évident : si un traitement n'est pas pris, comment serait-il efficace ?

On comprend dès lors l'intérêt que les professionnels de santé, l'industrie pharmaceutique et les pouvoirs publics portent à cette problématique : il s'agit pour les premiers d'améliorer l'efficacité des soins qu'ils prodiguent, pour les seconds de développer le concept de bon usage du médicament qui passe par l'observance – et, évidemment, d'améliorer les ventes des médicaments – et pour les troisièmes, d'améliorer l'efficience du système de santé en évitant notamment un gaspillage de ressources qui se chiffre en milliards.

1.1 Un phénomène paradoxal, et pourtant naturel

La non-observance étonne : comment les patients peuvent-ils ne pas accomplir ce qui leur est proposé pour leur bien ? La santé, ce souverain bien, n'est-ce pas ce que tous souhaitent conserver ? Cependant, il y a des faits qui sautent aux yeux, comme disait Aristote dans son observation de la faiblesse de la volonté : les cas où les patients ne se soignent pas sont pléthore, qu'il s'agisse de maladies silencieuses comme le diabète, l'hypercholestérolémie, l'hypertension artérielle ou l'ostéoporose, de maladies douloureuses comme la goutte (c'est la maladie où la non-observance est la plus fréquente), de situations où la non-observance a une sanction redoutable comme le VIH (développement de souches résistantes de virus) ou mortelle (rejet du greffon cardiaque à l'arrêt du traitement immunosuppresseur). Ces derniers cas, particulièrement

2. WHO report, Sabate E., *Adherence to long-term therapies, evidence for action*, Geneva, Switzerland : World Health Organization, 2003, 196 p, p. 11.

surprenants, suggèrent que la non-observance représente un phénomène paradoxal.

Mais, prenant un exemple en apparence plus anodin, n'ai-je pas, moi, médecin, longtemps, fumé la pipe ? Je pose cette question pour suggérer que la non-observance des patients pourrait être vue comme un phénomène beaucoup plus vaste, que nous avons déjà largement évoqué : d'une manière générale, nous ne faisons pas toujours ce que nous dicte notre raison. La non-observance est certes paradoxale, mais elle pourrait bien représenter un phénomène naturel, relevant des mécanismes que nous avons explorés dans la première partie de ce livre.

Ne faut-il pas alors changer complètement de point de vue sur l'observance ? Au début, on s'étonne de ces choses-là : comment le patient peut-il ne pas suivre les prescriptions médicales ? Ne faut-il pas comprendre qu'en fait, la non-observance représente ce que l'on pourrait appeler l'option par défaut ? En effet, la mise en œuvre réelle dans les maladies chroniques d'un traitement à long terme n'est pas naturelle mais nécessite un effort de la part des patients et, dans le cas d'une maladie chronique, des efforts quotidiens qui devront être indéfiniment renouvelés.

Ce changement de point de vue peut-être la marque d'une entrée véritable dans une médecine de la personne, dans laquelle on cesse de faire des reproches aux patients non-observants, et dans laquelle, au contraire, on félicite les patients observants. Donner au patient l'impression qu'on comprend qu'il puisse être non-observant lui montrera qu'on adopte une vision humaine.

1.2 Un modèle intentionnaliste de l'observance

Nous ne faisons pas toujours ce que nous savons que nous devrions faire et, d'abord, nous pouvons simplement oublier de le faire : l'oubli est certainement une porte d'entrée dans la non-observance médicamenteuse, et un moyen de lutter contre la non-observance est de savoir le dépister par une question simple – « vous arrive-t-il d'oublier de prendre votre médicament ? » Il est vraisemblable qu'il s'agit des cas de non-observance les plus simples à résoudre, par exemple en associant la prise médicamenteuse à un geste rituel (le médicament à côté de la brosse à dents), en demandant à quelqu'un de nous le rappeler, voire à l'utilisation d'alarmes électroniques, et maintenant de SMS etc.

Mais l'absence de passage à l'acte n'a pas seulement pour cause l'oubli. Je reprends ici le modèle représentant les états mentaux qui nous conduisent, d'une manière générale, à faire quelque chose. En fait, ce modèle général permet de décrire un modèle fonctionnaliste de l'observance (figure 45) :

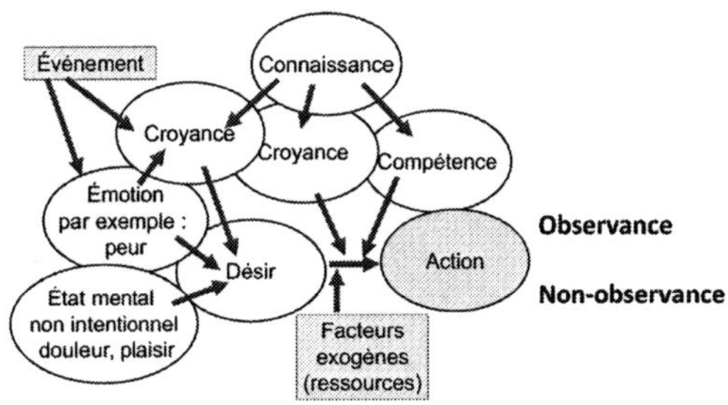

Figure 45. Un modèle fonctionnaliste de l'observance et de la non-observance

Dans le domaine qui nous occupe, il permet de comprendre la cause de ce que l'on peut appeler une « action », ou un « geste » thérapeutique (par exemple prendre un comprimé, refuser une cigarette, etc.). On peut donc utiliser cette Figure pour avancer dans notre compréhension de l'observance et de la non-observance : pour se soigner, le patient doit savoir qu'il doit le faire et comment le faire (connaissances et compétences), il doit avoir certaines croyances, par exemple que le traitement est efficace ou qu'il est capable de le mettre en œuvre ; il ne doit pas avoir peur des effets secondaires du traitement ou avoir davantage peur des conséquences de la maladie (rôle des émotions) ; il doit penser que le traitement n'est pas douloureux ; il doit avoir les ressources nécessaires etc.

On comprend pourquoi ce modèle, « intentionnaliste » ou « fonctionnaliste », peut être pertinent : il suggère que les choix des gens, accomplir ou non une action thérapeutique, dépend de la mise en jeu d'états mentaux dits « intentionnels » dans la mesure où ils ont un contenu (par exemple 'faire de l'exercice est bon pour ma santé' est le contenu de la croyance 'je crois que faire de l'exercice est bon pour ma santé'). Il montre aussi que l'action thérapeutique (par exemple, prendre un comprimé) est non seulement causée par des états mentaux qui ont un contenu (connaissances, compétences, croyances, désirs, émotions) mais aussi par des états « non intentionnels », qui n'en ont pas, comme le plaisir, la douleur, mais aussi l'ennui, l'angoisse, la lassitude etc. Mais on remarquera que le véritable moteur de l'action, c'est le désir, ou, si l'on veut, l'intention.

1.3 Retour à la notion d'intention, au sens habituel du terme

La non-observance peut s'exprimer à l'initiation du traitement (le patient n'achète même pas les médicaments, ou les achète mais ne les prend pas), lors de sa mise en œuvre (il lui arrive de sauter des prises, de temps en temps ou pour de petites périodes – on parle de « vacances » de médicaments), ou dans sa continuité (il arrête définitivement de prendre le traitement) ; dans ce dernier cas on parle de « non-persistance[3] ». Mais pourquoi a-t-il un tel comportement ? C'est ici

---

3. Vrijens Bernard, De Geest Sabina, Hughes Dyfrig A., Przemyslaw Kardas, Demonceau Jenny, Ruppar Todd, Dobbels Fabienne, Fargher Emily, Morrison Valerie, Lewek Pawel, Matyjaszczyk Michal, Mshelia Comfort, Clyne Wendy, Aronson Jeffrey K., Urquhart J., ABC Project Team, « A new taxonomy for describing and defining adherence to medications », *BR J Clin Pharmacol* n° 73, 2012, p. 691-705.

qu'il faut faire intervenir la notion d'intention, prise au sens habituel du terme, ce qui permettra de faire deux distinctions.

***Non-observance* intentionnelle et non-intentionnelle**

Le patient peut *décider*, à un de ces moments, de ne pas prendre le traitement prescrit. Cette *non-observance intentionnelle* peut être repérée par le fait que si on le lui demande, il peut donner une raison de son comportement (par exemple, le médicament entraîne des effets secondaires) : il s'agit donc d'une non-observance active. Mais il peut aussi ne pas prendre le traitement en raison de la survenue d'événements qui ne dépendent pas de lui : il l'aurait bien pris, mais... Cette *non-observance non-intentionnelle*[4], passive, peut être expliquée par le fait que le patient n'a pas vraiment compris la prescription, n'a pas les ressources nécessaires, ou tout simplement a oublié de prendre les médicaments, ou bien parce que la boîte était vide et qu'il avait oublié d'aller les acheter, ou bien enfin, pour des raisons psychologiques plus profondes que nous détaillerons plus loin.

***Observance* intentionnelle et non-intentionnelle**

Mais de la même façon qu'il est possible de distinguer entre *non-observance* intentionnelle et non-intentionnelle, je propose de faire la même distinction pour *l'observance* : l'observance peut être un phénomène actif, causée par une intention de se soigner et nécessitant, comme nous l'avons vu avec la notion de volition, un effort pour le patient, et même des volitions répétées. C'est *l'observance intentionnelle qui nécessite un effort cognitif.* C'est pourquoi nous avons dit que la non-observance est l'option par défaut. Mais *l'observance* peut aussi représenter un phénomène passif et être *non-intentionnelle*, soit que le patient soit observant simplement par pure obéissance (ce qui

4. Lehane Elaine, McCarthy Geraldine, « Intentional and unintentional medication non-adherence: a comprehensive framework for clinical research and practice ? A discussion paper », *Int J Nurs Stud* n° 44, 2007, p. 1468-1477.

rappelle l'origine religieuse du terme, on parle d'observance à la règle), soit grâce au développement d'une habitude : dans ce cas, le patient prend ses médicaments « automatiquement », ce qui élimine l'effort cognitif de l'intentionnalité; nous avons vu dans la première partie du livre qu'il s'agit d'un levier puissant pour améliorer la réalisation de gestes répétitifs, comme mon exemple de prendre l'escalier plutôt que l'ascenseur. En effet, faire appel à l'habitude fait disparaître l'effort nécessaire à la formation d'une intention, cette sensation d'effort que l'on ressent au moment où l'on se met en position d'agir, où l'on forme une volition, selon la définition de John Locke reprise par Joëlle Proust. Mais si on se réfère à John Searle, ceci a un autre avantage : on fait disparaître le recours à l'intention préalable, se soigner, celle qui vous rappelle que vous êtes malade; vous prenez le comprimé, et puis c'est tout.

J'ai pu récemment confirmer cette conception de l'observance dans une étude portant sur 3001 patients et montrant comment les attitudes du médecin (manifester une aptitude à partager les décisions, donner des informations sur la maladie et le traitement, faire preuve d'empathie) favorisent le sentiment du patient d'être impliqué dans les décisions et l'établissement d'une relation de confiance, ce qui à la fois évite la survenue d'une « non-observance intentionnelle » et permet la prise de médicaments par habitude, donc favorise « l'observance non-intentionnelle ». Par ailleurs, dans cette étude, les effets indésirables des médicaments étaient signalés moins souvent par les patients lorsque leur médecin a ces attitudes, ce qui est cohérent avec le concept de l'effet *nocebo* des médicaments dans la survenue de ces événements (il s'agit d'un ressenti d'effets secondaires désagréables que l'on voit même en cas de prise de *placebo*) : ceci diminue aussi le risque de non-observance intentionnelle. Enfin, l'étude suggère que les patients âgés ont davantage confiance dans leurs médecins, ce qui peut expliquer une non-observance moins fréquente.

La figure 46, reprise de cette étude, illustre ces données, chacune des flèches qui y sont représentées représentant l'interprétation d'une association statistique démontrée par cette étude[5]. Elle montre l'impact de la qualité de la relation de soin, de cette *rencontre* qui fait l'objet de ce livre, sur l'observance des patients. On notera en particulier le rôle pivot de la confiance.

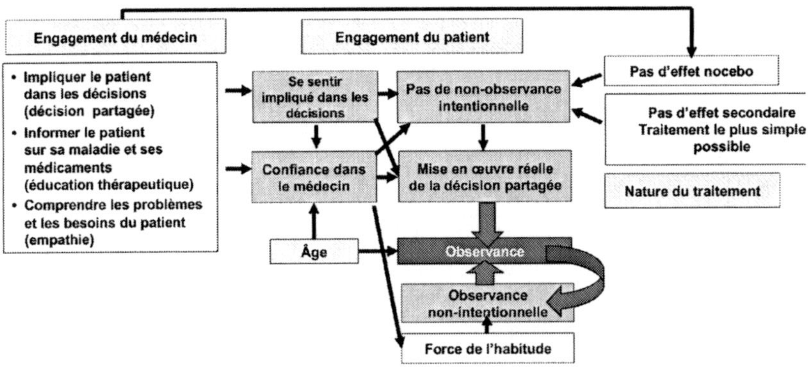

Figure 46. Les deux portes d'entrée vers l'observance.
Selon ce modèle, il y a deux portes d'entrée vers l'observance : l'absence de non-observance intentionnelle, qui dépend largement de la qualité de la relation de soin et l'observance non-intentionnelle par habitude. La flèche courbe sur cette Figure suggère qu'on commence par être observant de manière intentionnelle, ce qui permet dans un deuxième temps de prendre son traitement par habitude, ce qui crée un cercle vertueux.

Néanmoins, le recours à l'habitude représente un automatisme et relève typiquement du système 1, rapide, de Kahneman et c'est en cela que l'observance à laquelle il conduit est *non-intentionnelle*. Elle est devenue *une routine*, efficace

5. Reach Gérard, Benarbia Laurent, Bruckert Eric, Kevorkian Jan-Philippe, Farnier Michel, Mourad Jean-Jacques, Vaisse Bernard C., « Intentionality in adherence to long-term therapies. Results from an online survey of 3,001 patients with cardio-metabolic pathologies in France », *Patient Prefer Adherence* n° 15, août 2021, p. 1739-1753.

mais présentant un danger qui se manifeste quand la boîte de médicament est presque terminée, où il faut « revenir en système 2 » et *penser* à aller acheter une nouvelle boîte ou demander à son médecin de renouveler l'ordonnance : le recours à l'effort est de retour. Si on recule devant lui, le risque est majeur d'interrompre le traitement, et, finalement, de l'arrêter : c'est une cause de non-persistance. Ce qu'il faudrait donc aider les patients à forger, c'est non seulement l'habitude de prendre les médicaments, mais aussi celle, s'exprimant chaque mois, d'aller chez le pharmacien, renouveler son stock de médicament.

1.4 Place des traits de caractère

Les causes de la non-observance font intervenir des facteurs dépendant de la maladie (aiguë ou chronique, degré de sévérité), du traitement (sa nature, sa complexité, la présence d'effets secondaires), du contexte psychosocial (par exemple présence d'un état de précarité), enfin du patient lui-même, par ses traits de caractère (*personality traits* dans la littérature anglo-saxonne, ce qui incidemment rappelle bien le concept de personne). C'est ce dernier aspect que je souhaite développer ici.

Par exemple, des études ont montré que le neuroticisme, une tendance à manifester des émotions négatives, favorise la non-observance. Nous avons montré dans plusieurs études menées au cours des dix dernières années (Revue in[6]) que les patients diabétiques étaient plus souvent non-observants à la prise médicamenteuse s'ils sont jeunes, d'un naturel impatient (par exemple dans un choix fictif entre recevoir 500 € tout de suite ou 1 500 € dans un an, ils choisissent la première option) et incapables de se projeter à long terme (c'est peut-être un mécanisme de l'impact négatif de la précarité sociale sur

6. Reach Gérard, « Temporality in chronic diseases and adherence to long-term therapies : From philosophy to science and back », *Diabetes Metab* n° 45, 2019, p. 419-428.

l'observance), mais aussi s'ils sont désobéissants (par exemple, s'ils déclarent ne pas mettre leur ceinture de sécurité à l'arrière d'une voiture), s'ils rompent facilement leurs habitudes, s'ils sont imprudents et ont des comportements à risque, s'ils pensent que leur destin ne dépend pas d'eux mais de la chance (c'est la notion de « locus de contrôle »), s'ils sont d'un naturel pessimiste ou triste, ce que l'on voit souvent en cas de dépression. Ces traits de caractère sont décrits sur la Figure 47, tirée de la référence[6].

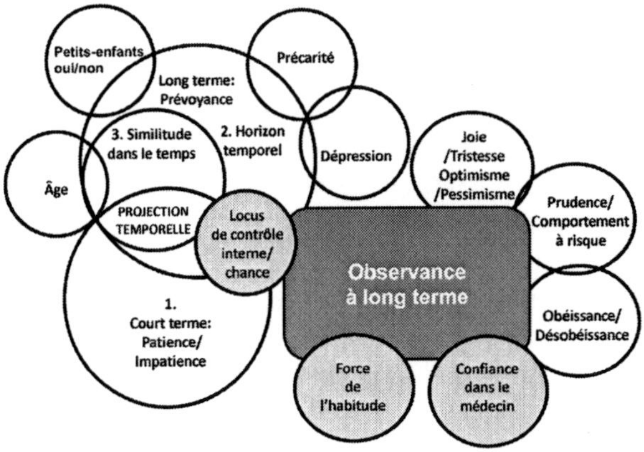

Figure 47. Déterminants de l'observance dans les maladies chroniques

Cette figure illustre l'importance de la relation à la temporalité, avec ses trois composantes : la patience dans un choix inter-temporel, la prévoyance – être capable de se projeter dans l'avenir (le fait d'avoir des petits enfants se comprend aisément), et la similitude dans le temps qui explique l'effet de l'âge (quand on est jeune on se trouve rapidement différent). Les déterminants mis dans des cercles ombrés sont des facteurs modifiables par des interventions thérapeutiques, en particulier dans le cadre de l'éducation thérapeutique.

1.5 La non-observance, un ensemble

Le fait que des mécanismes psychologiques aussi divers interviennent dans la genèse de la non-observance explique qu'elle survienne plus ou moins fréquemment (par exemple, les adolescents sont à la fois impatients et désobéissants, et la non-observance est particulièrement fréquente à cet âge) et qu'elle puisse fluctuer au gré des événements de vie. Mais le fait que ces mécanismes puissent avoir un effet causal sur l'observance explique que ses différentes manifestations soient souvent liées : les fumeurs sont plus souvent non-observants, les patients non-observants vis-à-vis des médicaments le sont aussi vis-à-vis de la pratique des examens comme une coloscopie, ou des respects des recommandations concernant l'alimentation ou l'activité physique.

Ceci explique une observation surprenante : dans l'étude *Beta-Blocker Heart Trial*, un grand essai clinique qui évaluait le risque de mourir un an après un premier infarctus et qui comparait l'effet d'un médicament actif sur le cœur à un placebo, le taux de mortalité des patients observants à la prise *du placebo* était deux fois moins important que celui des patients qui ne le prenaient pas consciencieusement; le même résultat a été retrouvé systématiquement et de manière significative dans une analyse de toutes les études dans lesquelles ce type de données était disponible[7], ce qui a conduit au concept d'« observant sain », de *healthy adherer* : quand vous êtes observant à rien (un placebo), vous êtes observant à tout, vous faites tout très bien, et vous mourrez moins.

7. Simpson Scot H., Eurich Dean T., Majumdar Sumit R., Padwal Radjeep S., Tsuyuki Ross T., Varney Janice, Johnson Jeffrey A., « A meta-analysis of the association between adherence to drug therapy and mortality », *BMJ* n° 333, juillet 2006, 6 p.

2. L'absence de soin : l'inertie clinique

La non-observance des patients qui ne suivent pas les prescriptions médicales était connue depuis Hippocrate, qui affirmait :

> Il faut observer les fautes des malades ; ne prenant pas les breuvages désagréables, soit purgatifs, soit autres remèdes, ils ont succombé ; et le fait ne s'avoue pas, mais l'inculpation est rejetée sur le médecin[8].

L'inertie clinique est de découverte bien plus récente : c'est en 2001 qu'un article, intitulé *Clinical inertia*[9], a montré qu'il arrive souvent que les médecins n'entreprennent pas ou n'intensifient pas un traitement selon des recommandations de bonne pratique qu'ils connaissent et même qu'ils approuvent. Depuis cette date, *clinical inertia* est devenu un mot-clé de la littérature médicale et les publications se chiffrent par centaines. En effet, il s'agit d'un phénomène fréquent, survenant parfois dans une consultation sur deux et pouvant avoir des conséquences majeures. Par exemple, on a montré qu'un patient hypertendu traité par un médecin non « inerte » avait au moins 25 fois plus de chance d'avoir sa tension artérielle contrôlée que s'il était traité par un médecin appartenant au groupe des médecins les plus inertes. Par ailleurs, il est démontré qu'un comportement inerte des médecins est associé à un risque accru de complications du diabète.

2.1 Comment l'inertie clinique est-elle possible ?

À nouveau, il s'agit d'un phénomène étonnant. Pour expliquer qu'un tel phénomène soit possible, on a invoqué l'absence

---

8. Hippocrate, *De la Bienséance*, 14.

9. Phillips Lawrence S., Branch William T., Cook Curtiss B., Doyle Joyce P., Callina Daniel L., Miller Christopher D., Ziemer David C., Barnes Catherine S., « Clinical inertia », *Ann Intern Med* n° 135, 2001, p. 825-29.

de formation des médecins au concept de « titration » des traitements, c'est-à-dire l'intensification tant que l'objectif n'est pas atteint, et le recours à des raisons à bon marché du type « la situation est en train de s'améliorer (il suffit d'attendre un peu) ». Depuis, on a proposé d'autres explications : en particulier, l'incertitude concernant l'état réel du patient (par exemple, le chiffre tensionnel observé le jour de la consultation n'est-il pas du à un effet blouse blanche ?), ou encore l'effet de demandes compétitives, le patient soulevant un problème aigu inopiné devenant une priorité par rapport à la mise en œuvre de mesures de prévention, ceci dans le cadre de consultations trop courtes.

En fait, on parle d'inertie clinique par rapport aux recommandations : or, comme le reconnaît d'ailleurs avec force le principe de *l'Evidence-based medicine*, la décision médicale revient toujours au médecin qui doit se demander si la recommandation s'applique au patient qu'il a en face de lui : il doit, comme nous l'avons vu, tenir compte d'une triangulation faite des données de la science, de sa propre expérience clinique et des caractéristiques et préférences du patient. Dans un tel cadre, les raisons données par les médecins de ne pas appliquer une recommandation sont le plus souvent validées lorsqu'elles sont analysées par des pairs. Dans ce cas, il ne s'agit pas d'inertie clinique mais d'une « inaction appropriée » dont ils peuvent donner une raison. Mais parfois ils ne le peuvent pas, et ce qui ressort de la véritable inertie clinique semble alors relever d'une irrationalité médicale.

En fait, on peut proposer que l'inertie clinique puisse être la conséquence d'une différence entre deux logiques, celle de *l'Evidence-based medicine* (EBM), et celle du médecin lorsqu'il est amené à prendre une décision thérapeutique dans ce que l'on appelle souvent « la vraie vie[10] ».

10. Reach Gérard. *L'Inertie Clinique, une critique de la raison médicale*, préface de Joël Ménard, Paris, Springer, 2012, 161 p. Traduit en anglais et publié par Springer avec une préface de Jon Elster, 2015.

2.2 Un conflit entre deux logiques

Dans *Introduction à la pensée complexe*, Edgar Morin reconnaissait que

> la science occidentale s'est fondée sur l'élimination positiviste du sujet à partir de l'idée que les objets, existant indépendamment du sujet, pouvaient être observés et expliqués en tant que tels. L'idée d'un univers de faits objectifs, purgé de tous jugements de valeurs et de toute déformation subjective, grâce à la méthode expérimentale et aux procédures de vérification, a permis le développement prodigieux de la science moderne[11].

Mais il ajoutait une phrase déjà citée, définissant la *pensée complexe* :

> la pathologie de la raison est la rationalisation qui enferme le réel dans un système d'idée cohérent mais partiel et unilatéral, et qui ne sait ni qu'une partie du réel est irrationalisable, ni que la rationalité a pour mission de dialoguer avec l'irrationalisable.

Certes, l'EBM a permis le fondement d'une science médicale moderne, issue du positivisme et que loue justement Edgar Morin : elle relève donc de ce que l'on peut appeler une « rationalité technique » (nous reviendrons plus bas sur ce terme). Mais elle a nécessairement un caractère simplificateur qui s'oppose à la « pensée complexe » des médecins (et des patients) : un conflit peut alors surgir, dont l'inertie clinique apparaît comme un symptôme révélateur.

---

11. Morin Edgar, *Introduction à la pensée complexe*, *op. cit.*, p. 54.

2.3 La pensée complexe des médecins

Ainsi, une première limite de l'EBM en tant que méthode est liée à la différence entre le collectif et l'individuel. Une deuxième limite provient d'une autre différence, située entre deux logiques.

La logique de l'EBM relève typiquement de ce que Donald Schön, dans son livre *The Reflexive Practitioner*[12], a appelé Rationalité Technique, qui repose sur une conception positiviste qui veut qu'à partir du moment où une question a été formulée, on puisse y répondre par une approche statistique. C'est bien le but de tout essai clinique : répondre grâce aux statistiques à une question, résoudre un problème – on parle de *primary endpoint.* Mais, dans la vraie vie du médecin, il ne s'agit pas de répondre à une question. Comme le dit Schön, la difficulté pour les « praticiens » (ce terme doit être entendu au sens général, mais s'applique en particulier à la médecine), n'est pas de résoudre des problèmes, mais de les formuler dans un contexte fondamentalement marqué par l'incertitude : le praticien utilise alors son expérience, pour ne pas dire son expertise. Il s'agit, certes, de ce qu'il sait des recommandations, mais aussi de ce qu'on a appelé dans un joli jeu de mots des *mindlines*[13], pour les opposer aux *guidelines*, aux recommandations : ce sont d'abord les données de son expérience antérieure; c'est ensuite son raisonnement physiopathologique cher à Claude Bernard – un mécanisme, un traitement – et à Pasteur – un germe, une maladie –, raisonnement quasiment exclu dans la rationalité de l'EBM – les faits seulement les faits, et peu importe le mécanisme; c'est ce qu'il a appris au cours de ses études et dont il se souvient; ce qu'il a retenu de

---

12. Schön Donald A. *The Reflective Practitioner. How Professionals Think in Action*, *op. cit.*

13. Gabbay John, le May Andrée. « Evidence based guidelines or collectively constructed "mindlines"? Ethnographic study of knowledge management in primary care », *BMJ* n° 329, 2004, p. 1013-1017.

ses participations aux congrès ; ce que lui ont dit les « leaders d'opinion » ; les données de ses interactions avec ses confrères ; ce qui lui a été communiqué par les représentants de l'industrie pharmaceutique, etc. On pourrait dire de manière provocatrice que, contrairement à l'EBM, le médecin utilise plus le verbe que le chiffre[14].

Mais il y a plus, et nous devons revenir ici à ce qui est l'essence d'une médecine humaine : les médecins sont aussi des êtres humains, *ils sont au fond comme tout le monde*, et leur cerveau ne fonctionne pas comme un simple calculateur visant, de manière rationnelle, à optimiser des gains. D'abord, ils ont naturellement une aversion pour les pertes et ils ont souvent une préférence pour le présent ; ensuite, ils utilisent dans leur raisonnement ces modes de pensée, appelés « heuristiques », que nous avons décrites, qui leur permettent de trouver rapidement des solutions aux problèmes complexes qu'ils ont à résoudre. Enfin, leurs décisions peuvent aussi être influencées par l'effet des émotions, qui n'existent pas dans l'EBM. Tous ces mécanismes mentaux propres aux êtres humains sont source de biais cognitifs pouvant conduire à l'inertie clinique. Il est important que le médecin prenne conscience de ces limites de sa cognition, s'il veut être capable de les surmonter.

2.4 Le rôle des émotions

Dans son article que nous avions mentionné dans la première partie du livre, intitulé *The psychology of doing nothing*, Anderson[15] avait montré que l'évitement des décisions, c'est-à-dire la préférence pour le *statu quo* (ce qu'est l'inertie clinique !),

14. Cette partie du texte est tirée de mon article sur l'EBM publié dans la Revue du Praticien : Reach Gérard, « L'inertie Clinique, ou la défaite de l'evidence-based medicine », *Rev Prat* n° *67,* 2017, p. 1013-1018.

15. Anderson Christopher J. « The psychology of doing nothing: forms of decision avoid-ance result from reason and emotion », *Psychol Bull* n° 129, janvier 2003, p. 139-67.

résulte souvent non seulement des limites de notre rationalité mais aussi de la mise en jeu d'émotions. Parmi celles-ci, il faut considérer les émotions anticipées. Il pourrait bien en être ainsi en médecine : souvent, nous décidons en pensant au regret que nous éprouverions en cas d'accident iatrogène (c'est ainsi qu'on appelle un événement fâcheux survenu à la suite d'une prescription médicale), émotion que nous essayons d'éviter[16]. Prenons l'exemple de la prescription d'anticoagulant dans l'arythmie complète par fibrillation auriculaire. Si le médicament est prescrit et s'il y a un accident, ce sera un accident hémorragique (accident iatrogène). S'il ne l'est pas dans un contexte d'inertie clinique, le risque est qu'il y ait un accident lié à la migration d'un caillot dans le cerveau (dû à la maladie). Une étude réalisée chez des médecins généralistes qui avaient eu dans leur patientèle un cas d'accident hémorragique, a montré que dans les mois qui ont suivi, ils se sont mis à prescrire moins d'anticoagulants, et la différence était significative. Il n'y avait pas de modification du traitement d'autres médicaments. S'il avait eu dans leur patientèle un cas d'accident cérébral, certes ils s'étaient mis dans les mois qui suivent à prescrire un peu plus souvent des anticoagulants, mais la différence n'était pas significative[17]. Or, il n'y a pas d'émotions dans l'EBM. On peut citer ici ce verbatim émouvant issu d'une étude qualitative portant sur le traitement de la maladie cardiovasculaire, dans lequel un médecin déclare :

> Lorsque j'ai vu la panique monter dans ses yeux, l'evidence-based medicine est sortie par la porte, et le réconfort était ce dont on avait besoin, parce qu'il y avait très peu de choses qu'on pouvait faire

---

16. Feinstein Alvan R., « The 'chagrin factor' and qualitative decision analysis », *Arch Intern Med* n° 145, 1985, p. 1257-9.

17. Choudhry Nitesh K., Anderson Geoffrey M., Laupacis Andreas, Ross-Degnan Dennis, Norman Sharon-Lise T., Soumerai Stephen B., Impact of adverse events on prescribing warfarin in patients with atrial fibrillation: matched pair analysis », *BMJ* n° 332, 2006, p. 141-5.

pour elle, et je pouvais voir son mari plaider : arrêtez de parler de science et commencez à parler d'autre chose. Alors je lui ai pris sa main, et lui ai dit que tout allait bien, et que cela irait mieux dans quelque temps[18].

Les émotions existent dans le raisonnement médical, comme dans tout raisonnement humain, et interviennent, comme nous l'avons vu, dans notre formation : nous, médecins, apprenons de nos erreurs grâce aux émotions qu'elles ont déclenchées, comme le regret ou même la honte. Elles peuvent aussi avoir un effet bénéfique, comme le « *gut feeling*[19] ». Il n'est donc pas question de vouloir les éliminer, mais, dans la mesure où elles sont aussi source de biais, de prendre conscience, dans le cadre général de la réflexivité, de leur existence afin d'être en mesure, autant que faire se peut, de les maîtriser.

Une médecine humaine a recours à tous les mécanismes qui font qu'un médecin est une personne, et parmi ces mécanismes, il y a la place des émotions. C'est peut-être pour cela qu'une médecine humaine a de beaux jours devant elle, et qu'elle sera toujours plus puissante qu'une médecine dans laquelle les décisions seraient prises par des algorithmes, ce qui est une tentation à l'ère du numérique. En 2017, le jour même de l'attribution de son prix Nobel à Richard Thaler, on annonçait qu'un ordinateur avait appris à jouer au jeu de *Go* et avait battu un maître de ce jeu. Dans une Tribune parue quelques jours plus tard dans Le Monde, l'économiste Erwann Tisonn écrivait :

18. Summerskill William S.M., Pope Catherine, « I saw the panic rise in her eyes, and evidence-based medicine went out of the door. An exploratory qualitative study of the barriers to secondary prevention in the management of coronary heart disease », *Fam Pract* n° 19, 2002, p. 605-10.

19. Stolper Erik, Van de Wiel Margie, Van Royen Paul, Van Bokhoven Marloes, Van der Weijden T., Dinant Geert J., « Gut feelings as a third track in general practitioners' diagnostic reasoning », *J Gen Intern Med.* n° 26, 2011, p. 197-203.

Comment donc interpréter le choix de la banque de Suède de consacrer une thèse faisant la part belle à ce qui caractérise la prise de décision humaine favorisée par les émotions des individus ? Faut-il y voir une déconnexion totale des membres du jury avec le monde d'aujourd'hui, ou une volonté de consacrer la fin d'une époque où la réflexion humaine était au sommet de la chaîne intellectuelle ? On peut au contraire espérer voir un signal fort visant à réaffirmer que même face à l'émergence de l'intelligence artificielle, celle des humains est et restera la meilleure source de prise de décision[20].

20. Tisonn Erwann, « Nobel d'économie : L'intelligence des humains reste et restera la meilleure source de prise de décision », *Le Monde*, 17 octobre 2017.

XV

Trois inventions simultanées

Nous avons vu que les deux phénomènes, la non-observance des patients et l'inertie clinique des médecins, provoquent un sentiment d'étonnement : comment sont-elles possibles ? Peut-être parce qu'on a ignoré le fait que les deux protagonistes du soin sont *l'un et l'autre des personnes*, des êtres humains « fonctionnant » de la même façon, soumis aux mêmes limites de leur rationalité, et qui se rencontrent (figure 48). C'est ce que reconnaît la médecine de la personne et c'est en cela qu'elle est une médecine humaine.

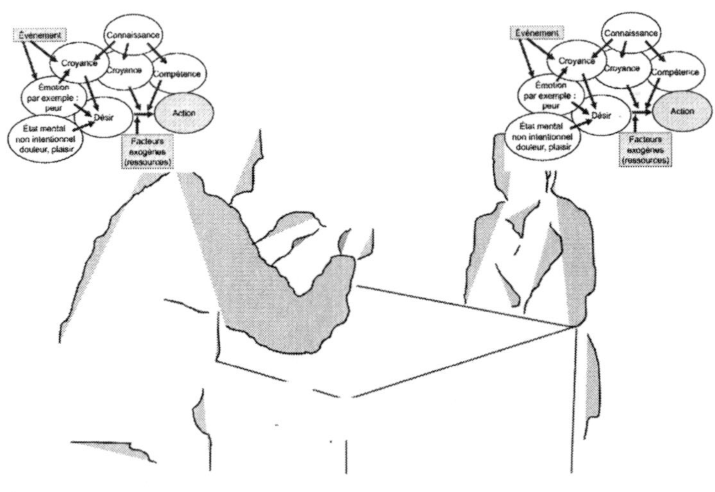

Figure 48. Deux personnes, avec leurs états mentaux, se rencontrent

Cette idée n'est pas nouvelle : Hermann Nothnagel (1841-1905, Freud a travaillé pendant quelques mois dans son service à Vienne) disait : « Je le répète, la médecine ne soigne pas des maladies, mais des personnes », et Sir William Osler (1849-1919) proposait : « Ne demandez pas quelle maladie cette personne a mais quelle personne a cette maladie. » Peut-être faut-il donc revenir à cette médecine humaine, qui avait un peu été oubliée, du fait du caractère scientifique qu'a pris, et c'est heureux car c'est grâce à la science qu'elle a fait des progrès, la médecine.

Il faut donc un retour aux sources mais pour l'accomplir, trois *inventions* vont être nécessaires. Nous avons déjà évoqué la première, l'invention du principe d'autonomie. En fait, de manière simultanée, ce sont trois inventions qui ont eu lieu : celle du principe d'autonomie, celle de l'*evidence-based medicine* (EBM), inventions que nous avons décrites plus haut, et celle de l'éducation thérapeutique du patient (ETP). Il est frappant de noter que ces trois inventions ont eu lieu en même temps, et que c'est au même moment que l'on a commencé à s'intéresser à l'observance et à parler d'inertie clinique (figure 49).

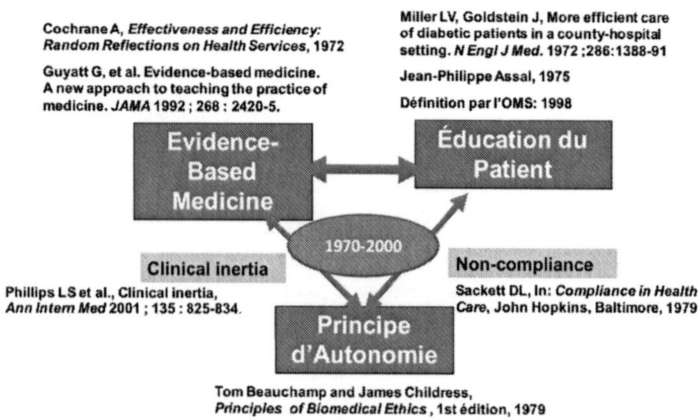

Figure 49. Trois inventions simultanées

Concernant l'invention de l'éducation du patient, on voit mentionnée sur cette Figure la première ébauche de l'ETP, avec l'article paru en 1972 dans le *New England Journal of Medicine*, de Leona Miller et Jack Goldstein, montrant qu'il est possible d'éviter des hospitalisations de patients diabétiques en leur donnant simplement la possibilité de téléphoner à l'hôpital pour avoir un avis. Le développement, notamment à la suite des travaux de Jean-Philippe Assal à Genève, de ce qui a été décrit par l'Organisation mondiale de la santé (OMS), en 1998, sous le nom d'ETP, a réellement marqué un changement de posture de la part des médecins.

Ils reconnaissaient qu'un patient atteint d'une maladie chronique devait quitter un rôle passif pour devenir acteur de son traitement ; ils acceptaient au fond le principe de ce qui allait ensuite être décrit sous le nom de décision médicale partagée. Clairement, on voit comment l'ETP s'inscrit dans le cadre des trois inventions décrites sur cette Figure : avec l'EBM, la médecine apporte la preuve de ses triomphes, et l'ETP aide le patient à bénéficier pleinement de ces progrès médicaux ; avec le principe d'autonomie, la médecine rend au patient son pouvoir d'intervention dans les décisions qui le concernent, lui donnant la possibilité d'exprimer ses croyances, ses émotions, ses désirs, en un mot ses préférences, dont le médecin doit tenir compte. En retour, grâce à l'ETP, le patient comprend le sens de qui lui arrive et de ce qu'on lui propose.

Dans le chapitre suivant, nous montrerons en dix éloges comment ces trois inventions s'intègrent dans la mise en œuvre, enfin, d'une médecine humaine.

XVI

Dix éloges pour une médecine humaine

Ô j'ai lieu, ô j'ai lieu de louer!

Saint-John Perse, *Pour fêter une enfance*

1. Éloge de l'asymétrie

Je veux d'abord faire l'éloge de l'asymétrie.

On entend souvent dire que le médecin et le patient devraient être d'égal à égal dans la relation de soin. Mais ceci correspond-il à la réalité ? Je pense que non, et je veux faire ici l'éloge de l'asymétrie, car c'est un éloge de la notion de métier.

La relation interpersonnelle en médecine est, comme dans tout métier, nécessairement asymétrique : ainsi, il y a une asymétrie naturelle, de fait, entre le boulanger qui sait faire le pain, et son client qui le lui achète ; dans cette relation entre les deux sujets, le boulanger et son client, *l'objet de la relation est le pain*. Il en est de même dans la relation soignant-soigné : le soignant sait soigner, et le soigné vient lui demander le soin. Il y a donc aussi dans leur rencontre une asymétrie, nécessaire, qui est inhérente au fait qu'il s'agit d'un métier ; mais le métier de soignant a une particularité qu'il partage avec quelques autres, ceux d'avocat, d'enseignant, et de prêtre (ces quatre métiers ont bien des points communs, en particulier de considérer le salut de l'un par l'autre) : *ici, l'objet de la relation entre les deux sujets, le soignant et le soigné, est un des deux sujets, le soigné*, ce qui, inévitablement, donne à l'autre le pouvoir. Ce pouvoir a bien entendu un avantage : le pouvoir de soigner ; mais il présente un danger : l'abus de pouvoir et c'est souvent ce que l'on sous-entend lorsqu'on parle du pouvoir médical. La figure 50 représente cette singularité du métier de soignant.

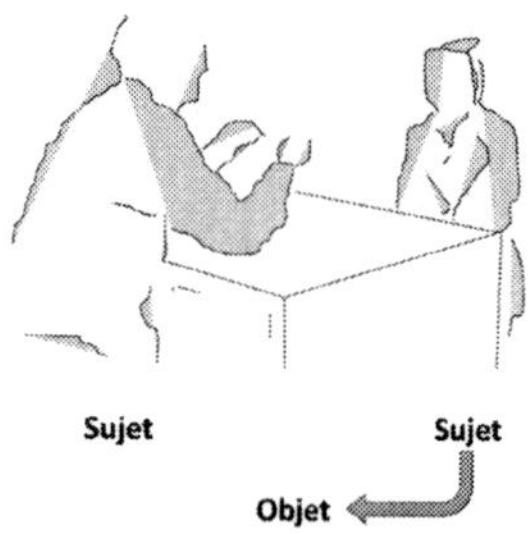

Figure 50. La relation de soin : un des sujets est objet de la relation

Comment gérer cette relation de pouvoir ? Il s'agit d'une question-clé si on se souvient de Levinas :

> La parole ne s'instaure pas dans un milieu homogène ou abstrait, mais dans un monde où il faut secourir et donner. Elle suppose un moi, existence séparée dans sa jouissance et qui n'accueille pas le visage et sa voix venant d'une autre rive, les mains vides. La multiplicité dans l'être qui se refuse à la totalisation, mais se dessine comme fraternité et discours, se situe dans un « espace » essentiellement asymétrique.

« Qui se refuse à la totalisation » : car Levinas disait aussi, nous l'avons vu,

> le visage se refuse à la possession, à mes pouvoirs.

Que doit être alors *la vraie nature de la rencontre* dans un tel « espace essentiellement asymétrique » ?

2. Éloge du caractère

Les personnes qui ont maladie et qui viennent voir le médecin sont uniques en ce qu'elles ont un visage, mais aussi par leur « caractère ». On parle d'ailleurs de *traits de caractère*, et peut-être ceci fait-il le lien entre le caractère et le visage. Parmi ces traits de caractère, nous en avons identifié quelques-uns qui interviennent dans les choix des personnes qui ont une maladie : sont-elles patientes ou impatientes, prévoyantes ou imprévoyantes, sont-elles prudentes ou aiment-elles prendre des risques, sont-elles d'un naturel joyeux ou triste, optimiste ou pessimiste, se tiennent-elles à leurs habitudes ?

Il est bon d'avoir des traits de caractère, c'est ce qui permet d'affirmer sa personnalité : on utilise l'expression *personality traits* dans la littérature anglo-saxonne. « Par caractère, j'entends ici l'ensemble des marques distinctives qui permettent d'identifier un individu humain comme étant le même[1]. » disait Ricœur. Jon Elster fait remarquer que quelqu'un qui est d'un naturel impatient ne peut pas désirer devenir patient, parce que vouloir, au contraire, être motivé par les conséquences à long terme de ses projets, ce serait déjà être motivé par ce type de conséquences, de même que vouloir devenir immoral serait être déjà immoral[2].

Par conséquent, il y a lieu de louer le caractère, tant il intervient dans la définition de la personne. Mais dans ce cas, on ne peut pas, on ne doit pas espérer changer le caractère des gens. On ne peut pas demander aux gens de changer de caractère car ce serait leur demander de ne plus être eux-mêmes.

Ceci a une application évidente pour la relation médicale et le choix des traitements : puisqu'on ne peut pas demander aux gens de changer de caractère pour être en mesure de prendre leur traitement, c'est celui-ci qui doit être adapté non seulement

---

1. Ricœur Paul, *Soi-même comme un autre*, *op. cit.*, p. 144.
2. Elster Jon, *Ulysses unbound*, Cambridge University Press, 2000, 320 p., p. 28.

aux préférences des patients, mais d'une manière beaucoup plus générale, à leur caractère. On ne peut pas traiter de la même façon une personne impatiente qui donne la priorité au présent et celle qui au contraire est prête à payer le prix pour préserver son avenir. Prendre en compte le caractère des gens va bien au-delà de la prise en compte de leurs préférences exprimées : cela s'appelle le respect de la personne.

De même que d'une manière générale, le visage impose l'éthique à celui à qui il se révèle, la reconnaissance du caractère impose le respect.

3. Éloge de la sympathie

L'empathie est-elle suffisante ? Je pense que non, et je veux faire ici l'éloge de la *sympathie.*

Rappelons la définition classique de l'empathie, par Carl Rogers :

> La capacité empathique implique que, par exemple, on éprouve la peine ou le plaisir d'autrui comme il l'éprouve, et qu'on en perçoive la cause comme il la perçoit (c'est-à-dire qu'on explique ses sentiments ou ses perceptions comme il se les explique), sans jamais oublier qu'il s'agit des expériences et des perceptions de l'autre. Si cette dernière condition est absente, ou cesse de jouer, il ne s'agit plus d'empathie mais d'identification[3].

Voici comment un philosophe, Stephen Darwall, fait la distinction entre empathie et sympathie[4]. Son livre, *Welfare and Rational Care*, est un livre de philosophie et ne s'occupe pas de médecine. Néanmoins, il prend un exemple médical :

---

3. Rogers Carl, *Psychothérapie et relations humaines*, trad. kinget M., Vol. 1, Éditions Universitaires, Louvain, 1962, 333 p, p. 197.

4. Darwall Stephen, *Welfare and Rational Care*, Princeton University Press, coll. « Princeton Monographs in Philosophy », 2002, 152 p., p. 50.

le cas de la personne déprimée, qui pense qu'elle ne vaut rien. Quelle réponse donner ? Faire preuve d'empathie, se contenter d'imaginer ce qu'elle ressent ? Évidemment, non. Darwall définit ainsi l'empathie : imaginer ce qui est bon *du point de vue* de cette personne ; et la sympathie : imaginer ce qui est bon *pour* cette personne. Faire preuve de sympathie, c'est, dit-il, ressentir l'émotion qui survient en réponse à la constatation d'un obstacle au bien-être de quelqu'un, qui met en jeu le fait qu'on ressent du souci à l'idée de ce qui peut arriver à cette personne et à son bien-être[5]. On peut remarquer qu'on exprime sa sympathie à quelqu'un qui est dans la souffrance, par exemple parce qu'il a perdu son père. Il ne viendrait à l'idée à personne d'exprimer sa sympathie à quelqu'un qui est dans la joie, par exemple qui vous annonce qu'il va se marier. Ressentir du souci à l'idée de ce qui peut arriver à cette personne et à son bien-être[6] : médecin, j'y vois une définition du soin, du *care*. On peut aussi remarquer que la sympathie est définie ici comme une émotion.

Stephen Darwall propose ainsi que le bien-être de quelqu'un (*welfare*), ce qui est bon pour lui, ne peut pas être défini par lui, mais par une personne extérieure qui a le souci (*care*) de lui (cf. le soin maternel, ou le soin de la personne déprimée) : c'est le souci qui définit le bien-être. Mais si, médecin, j'applique cela au soin médical, je risque d'arriver à une conception paternaliste du soin. La sympathie (le *care*) implique-t-elle le paternalisme ?

4. Éloge de la délibération

Je répondrai à cette question en faisant l'éloge de la délibération.

---

5. *Ibid.*, p. 52.
6. *Ibid.*, p. 52.

Qu'est-ce qu'une personne autonome ? Gerald Dworkin l'avait définie comme un être capable de *réfléchir* sur ses croyances et ses désirs, et qui est capable, éventuellement, de les modifier, sur la base de cette réflexion. Alors, à qui m'adressai-je quand je vois quelqu'un à ma consultation ? Ce n'est pas à une « patiente ». C'est à une personne autonome, c'est-à-dire un être intelligent, capable de délibérer, et éventuellement, de changer d'avis : une personne.

Ezekiel Emanuel et Linda Emanuel[7] ont décrit quatre modèles de la relation thérapeutique. Dans le modèle *paternaliste*, je décide pour vous, je sais ce qui est bon pour vous, faites-moi confiance, vous me remercierez un jour. Dans le modèle *informatif*, c'est l'inverse : c'est vous qui décidez tout, alors je vous dis ce que je sais et vous décidez. Dans le modèle i*nterprétatif*, non seulement je vous dis ce que je sais mais en plus je vous aide à définir vos préférences. Dans un tel modèle nous sommes d'égal à égal, je n'ai pas à vous dire les miennes car elles n'ont pas plus de valeur que les vôtres. Or c'est vous qui êtes le patient, et qui devez décider. Dans le quatrième modèle, le modèle *délibératif*, en plus je vous dis mes préférences. Alors vous délibérez, et, « après avoir tout bien considéré », comme aurait dit Davidson, vous décidez. Si j'ai l'impression que vous avez de fausses croyances, j'essaie de vous persuader qu'il y a d'autres manières possibles de penser.

Un seul modèle ? Nuançons : le choix du modèle pourrait varier selon le patient, selon le moment, selon la décision. Peut-être peut-on lui demander ce qu'il souhaite[8] ?

Il faut donc faire l'éloge de la délibération : c'est elle qui conduit au concept nouveau de « décision médicale partagée ». Peut-être d'ailleurs faudrait-il mieux parler de « décision partagée », tout simplement, car introduire le mot « médical »

---

7. Emanuel Ezekiel J., Emanuel Linda L., « Four models of the physician-patient relationship », *Jama* n° 267, 1992, p. 2221-6.

8. Clarke Greg, Hall Robert T., Rosencrance Greg, « Physician-patient relationship: no more models », *Am J Bioeth* n° 4, 2004, p. W16-9.

pourrait signifier que l'on place la médecine au centre de la vie de la personne malade, voire que l'on aimerait bien que le patient décide en fonction de ce que le médecin souhaite, ce qui pourrait être un retour du paternalisme : chassez-le, il revient au galop. Une personne autonome, c'est donc un être capable d'accomplir le cheminement éthique qui quitte le paternalisme. J'ai proposé de voir dans ce cheminement une définition éthique de l'Éducation Thérapeutique[9] (figure 51) : ETP, Décision Partagée, Relation de soin, *c'est la même chose.* Il peut d'ailleurs arriver, au terme de cet échange, que le médecin change d'avis.

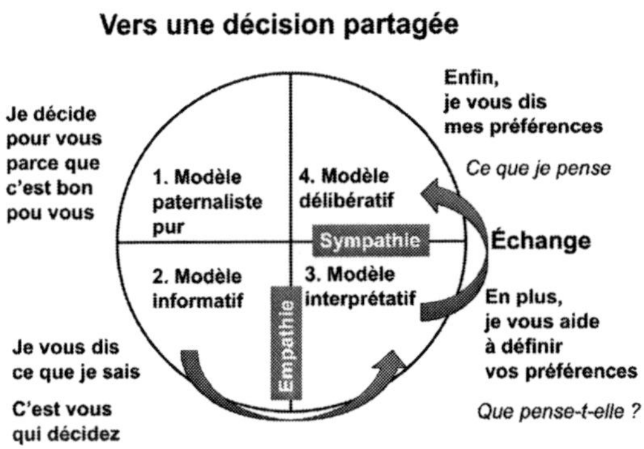

Figure 51. Définition éthique de l'éducation thérapeutique : le cheminement qui quitte le paternalisme. Figure modifiée à partir de la référence 9

J'ai représenté les quatre modèles sous une forme circulaire. L'existence d'un cheminement qui aboutit au modèle délibératif montre bien que le processus d'éducation thérapeutique dont il est la définition éthique, dans son essence, quitte le modèle paternaliste pur. On notera que le passage du modèle

9. Reach Gérard, « Patient education, nudge, and manipulation: defining the ethical conditions of the person-centered model of care », *Patient Prefer Adherence* n° 10, 2016, p. 459-68.

informatif au modèle interprétatif oblige le médecin à faire preuve d'empathie, puisqu'il s'intéresse aux préférences des patients. Le passage du modèle interprétatif au modèle délibératif met en œuvre la sympathie, au sens de Darwall, puisque le médecin, ému par la souffrance du patient, pense à ce qui est bon pour lui et lui dit ses préférences. La représentation circulaire des quatre modèles pourrait faire penser que le modèle délibératif n'est qu'un modèle paternaliste pur déguisé. Il n'en est rien : en effet, la primauté revient maintenant à la délibération qui est faite par le patient lui-même, comparant ses propres préférences à celle de son médecin. La décision qu'il prend au terme de cette délibération est *sa* décision, et non pas celle de son médecin.

5. Éloge de la confiance

Je veux faire ici l'éloge de la confiance, car elle est le pivot du soin. Tout l'exercice de la médecine implique la confiance : comment le patient peut-il répondre aux questions indiscrètes de « l'interrogatoire » (quel horrible mot !), se prêter à l'examen clinique, accepter le traitement ?

On s'est demandé quelles étaient les conditions de la confiance[10] : une personne fait confiance à son médecin s'il lui apporte du réconfort, s'il lui semble compétent, s'il encourage les questions et y répond, s'il donne des explications, s'il sait l'adresser à un spécialiste si besoin, s'il se montre gentil pendant l'examen. Parmi les facteurs favorisant l'observance, on trouve le fait que le médecin a une connaissance globale de son patient. En retour, les patients confiants s'engagent davantage dans des comportements de santé incluant l'exercice, l'arrêt du

10. Thom David H., Stanford Trust Study Physicians, « Physician behaviors that predict patient trust », *J Fam Pract* n° 50, 2001, p. 323-8.

tabac et le sexe protégé[11]. Les patients confiants manifestent une meilleure adhésion au traitement[12].

S'il encourage les questions et y répond, s'il donne des explications : en d'autres termes, les patients font confiance dans leur médecin si celui-ci s'engage dans une pratique d'éducation thérapeutique du patient (ETP) au niveau de sa partie informative et délibérative. En un mot, *s'ils se parlent.* En retour la confiance favorise l'observance des patients, *leur engagement, et l'engagement du médecin.* C'est bien pourquoi la relation de confiance est le pivot du soin. On notera sur la Figure ci-dessous que l'ETP assure aussi la qualité et la sécurité du soin. Celles-ci, avec l'engagement mutuel du médecin et du patient conduisent à une optimisation du soin (figure 52).

Engagement mutuel : comme le fait remarquer Gloria Origgi dans son livre consacré à la confiance, le verbe confier (du latin *confidere* : *cum*, « avec » et *fidere*, « fier ») signifie qu'on remet quelque chose de précieux à quelqu'un en se fiant à lui et en s'abandonnant de la sorte à sa bienveillance. La relation de confiance est essentiellement une relation réciproque : on fait confiance à quelqu'un si on suppose qu'il a intérêt à s'en montrer digne. La confiance crée l'existence d'intérêts

---

11. Safran Dana G., Taira Deborah A., Rogers William H., Kosinski M., Ware John E., Tarlov Alvin R., « Linking primary care performance to outcomes of care », *J Fam Pract* n° 47, 1998, p. 213-20.

12. Bonds DeniseE, Camacho Fabian, Bell Ronnny A., Duren-Winfield VanessaT, Anderson Roger T., Goff David C., « The association of patient trust and self-care among patients with diabetes mellitus », *BMC FAM Pract* n° 5, novembre 2004, 7 p.

Nguyen Geoffrey C., LaVeist Thomas A., Harris Mary L, Datta Lisa W., Bailey Theodore M., Brant Steven R., « Patient trust-in-physician and race are predictors of adherence to medical management in inflammatory bowel disease », *Inflamm Bowel Dis* n° 15, 2009, p. 1233-1239.

Zikmund-Fisher Brian J., Hofer Timothy P., Klamerus Mandi L., Kerr Eve A., « First things first: difficulty with current medications is associated with patient willingness to add new ones », *Patient* n° 2, 2009, p. 221-231.

réciproques[13]. C'est ainsi qu'en médecine, la confiance, par le truchement de l'ETP et la délibération qu'elle implique, conduit à un engagement mutuel.

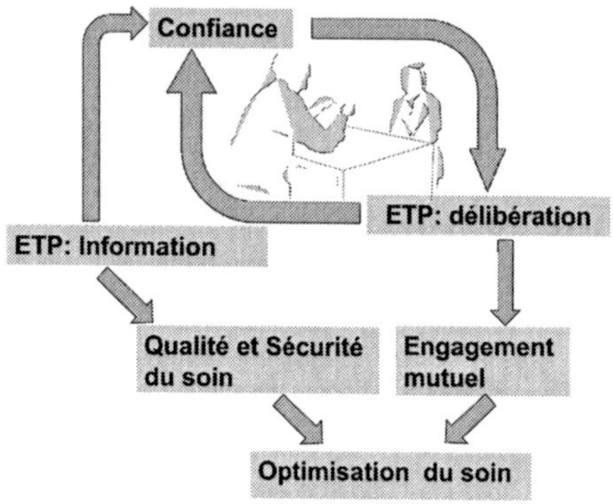

Figure 52. Comment la confiance permet l'optimisation du soin

« Relation est réciprocité. Mon *Tu* agit en moi comme j'agis en lui », disait Martin Buber.

La confiance, oui,

> mais le soignant doit de son côté réaliser que la confiance du patient à son égard doit être méritée, gagnée, qu'il ne doit pas en abuser et qu'il ne doit pas considérer qu'elle va de soi. En vérité, pourquoi en serait-il ainsi[14] ?

Nous avons vu qu'une condition essentielle de la confiance est l'interdiction absolue de la tromperie intentionnelle. Je ne peux pas ne pas évoquer ici l'affaire du Mediator. Toute confiance en la médecine, en la science bien sûr mais également

---

13. Origgi Gloria, *Qu'est-ce que la confiance ?*, Paris, Vrin, coll. « Chemins philosophiques », 2008, 128 p.

14. Shinebourne Eliott A., Bush Andrew, « For paternalism in the doctor-patient relationship », in Gillon R., Lloyd A., *Principles of Health Care Ethics*, New York, John Wiley & Sons; 1994, 1118 p., p. 399-408.

dans les industries de santé, dans les structures sanitaires et même dans le corps médical, a pour condition essentielle l'interdiction de toute tromperie. L'affaire dite du Mediator est particulièrement révélatrice des effets néfastes de la duperie volontaire orchestrée par certains acteurs malicieux : même si la justice a puni pour « tromperie aggravée, blessures et homicides involontaires » les coupables (certains dirigeants du laboratoire pharmaceutique Servier) à des peines de prison, la médiatisation de cette affaire a durablement sapé la confiance du public dans les acteurs de l'industrie médicale et cette défiance a rejailli par rebonds sur l'intégralité des acteurs de la santé, même les mieux veillants. D'ailleurs, l'Agence nationale de sécurité du médicament a elle aussi été condamnée à une très lourde amende pour avoir tardé à réagir en suspendant l'autorisation de commercialiser le médicament. Autrement dit, la tromperie intentionnelle du Mediator n'est pas seulement responsable du décès de 1 500 à 2 100 patients (selon les estimations) et de complications médicales pour des milliers d'autres, mais elle a aussi contribué à miner la confiance du public dans l'industrie pharmaceutique, dans les structures étatiques de contrôle du marché sanitaire et au-delà, sans doute aussi, dans les médicaments (pensons aux vaccins au moment de la crise de la COVID) et dans la médecine en général. Une fois la tromperie commise, il y a eu une autre tromperie intentionnelle : la tentative de la cacher et, en cela, il faut savoir gré au docteur Irène Frachon, lanceuse d'alerte dans cette affaire, pour son courage, son engagement et sa persévérance[15], qui ont permis de révéler ce scandale et d'y mettre un terme.

Mais revenant, après avoir fermé cette triste parenthèse, à la relation thérapeutique, persuasion, oui, manipulation, jamais. La problématique de « l'autorité de la première personne » fait que je sais ce que j'ai dans ma tête et vous savez ce qu'il

---

15. Frachon Irène, *Mediator 150 mg : combien de morts ?*, Brest, Dialogues, coll. « Ouvertures », 2010, 148 p.

y a dans la vôtre. Mais vous ne pouvez pas savoir ce que j'ai dans la mienne. Donc je peux vous tromper, et cela, avec les meilleures intentions du monde, *pour votre bien*.

Nous avons évoqué, dans un chapitre de la première partie du livre, les fondements théoriques de cette idée, nous conduisant à analyser le concept de *nudge* qui représente une manipulation consistant à conduire des gens à faire des choses qu'ils ne seraient pas enclins à faire, et tout cela pour leur bien : *nudge for good*. Oui, mais avec les *nudges*, on était dans le cadre des politiques publiques, qui s'appliquent à des gens anonymes, dont on ne connaît pas le visage, qui n'ont pas de visage. En médecine, je soigne une personne, qui a un visage, qui n'est pas « n'importe qui », qui n'est pas un *Cela*, qui est un *Tu*, dirait Buber. Il faut donc bien réfléchir, avant d'appliquer en médecine une méthode qui pourrait s'apparenter à un *nudge*, à son éthicité. En aucun cas l'éducation thérapeutique du patient ne doit devenir une manipulation, même si une analyse attentive montre qu'une manipulation est possible à l'insu de celui qui l'exerce. Je ne prendrai qu'un exemple : rappelons-nous ce que nous avons vu dans la première partie de ce livre, le fait que les gens ne peuvent utiliser qu'un nombre limité d'arguments dans leurs décisions (le rasoir d'Ockham) et que, par conséquent, l'ordre des arguments qui sont donnés au patient pour le persuader n'est pas innocent. Le médecin peut à son insu manipuler le patient simplement parce que, de manière naturelle, il utilise l'ordre des arguments qui est le sien.

Quant à la vraie manipulation, celle qui est réalisée de manière consciente, dont on a pu louer de manière machiavélique l'efficacité[16], elle n'a tout simplement pas sa place en médecine : qu'un patient apprenne qu'il a été sciemment manipulé, et c'en serait fini de la confiance, c'en serait fini de la relation de soin.

---

16. Joule Robert-Vincent, Beauvois Jean-Léon, *Petit Traité de manipulation à l'usage des honnêtes gens*, Grenoble, Presses Universitaires de Grenoble, 1987, 231 p.

On retrouve la promesse de ne pas tromper la confiance dans le serment d'Hippocrate :

> J'informerai les patients des décisions envisagées, de leurs raisons et de leurs conséquences. Je ne tromperai jamais leur confiance et n'exploiterai pas le pouvoir hérité des circonstances pour forcer les consciences.

Maïmonide écrit dans la Prière du Médecin :

> Fais que mes patients aient confiance en moi.

6. Éloge de la gentillesse

Nous venons de voir qu'un des déterminants de la confiance est la gentillesse du médecin pendant l'examen.

Je veux faire ici l'éloge de la gentillesse, en citant quelques extraits du livre que lui a consacré le philosophe Emmanuel Jaffelin. Pour lui, c'est la première qualité, celle du *gentilhomme*. Pour un médecin, c'est la seconde des qualités, car elle vient après la compétence (il n'y a rien de pire qu'un médecin gentil mais incompétent).

Quelques extraits du beau livre d'Emmanuel Jaffelin :

> La gentillesse se compose de petits gestes, il ne s'agit ni de sauver une vie ni de guérir le patient d'une longue maladie ou d'une hémorragie. Il faut tout au plus assurer une présence, rassurer la personne inquiète, tendre la main pour attraper l'objet hors de portée de l'enfant, du vieillard ou de la personne handicapée.
>
> La gentillesse est fondamentalement compassion, c'est-à-dire sympathie. Ce qui nous pousse vers autrui, ce n'est donc évidemment pas l'obéissance à la Loi morale, mais la situation dans laquelle se trouve l'autre et à laquelle nous prêtons attention au point de nous efforcer de la résoudre pour mettre fin à sa souffrance (pathos). Le point de départ de notre acte de gentillesse n'a par conséquent rien

d'intellectuel ou de programmé : il trouve sa source en autrui ; il découle d'une situation dans laquelle l'autre est en difficulté ou me demande de l'aide.

Au fond la gentillesse n'est rien d'autre que le surgissement en nous de l'idée que nous formons du genre humain. Si l'homme est cet animal original, ce n'est pas par sa cruauté et par son aptitude à se porter au-delà de ce qu'il partage avec les animaux. Dans ce geste caressant, la gentillesse apprend à chaque homme à reconnaître l'humanité d'autrui ; elle n'est rien d'autre que la transposition dans ma relation à autrui de la conscience que j'ai de lui et de moi comme membres du genre humain[17].

7. Éloge de la conversation

> L'exercice le plus fructueux et le plus naturel de notre esprit, c'est, à mon avis, la conversation. J'en trouve l'usage plus doux que celui d'aucune autre action de notre vie, et c'est la raison pour laquelle, si j'étais à cette heure forcé de choisir, je consentirais plutôt, je crois, à perdre la vue que l'ouïe ou la parole.

disait Montaigne[18].

Ô merveille, que de pouvoir se parler ! Je veux faire ici l'éloge de la conversation, moment où se réalise la *rencontre* des deux protagonistes du soin. Nous avons vu avec Levinas comment la rencontre entre moi et autrui dépendait de l'usage de la parole.

Comme nous l'avons dit, on entend souvent ce reproche dans la bouche des patients : il est compétent, il est sûrement bon, mais il ne cause pas. Ou alors : il n'a parlé que de médecine. Ou alors : je ne comprends pas ce qu'il dit, il ne se met pas à ma portée.

---

17. Jaffelin E., *Éloge de la gentillesse*, Paris, François Bourin, 2010, 230 p.
18. Montaigne, *Essais*, III, 8, De l'art de la conversation.

La parole, c'est plus que les mots, on parle d'ailleurs de communication non verbale. Il peut y avoir une conversation entre deux muets. Le fondateur de la linguistique moderne, Ferdinand de Saussure (1857-1913) a montré que le langage se compose de la « Langue » et de la « Parole ». La langue est le système qui précède et rend le discours possible. Lorsque nous apprenons un langage, nous apprenons à maîtriser l'usage des mots, la syntaxe, l'orthographe, la ponctuation, nous apprenons la Langue. La Parole est l'utilisation concrète de la langue. C'est ce que nous disons réellement. C'est l'utilisation du système, ce n'est pas le système. La Parole, c'est le message que nous souhaitons transmettre.

Il y a donc en fait deux barrières qui séparent le patient du médecin, la barrière des mots et la barrière du sens : il y a ainsi deux étapes à franchir, une étape de traduction est une étape d'interprétation (figure 53)[19].

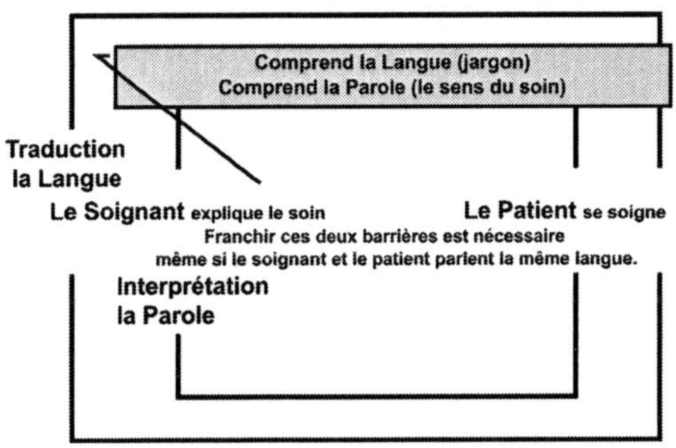

Figure 53. Barrières linguistiques et soin

Le patient doit comprendre la Langue c'est-à-dire les mots utilisés par le médecin et la Parole, le sens de ce qu'il

19. Cette Figure est extraite de mon article Reach Gérard, « L'Éducation Thérapeutique du Patient : à la recherche des portes d'entrée », in Siksou M., *L'éducation thérapeutique : prendre soin ou éduquer? Le journal des psychologues* n° 295, mars 2012, p. 29-34.

veut dire. Ce n'est que si ces deux barrières sont franchies qu'on peut espérer que le patient aura compris ce que dit le médecin, et que, lorsque celui-ci proposera un traitement, le patient, éventuellement, le suivra. Nous avons vu qu'une des causes de non-observance non-intentionnelle est l'absence de compréhension de la part du patient de ce qu'on lui a demandé de faire.

Je me souviens d'avoir suivi une patiente qui me semblait accomplir parfaitement les gestes du traitement (mesurer sa glycémie, noter les résultats dans le carnet, modifier les doses d'insuline), tout ceci avec un mauvais contrôle de son diabète, jusqu'au moment où j'ai compris qu'elle ne comprenait absolument pas le sens des gestes qu'elle accomplissait. Cette patiente était chinoise, ne parlait pas un mot de français, et je pensais que la barrière principale était la barrière des mots, jusqu'à ce que je comprenne qu'une fois cette barrière franchie, grâce à l'intervention d'un interprète, il restait la barrière la plus difficile à franchir, la barrière du sens. Or, cette barrière du sens existe même lorsque nous nous adressons à des patients qui parlent notre langue, même lorsque nous essayons autant que possible d'éviter le jargon. Le problème est que nous ne nous en apercevons pas.

Ne pas comprendre le sens de ce que l'on fait, c'est être un peu dans la situation de la métaphore de la chambre chinoise de John Searle, que nous avons évoquée dans la première partie du livre : la personne à l'intérieur de la chambre chinoise accomplit des gestes – répondre à des pictogrammes en chinois par d'autres pictogrammes en appliquant des règles sans en comprendre le sens – et ceux qui sont dehors et qui l'observent ne s'en rendent pas compte ; ils pensent qu'elle comprend le chinois. C'était exactement ce qui m'était arrivé avec ma patiente : dans cette histoire, j'étais l'observateur extérieur chinois qui pensait que la personne à l'intérieur de la chambre comprenait ma langue, la langue de la médecine, cette langue que, bien souvent, seuls les médecins comprennent[20].

Concernant la barrière des mots, les médecins utilisent souvent un « jargon », des mots qu'eux seuls comprennent. Ils pensent qu'ils ont investi beaucoup de temps et d'effort pour apprendre leur « Langue » et sont tout simplement hésitants à simplifier les mots qu'ils utilisent lorsqu'ils parlent à un patient[21]. Je vais prendre un exemple, à nouveau tiré de la diabétologie : lorsqu'on veut savoir si le diabète est bien équilibré, on fait un dosage du pourcentage d'hémoglobine sur laquelle s'est accrochée une molécule de sucre. On fait ce dosage tous les trois mois, parce que les globules rouges dans lesquels se trouve l'hémoglobine vivent trois mois puis sont remplacés. Ainsi, un pourcentage élevé signifiera qu'au cours des trois mois précédents, le diabète a été mal équilibré. Les diabétologues se sont battus comme des chiffonniers pour savoir s'il fallait dire hémoglobine « glycosylée » ou hémoglobine « glyquée », ce qui n'était qu'une discussion de biochimistes. Pourquoi ne pas avoir décidé d'utiliser le terme d'hémoglobine sucrée, qui correspond exactement à la réalité ? Tout le monde comprendrait de quoi on parle.

Mais ensuite, il faut passer la barrière du sens, l'interprétation de la Parole. Quand nous avons évoqué la métaphore du puzzle mental, nous avons bien montré que dans une conversation, une pièce de mon puzzle que je tendais à ma patiente devait pouvoir trouver dans son puzzle à elle une bordure où s'accrocher. Il est possible que ce ne soit pas le cas, et qu'avec la meilleure traduction du monde, le sens soit perdu après la traduction. La pièce du puzzle dans ma tête est un concept que je comprends, avec lequel j'ai été nourri. Il est vraisemblable qu'il ne fait pas partie des concepts de la

---

20. Reach Gérard, « Linguistic barriers in diabetes care », *Diabetologia* n° 52, 2009, p. 1461-3.

21. Root M. Jean, « Communication barriers between older women and physicians », *Public Health Rep* n° 102, 1987, 152-155.

personne que j'ai en face de moi. De plus, il y a des gens qui ont du mal à comprendre les concepts qui ont trait à leur santé. Ils ont ce qu'on appelle une mauvaise « littératie » en santé. Une mauvaise intelligibilité des messages de santé représente une difficulté majeure de l'auto-soin[22].

Or, une étude a montré qu'au moins un nouveau concept était introduit dans 82 % des consultations, mais le médecin vérifiait dans moins de 12 % des cas que le patient l'avait compris[23]. Une sorte de boucle est nécessaire (figure 54, modifiée d'après la référence[23]).

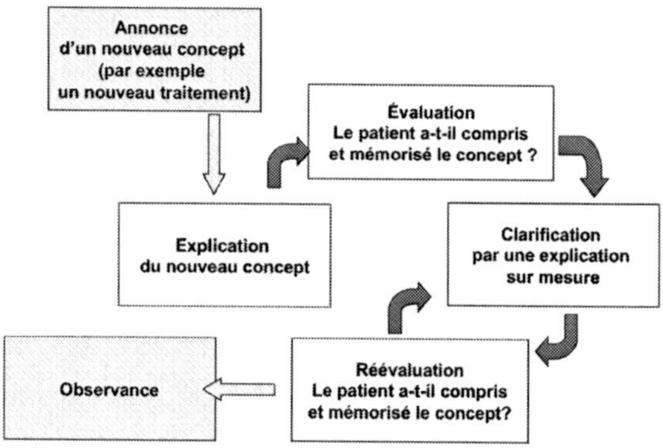

Figure 54. Importance de l'intelligibilité des messages dans la communication

Lorsqu'on annonce un nouveau concept, par exemple un nouveau traitement, il faut prendre le temps de l'expliquer,

22. Margat Aurore, Naudin David, Gagnayre Rémi, Reach Gérard, « Intelligibilité et non-observance : l'analphabétisme est-il compatible avec une bonne observance au traitement ? », *Médecine des maladies métaboliques* n° 15, juin 2021, p. 387-393.

23. Schillinger Dean, Piette John, Grumbach K., Wang Frances, Wilson Clifford, Daher Carolyn, Leong-Grotz Krishelle, Castro Cesar, Bindman Andrew B., « Closing the loop: physician communication with diabetic patients who have low health literacy », *Arch Intern Med* n° 163, 2003, p. 83-90.

vérifier que la personne l'a compris, si nécessaire utiliser une explication sur mesure, revérifier, reclarifier jusqu'à ce qu'on ait établi que le patient a compris et mémorisé le concept. Ce n'est que dans ce cas qu'on peut espérer que le traitement sera suivi. C'est tout cela que fait l'éducation du patient.

Or, la communication se fait par la conversation. Une conversation, c'est autant écouter que parler, c'est autant répondre que poser des questions, c'est savoir écouter les silences, c'est vérifier qu'on s'est compris, c'est savoir improviser et être capable d'utiliser la force apaisante de l'humour, c'est aussi savoir parler d'autre chose. Vérifier qu'on s'est compris : ai-je compris votre question ? ai-je répondu à votre question ? avez-vous compris ce que j'ai dit ? pourriez-vous le reformuler avec vos mots ? La conversation permet d'échanger sur le sens. Comment y arriver, quand on est médecin ? Le secret d'une conversation réussie est simple : *il suffit de parler normalemen*t.

Mais si j'ai voulu faire l'éloge de la conversation, c'est parce qu'elle représente à son plus haut niveau la rencontre de moi-même et d'autrui. Nous avons vu avec Levinas que dans cette rencontre la présence de l'autre s'impose à moi et se manifeste par le langage. Ici, il n'y a plus de soignant et de soigné. Il y a bien deux personnes qui se rencontrent pour se parler. L'un et l'autre doivent s'assurer qu'ils se comprennent. La conversation permet donc d'introduire dans la situation nécessairement asymétrique du métier la symétrie de la réciprocité (Buber), tout en veillant à éviter l'emprise de l'un sur l'autre (Levinas).

Une conversation à un début qui pourrait commencer par : bonjour, comment allez-vous. J'ai toujours été bouleversé lorsqu'il arrivait qu'un patient, au début de la consultation, me demande : et vous, Docteur, comment allez-vous ?, exprimant à mon sujet une sollicitude. Martin Buber différenciait deux types de relations, *Je-Tu* et *Je-Cela* : « Il y a le couple *Je-Tu*. L'autre est le couple *Je-Cela*, dans lequel on peut aussi remplacer *Cela* par *Il* ou *Elle* sans que le sens en soit modifié. » En me posant cette question, le patient, soudain, me disait que par rapport à son *Je*, j'étais un *Tu*, et pas seulement un *Cela*.

Oui, la conversation introduit une symétrie dans l'asymétrie du soin. C'est le moment où, après leur rencontre, les deux visages se font face.

Mais Levinas, répétons-le, disait aussi que

> le fait que le visage entretient par le discours une relation avec moi, ne le range pas dans le Même. Il reste absolu dans la relation. […] La relation éthique qui sous-tend le discours, n'est pas, en effet, une variété de la conscience dont le rayon part du Moi. Elle met en question le moi. Cette mise en question part de l'autre[24].

et :

> le visage se refuse à la possession, à mes pouvoirs[25].

L'idée de conversation apparaît ici dans toute sa complexité : il s'agit par le discours de se connaître, de savoir ce que pense l'autre malgré l'autorité de la première personne, d'analyser les différences de point de vue, mais toujours dans le respect de l'autre, se souvenant qu'il se refuse à la possession et à mon pouvoir. Dans cette conversation, il est évident que c'est ce que dit l'autre qui est sûrement ce qu'il y a de plus important : non seulement il me parle de lui et de ses raisons, c'est le récit qu'il me fait, et de plus, en me parlant, il me met en question, il m'interpelle.

Une conversation a aussi une fin. Au moment de se dire au revoir, peut-être peut-on poser la question : avons-nous tout dit ? N'avons-nous rien oublié ? Quoi d'autre ? *What else*[26] ? Il peut arriver qu'à ce moment la personne ayant une maladie prononce une phrase essentielle, par exemple : « hier, maman

---

24. Levinas Emmanuel, *Totalité et Infini, op. cit.*, p. 213.
25. *Ibid.*, p. 215.
26. Barrier Patricia A., Li James T C., Jensen Norman M. « Two words to improve physician-patient communication: what else ? », *Mayo Clin Proc* n° 78, 2003, p. 211-4.

est morte. » Cet événement n'a rien à voir avec la médecine, si on considérait que la médecine est seulement une médecine des maladies et qu'il ne faut parler que de médecine au cours d'une consultation. Or il éclaire subitement *tout*. En ne parlant pas que de médecine, en lui demandant : quoi d'autre ? on lui montre qu'on la considère non comme une « patiente », mais comme une personne, qui est *un tout*, qui a sa vie à elle, et qu'on s'intéresse à sa vie : par rapport à mon *Je*, elle est un *Tu*, et pas seulement un *Cela*.

Mais la conversation a un autre bénéfice que j'ai aussi trouvé chez Buber :

> Je m'accomplis au contact du Tu, je deviens Je en disant Tu.

Ô le sens de cette phrase ! En conversant avec mon *Tu*, le médecin que je suis s'accomplit en tant que personne.

La conversation implique une posture. J'ai toujours essayé de m'asseoir quand, à l'hôpital, je rentrais dans la chambre d'un patient, voulant d'abord lui montrer que je voulais être à la même hauteur que lui qui était dans son lit. C'est en ce sens que la conversation peut être un processus symétrique : nous échangeons nos arguments, nous partageons ce que nous pensons, de façon à arriver à une conclusion qui n'est pas l'imposition de ce que pense l'un à l'autre ; une conversation n'est pas une conversion. Mais de plus, en m'asseyant, je voulais lui montrer que j'allais prendre mon temps : je crois qu'il n'y a rien de pire qu'un médecin qui donne l'impression qu'il est pressé ; il faut prendre le temps de la conversation, car une conversation, évidemment, prend du temps. Ce problème du temps médical sera abordé dans la conclusion de ce livre. Mais il conduit aussi à considérer le temps nécessaire à l'écoute du récit, par lequel la personne qui vient consulter va se définir vraiment.

8. ÉLOGE DE L'ÉCOUTE : RÉCIT ET MÉDECINE NARRATIVE

Dans la conversation, il faut faire en particulier l'éloge du temps de l'écoute, l'écoute du récit, de la narration, en raison de la richesse potentielle du concept nouveau de médecine narrative, développé en particulier depuis les travaux de Rita Charon, et nous citerons ici quelques passages de son livre *Médecine narrative, rendre hommage aux histoires de maladies.* Ces passages montrent comment l'écoute du récit des patients fait partie des réponses essentielles aux questions que pose ce livre :

> Quand les patients se plaignent que les médecins ou les hôpitaux les traitent à la chaîne, comme des numéros ou des objets, ils se plaignent de l'absence de prise en compte de leur singularité et de n'être que la répétition d'autres corps humains. Alors, ces derniers temps, les patients ont tenté de recouvrer singularité et subjectif grâce à la narration[27].

Mais ceci concerne aussi les médecins, ce qui va bien dans notre affirmation qu'une médecine de la personne concerne à la fois les patients et les médecins :

> Si les médecins reconnaissent la singularité des patients, ils semblent aussi plus disposés à reconnaître la leur. Le développement de l'écriture réflexive en médecine auprès des étudiants et des professionnels témoigne de la volonté et de l'aptitude des professionnels à réfléchir à leurs propres expériences et à donner naissance à leurs itinéraires personnels, non pour des raisons égoïstes mais pour améliorer la qualité des soins qu'ils prodiguent.

27. Charon Rita, *Médecine Narrative, Rendre hommage aux histoires des maladies*, trad. Fourreau A., Sipayat, 2006, 456 p., p. 94.

La notion de récit, dans son rapport avec la temporalité du patient, sur laquelle elle s'appuie, relève à l'évidence de ce que Paul Ricœur avait exprimé dans *Temps et Récit* :

> Le temps devient temps humain dans la mesure où il est articulé sur un mode narratif, et le récit atteint sa signification plénière quand il devient une condition de l'existence temporelle[28].

Rita Charon donne les exemples suivants, tirés de la littérature et montre le rapport entre récit et médecine, d'où le concept de médecine *narrative* :

> De la puissance des *Mille et une nuits*, pour retarder la marche du temps, en passant par Proust qui revoit de façon magistrale les moments intimes de sa vie, jusqu'à Joyce qui crée un jour de la vie de Léopold Bloom – un jour qui contient, récapitule et conteste tout ce qu'on considère généralement avoir humainement du sens – les narrations fournissent les traces aussi bien que les sources de notre cantonnement et de notre célébration du temps. Les narrations nous enseignent d'où nous venons et où nous allons, nous permettant de comprendre le sens de nos vies[29].

> Le moteur du récit, c'est son impulsion à créer le *sens* des événements, son désir de trouver ou d'imaginer les liens entre les choses, à travers ce qui les motive ou par ce qu'elles causent[30].
> Les relations qui se développent en médecine [...] ressemblent de manière troublante aux relations entre narrateur et auditeur en général, et peut-être même davantage que d'autres catégories utilisées parfois pour les décrire – relation d'amitié, de voisinage ou de conseil. Les lettres apportent à la médecine la prise de conscience que nos relations médicales intimes passent par les mots. Notre

---

28. Ricœur Paul, *Temps et Récit*, I., Seuil, coll. « Essai », 1991, 416 p., p. 105.
29. Charon Rita, *op. cit.*, p. 85-86.
30. *Ibid.*, p. 96.

> intimité avec les patients est fondée principalement sur l'écoute de ce qu'ils nous disent, et notre loyauté envers eux se démontre par le sérieux et la responsabilité de notre écoute[31].
> Le récepteur du récit d'autrui doit quelque chose au narrateur par le fait de, désormais, le connaître. C'est le lien inter-subjectif de l'éthique narrative[32].
> Quand les narrateurs et les auditeurs sont des patients et leurs soignants, les histoires leur donnent les moyens de surmonter les dissensions qui, autrement, pourraient les séparer. En racontant ou en écoutant une histoire, nos participants, à la fois sérieusement et joyeusement, donnent et reçoivent en même temps. Le narrateur et l'auditeur adoptent ensemble, immédiatement, une attitude de bienveillance et de conciliation. Comme une danse de confirmation mutuelle, l'acte de narration proclame le moi, célèbre l'autre, marque leur rencontre comme une création mutuelle d'identité[33].

Rita Charon a inventé une méthode pédagogique permettant aux étudiants en médecine de se former à la pratique de la médecine narrative : pratiquement, tout médecin sait que l'examen clinique doit commencer par le relevé d'une « histoire de la maladie » mais celle-ci, qu'il va consigner dans le dossier du malade, est objective, elle ne fait souvent que relater les réponses du patient à « l'interrogatoire », que l'étudiant ou le médecin se contentent d'écouter et de retranscrire dans le dossier, sans tenter un effort d'interprétation, qui est le croisement entre l'histoire racontée et ce qu'il est capable d'entendre.

Cette méthode pédagogique, c'est celle du « dossier parallèle ». Elle propose que pour chaque patient, l'étudiant écrive au moins un paragraphe une fois par semaine, qu'ensuite il lira à haute voix à ses camarades et en sa présence. Ceci, a-t-elle observé, permet aux étudiants de décrire

31. *Ibid.*, p. 105.
32. *Ibid.*, p. 108.
33. *Ibid.*, p. 116.

> d'une façon très puissante, sur leur profond attachement aux patients, leur terreur devant leur courage, leur sentiment d'impuissance face à la maladie, leur rage face à l'injustice de la maladie, la honte et l'humiliation qu'ils éprouvent et les souvenirs et les associations déclenchées par leur travail. Ils ont trouvé du réconfort à s'écouter les uns et les autres lire leurs notes dans le dossier parallèle, faisant souvent le commentaire qu'ils ne se sentent plus seuls dans leur mélancolie, leur peine ou leur culpabilité[34].
>
> Pendant qu'ils écrivent sur leurs patients, les étudiants écrivent évidemment beaucoup sur eux-mêmes. La biographie du patient est toujours liée à l'autobiographie de l'étudiant. Prendre conscience combien le moi du médecin est au cœur et à découvert dans la relation de soi avec un patient est une des grandes leçons de mon travail sur le dossier parallèle[35].

Il ne s'agit donc pas ici de faire seulement l'éloge de l'écoute, mais bien l'éloge d'une écoute active qui permet la rencontre réelle des deux protagonistes du soin : le récit du patient, qui est son histoire, vient à la rencontre de l'histoire du médecin. Comme le propose Rita Charon, cette capacité d'écoute active peut faire l'objet d'un entraînement, et l'enseignement de méthodes relevant de la médecine narrative commence à apparaître dans de nombreuses facultés de médecine.

Médecin, il m'est souvent arrivé de raconter aux personnes que je soignais des bribes de récit issues de ma propre histoire, comme il m'est arrivé de le faire dans ce livre.

9. Éloge de l'hospitalité

Je veux maintenant faire l'éloge de l'hospitalité à l'hôpital. C'est une exigence des personnes qui y viennent, au même titre que la qualité et la sécurité : ils veulent être accueillis comme des

34. *Ibid.*, p. 247.
35. *Ibid.*, p. 259.

personnes. C'est en partie ce qui fait que, au fond, l'expérience du patient sera positive ou négative, ce dont il se souviendra, et la raison pour laquelle il recommandera ce Service, cet Hôpital. L'enjeu pour les hôpitaux est donc de taille.

Or il ne faut pas se voiler la face. La crise des hôpitaux, qui avait explosé bien avant la crise de la COVID-19, était due en partie au fait que les soignants, du fait d'un manque de temps lié à leur nombre insuffisant, ne pouvaient exercer leur métier de façon à répondre à cette exigence : ils avaient tout simplement l'impression d'être *maltraitants*. Un livre, publié en 2012, avait même été intitulé *L'hôpital, un monde sans pitié*[36]. Il décrivait ces attentes interminables aux urgences, qui ne représentaient qu'un exemple parmi tant d'autres suggérant qu'il pouvait exister à l'hôpital ce qui était dénoncé comme une « maltraitance ordinaire ».

Certes, il y avait eu dans les années 1980 un processus « d'*humanisation* des hôpitaux » (le mot est significatif!) avec, par exemple, la disparition de ces « salles communes » que j'ai connues lorsque j'étais externe il y a 50 ans. Dans ces salles communes de plus de 30 lits, la personne avait disparu en tant qu'individu, elle était remplacée par le numéro de son lit auquel était accrochée une pancarte, où son nom était calligraphié au-dessus de la liste de ses médicaments et de sa courbe de température sur du papier millimétré. Bien souvent, quand le médecin, faisant « la visite », arrivait à son lit, il regardait d'abord la pancarte, et notamment la courbe de température (des chiffres !). Puis il levait les yeux sur l'être allongé sur le lit.

Il n'y a plus de salles communes, mais bien d'autres aspects ont persisté. Alors, comment transformer un risque de maltraitante ordinaire en une *bientraitance ordinaire* qui pourrait représenter une définition de l'hospitalité[37] ? La pratique de

36. Compagnon Claire, Sannié Thomas, *L'Hôpital, un monde sans pitié*, Paris, L'Editeur, 2012, 256 p.

37. Reach Gérard, « Hospitalité : pour l'avènement à l'hôpital d'une bientraitance ordinaire », *Revue du praticien* n° 67, 2017, 371-79.

l'hospitalité à l'hôpital n'est pas le soin. L'hospitalité, c'est ce qui entoure le soin, comme cette gloire qui enveloppe l'apprenti divin qui, dans l'atelier du huchier de Nazareth, fait, dit le poète,

> Voler les copeaux d'or au fil de sa varlope.

L'hospitalité, c'est ce qui reste du soin quand on a retiré le soin, de même qu'on a pu dire que la culture, c'est ce qui reste quand on a tout oublié. L'hospitalité, c'est enfin le contraire de l'indifférence[38]. Elle est l'affaire de tous les professionnels (soignants et non soignants) et se pose au niveau de chacun des gestes accomplis. L'hospitalité est un symbole qui se concrétise au niveau des détails. Mais il y a des détails que l'on ne voit plus, tellement on y est habitué.

> Il faut toujours dire ce que l'on voit. Surtout, il faut toujours, ce qui est plus difficile, voir ce que l'on voit[39]

disait Charles Péguy.

Je voudrais justifier ici l'éloge de l'hospitalité parce qu'elle est le symbole de la rencontre de deux êtres. La langue a ceci de magnifique que le mot hôte a deux acceptions : il signifie à la fois celui qui accueille et celui qui est accueilli. L'hôpital est un *hôtel*, lieu de rencontre entre les hôtes et c'est pour cela qu'il y a des Hôtels-Dieu, (la notion de Dieu impliquant celle de charité, et il y a des hôpitaux qui s'appellent la Charité). L'hospitalité est une relation essentiellement symétrique,

---

38. L'indifférence est aussi l'antonyme de la gentillesse, dont j'ai fait plus haut l'éloge (ce n'est pas la méchanceté, on peut très bien ne pas être gentil sans être méchant). Cette analogie des antonymes donne tout son poids à la gentillesse dans le concept d'hospitalité. Quand on interroge les patients, un des critères d'hospitalité qui revient toujours est: « ici, ils sont gentils. »

39. Péguy Charles, *Notre Jeunesse*, Paris, Cahiers de la Quinzaine, 1910, 222 p., p. 194.

réciproque, gagnant enfin la possibilité de compenser l'asymétrie de la relation de soin qui, à l'hôpital encore plus qu'ailleurs, met la personne malade accueillie à l'hôpital en situation de dépendance et risque de la mettre sous le pouvoir de l'autre. L'hospitalité est une obligation éthique : rappelons-nous cette « maison ouverte » qui accueille Autrui, dont parlait Levinas.

Mais il y a plus : dans une logique du *Je-Tu*, je suis obligé de t'accueillir dans une relation symétrique, réciproque, parce que je sais qu'un jour c'est moi qui serai accueilli. « Relation est réciprocité. Mon *Tu* agit en moi comme j'agis en lui », disait Buber.

Anne Gotman, dans *Le Sens de l'hospitalité*[40] a insisté sur cette réciprocité qui caractérise l'hospitalité :

> L'hospitalité peut être définie comme ce qui permet à des individus et des familles de lieux différents de se faire société, de se loger et de se rendre des services mutuellement et réciproquement.

Dans cette réciprocité, l'hospitalité est donc fondamentalement ouverture à l'autre : un peu plus loin, elle écrit à propos de l'hospitalité dans les textes sacrés qu'un autre de ses ressorts

> est l'assimilation de l'étranger à soi. L'étranger est un autre soi-même, l'hospitalité répond au principe de la réciprocité des perspectives. Vous aimerez l'étranger car vous l'avez été vous-mêmes en pays d'Égypte, répète indéfiniment le texte sacré [...] À noter que, dans ce raisonnement, l'hospitalité n'est plus tout à fait du domaine du sacré, et déjà du registre de l'humain.

40. Gotman Anne, *Le Sens de l'hospitalité, essai sur les fondements sociaux de l'accueil de l'autre*, Paris, Presses Universitaires de France, Le Lien social, 2001, 544 p.

Le poète Edmond Jabès, dans son *Livre de l'hospitalité*, a dit :

> La fraternité a un regard, l'hospitalité une main[41].

À l'hôpital, l'hospitalité représente ainsi une valeur qui mérite d'être érigée au rang de principe, au même titre que la qualité et la sécurité, conduisant à l'avènement d'une *bientraitance ordinaire*. Elle doit donc être conçue à la fois au niveau des détails et de sa symbolique, du matériel et de l'immatériel, du savoir-faire et du savoir-être. Elle est ainsi à l'hôpital l'expression de cette médecine humaine, médecine de la personne, médecine de la rencontre, qui fait l'objet de ce livre.

Cette modélisation de l'hospitalité à l'hôpital a conduit l'Assistance Publique-Hôpitaux de Paris, à la suite de la réflexion d'un groupe de travail que j'avais proposé au Président de la Commission Médicale d'Établissement Centrale de créer et que j'ai eu l'honneur de présider[42] à développer au cours des dernières années un programme visant à évaluer pour l'améliorer l'hospitalité dans ses hôpitaux[43], programme dont la valeur pédagogique a été récemment évaluée[44].

Un questionnaire évalue sept différents domaines (figure 55), dont celui de la qualité de la relation.

---

41. Jabès Edmond, *Le Livre de l'hospitalité*, Paris : Gallimard, 1991, 112 p.

42. Reach Gérard, Rapport du Groupe de travail sur l'hospitalité de la CME de l'AP-HP (2014). <http://cme.aphp.fr/sites/default/files/CMEDoc/cme-10-06-2014_rapport_hospitalite.pdf>

43. Reach Gérard, « Le Label Hospitalité de l'Assistance Publique-Hôpitaux de Paris, une nouvelle approche pour promouvoir l'hospitalité dans les hôpitaux », *Bull Acad Natl Med* n° 204, 2020, p. 1069-76.

44. Reach Gérard, Bentégeat Sophie, Mounier-Emeury Isabelle, Le Cossec Brigitte, Yesilmen Sadiyé, Hirsch Vincent, de Oliveira Granja Yohann, Minetti Audrey, « Pedagogical value of a hospitality awards programme », *BMJ Open Quality*, doi : <10.1136/bmjoq-2018-000576>, septembre 2019, 7 p.

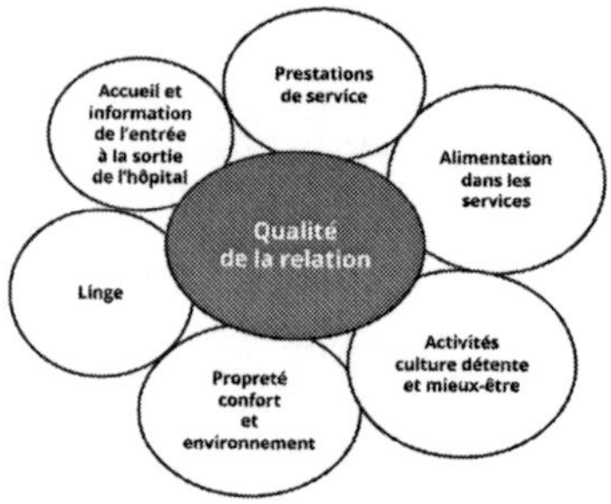
Accueil et information de l'entrée à la sortie de l'hôpital
Prestations de service
Alimentation dans les services
Qualité de la relation
Linge
Activités culture détente et mieux-être
Propreté confort et environnement

Figure 55. Les sept domaines de l'hospitalité à l'hôpital

Ce qui suit représente les 21 questions qui se rapportent à ce dernier domaine. On y reconnaîtra toutes les caractéristiques d'une médecine humaine, telle qu'elle est décrite dans ce livre.

Qualité de la relation de soin

1. Vous sentez-vous accueilli comme une personne à part entière ? (et non comme un numéro)

2. Vous sentez-vous accueilli avec politesse ?

3. Vous sentez-vous accueilli avec gentillesse ?

4. Les professionnels qui s'occupent de vous se sont-ils présentés ?

5. La tenue vestimentaire des professionnels vous paraît-elle correcte et adaptée ?

6. Vous sentez-vous considéré comme un adulte responsable ?

7. Vous sentez-vous accueilli sans a priori ?

8. Avez-vous le sentiment que l'on tient compte de vos attentes ?

9. Vous semble-t-il que le personnel saura se rendre disponible si nécessaire ?

10. Avez-vous le sentiment qu'on tient compte des situations particulières que vous vivez durant votre hospitalisation ?

11. Avez-vous le sentiment que les comportements et les propos des personnes qui s'occupent de vous sont adaptés ?

12. Avez-vous le sentiment que votre intimité est respectée ?

13. Considérez-vous que les décisions dans le cadre de votre prise en charge sont prises avec votre accord ?

14. En cas de désaccord ou de conflit, avez-vous le sentiment qu'on cherche à comprendre votre point de vue ?

15. Avez-vous l'impression qu'une relation de confiance s'est établie avec l'équipe soignante

16. Avez-vous l'impression qu'on s'assure que vous avez bien compris ce qu'on vous a dit ?

17. Avez-vous l'impression que le professionnel entend bien ce que vous lui dites ?

18. Avez-vous la possibilité de vous exprimer et de poser des questions ?

19. Avez-vous la possibilité de vous exprimer sans être interrompu ?

20. Selon vous, les gestes du soin sont-ils accompagnés par des paroles, des explications ?

21. Vous demande-t-on si vous avez besoin d'informations complémentaires ?

En un mot : vous sentez vous considéré(e) comme une personne ? La médecine de cet hôpital est-elle une médecine humaine ?

10. Éloge de l'amour

Après l'éloge de l'hospitalité, tout naturellement vient l'éloge de l'amour. Y a-t-il une place pour l'amour dans le soin ?

Mais il faut d'abord revenir sur la signification du *Car*e. J'ai déjà mentionné les deux significations de ce mot, le sens médical, soigner, et le sens de souci. *To care*, c'est se soucier de quelque chose, de quelqu'un, ou de soi-même. Le philosophe Harry Frankfurt, dans son livre *The Importance of What we Care About*, a montré l'équivalence entre les deux notions de souci et d'importance : j'ai le souci de quelque chose si cette chose est importante pour moi et le fait que cette chose est importante pour moi fait que j'en aurai le souci. Mon désir d'une glace à la vanille n'est pas *un souci* pour moi. Il n'est pas très *important*. L'avenir de mon pays est un souci pour moi. On a ainsi une première équation : Soin = souci = importance.

J'ai aussi dit que pour Frankfurt, le souci de quelque chose implique la prise en compte de l'avenir[45].

Se soigner ou ne pas se soigner (non-observance), soigner ou ne pas soigner (inertie clinique) peut être vu comme un choix entre le futur et le présent. La question devient : comment ne pas faire preuve de ce que j'ai appelé « myopie[46] »? J'ai aussi montré, dans la première partie du livre, que le déchirement de la faiblesse de la volonté était le fait d'un esprit divisé, et que, dans son livre *Les raisons de l'amour*, Frankfurt proposait que l'amour de soi puisse être une solution pour sortir de l'ambivalence qui la caractérise.

Alors, pourquoi se soigne-t-on ? La réponse devient évidente : parce qu'on s'aime.

Il apparaît donc ici une nouvelle équation qui dérive de la première : se soigner = avoir le souci de soi ; avoir le souci de soi = s'aimer. Donc, par transitivité, se soigner = s'aimer.

L'amour de soi n'est pas égoïsme. Il nous est recommandé de nous aimer : tu aimeras ton prochain comme toi-même, dit la parole divine[47]. Commence par t'aimer toi-même, ensuite tu pourras aimer les autres. Ainsi, l'amour de soi annonce la réciprocité.

On se souvient de ce qu'avait dit le philosophe Derek Parfit : il est rationnel de ne pas me soucier aujourd'hui de cette personne qui sera moi dans quarante ans. Oui, mais dit aussi

---

45. Frankfurt Harry, *The Importance Of What We Care About*, *op. cit.*, p. 83.

46. Reach Gérard, « Patient non-adherence and Health Care Provider clinical inertia are clinical myopia », *Diabetes Metab* n° 34, 2008, p. 382-5.

47. Ce commandement (Lévitique 19:18.) ne fait pas partie des Dix commandements. En fait, il est proche d'un résumé de l'enseignement divin. Quelqu'un demanda à Hillel de lui résumer la Torah alors qu'il resterait debout sur un seul pied. Hillel répondit : Ne fais pas à autrui ce que tu ne voudrais pas qu'on te fasse.

Parfit dans un autre texte : je peux considérer ce moi-dans-quarante ans comme un enfant et un ami ; et je peux l'aimer, comme on aime un ami ou un enfant[48]. Soignez-vous, prenez soin de vous. Aimez dès à présent la personne que vous serez, *parce que vous le vaudrez bien.* Apprendre aux gens à s'aimer au point de vouloir préserver leur avenir pourrait bien représenter un rôle majeur du soin.

C'est alors qu'une question vient naturellement à l'esprit. Nous avons l'équation de transitivité : le soin = le souci = l'amour, qui conduit dans la forme réfléchie du verbe soigner à : elle se soigne = elle a le souci d'elle = elle s'aime. Mais peut-on appliquer cette équation à la forme transitive du verbe, ce qui donnerait : Je la soigne = J'ai le souci d'elle = … Je l'aime ? Y a-t-il donc une place pour l'amour dans le soin ?

Quand je me suis posé cette question, alors que je rédigeais il y a dix ans mon livre *Une théorie du soin*, dont le sous-titre devait être *Souci et amour face à la maladie*, j'avais l'impression d'entrer sur un territoire tabou. La réponse habituelle à cette question était : surtout pas, vous ne savez pas où vous mettez les pieds. Il faut garder une juste distance. Mais pourquoi ne parle-t-on pas plutôt de juste proximité ?

Ceci m'a amené à examiner ce qu'on entend par amour. Il y a trois mots grecs pour désigner l'amour[49]. D'abord, *Éros* : c'est l'amour égoïste, possessif, jaloux. Ce n'est à l'évidence pas ce dont il est question ici. Ensuite *Agapè* : l'amour divin, l'amour de charité. Ce n'est pas cela non plus : quand je soigne quelqu'un, je n'ai pas l'impression de faire la charité.

Mais il y avait *Philia. Philia,*

---

48. Parfit Derek, « Later selves and moral principles », in Pojman LP, *Ethical Theory, Classical and Contemporary Readings*, New York, Wadsworth Publishing Co, 2007, 727 p., p. 113-126.

49. Comte-Sponville André, « L'Amour », in *Petit Traité des grandes vertus*, Paris, Presses universitaires de France, « Perspectives critiques », 1995, 392 p., p. 281-385.

> c'est souhaiter pour quelqu'un ce que nous croyons être des biens pour lui et non pour nous, et aussi être, dans la mesure de son pouvoir, enclin à ces bienfaits[50]

dit Aristote.

L'amour parce que je veux son bien, ce qui rappelle la définition de la sympathie par Darwall, et de la bienfaisance, ce principe éthique de la médecine depuis Hippocrate. Ce troisième aspect de l'amour pouvait donc être tout à fait approprié dans la relation de soins. Mais il y avait un problème : et les malades odieux ? Car ils existent : « Prête-moi, mon Dieu, l'indulgence et la patience auprès des malades entêtés et grossiers », lit-on dans la prière du médecin de Maïmonide.

Ces malades que vous détestez, comment les soigner ? Cette question, exprimée ainsi, peut paraître provocante et choquer. Mais il s'agit d'une question bien réelle, qui avait été traitée dans un article publié dans le *New England Journal of Medicine, Taking care of the hateful patient*, soigner le patient odieux. Il décrivait plusieurs typologies de ces patients que vous détestez : le malade qui s'accroche à vous avec des câlins et qui pense que votre endurance n'a pas de limite ; le patient demandeur qui pense qu'il a tous les droits, et vous le fait savoir de manière hostile ; le manipulateur qui rejette votre aide : plus vous en faites et moins cela marche, il peut aller jusqu'à utiliser des manipulations (exemple : rupture de traitement) ; et surtout, le malade dans le déni complet qui court à sa perte et qui vous angoisse[51].

Alors, que faire ? « Mon dieu, remplis mon âme d'amour pour l'art et pour toutes les créatures », dit dans son premier verset la prière du médecin de Maïmonide. On peut remarquer qu'il y a d'abord l'amour pour l'art avant l'amour pour les créatures. Je demande à Dieu d'aimer mon métier, et mon

---

50. Aristote, *Rhétorique*, II, 4, 1380 b 35-1381 a 3.

51. Groves James E., « Taking care of the hateful patient », *N Engl J Med* n° 298, 1978, p. 883-887.

métier me dit d'aimer toutes les créatures, même les créatures odieuses, et de les soigner.

On peut donc faire sans réserve l'éloge de l'amour dans le soin. Dans son livre *Les Raisons de l'amour*, Frankfurt fait ainsi l'éloge de l'amour :

> Pourquoi l'amour est-il si important pour nous ? Pourquoi une vie où l'on aime une chose, quelle qu'elle soit, est-elle meilleure qu'une vie où il n'y a rien que l'on aime ? Même si nous pouvions peut-être continuer à maintenir quelques maigres vestiges de conscience de soi, nous nous ennuierions affreusement[52].

L'amour dans le soin est nécessaire, on peut en faire une démonstration par l'absurde : celui qui n'aime ni les patients ni son métier de soignant doit s'ennuyer affreusement.

Aimer est aussi beau qu'être aimé. Goethe, dans un de ses poèmes de jeunesse[53], s'exclamait :

> Und doch, welch Glück, geliebt zu werden,
> Und lieben, Götter, welch ein Glück!
> Quel bonheur, pourtant, d'être aimé!
> Et d'aimer, ô Dieux, quel bonheur!

Ainsi, j'avais résumé mon livre *Une Théorie du soin, soucis et amours face à la maladie*, par le court paragraphe suivant :

> 63. Une théorie du soin, le souci et l'amour face à la maladie : le patient se soigne s'il a le souci de lui et s'il s'aime. Le médecin soigne le patient s'il a le souci de lui, s'il l'aime et s'il s'aime[54].

---

52. Frankfurt HG, *Les raisons de l'amour, op. cit.*, p. 65-67.

53. « Willkommen und Abschied » in: *Anthologie bilingue de la poésie allemande*, traduction de Jean-Pierre Lefèbvre, Paris, Gallimard, « Bibliothèque de la Pléiade », 1994, 1952 p., p. 363.

54. Reach Gérard, *Une Théorie du soin, souci et amour face à la maladie*, p. 153.

En aimant son métier, son art, et les personnes qu'il soigne, le médecin s'aime ; à la fin d'une longue consultation où il aura eu l'impression de donner le meilleur de lui-même, il peut éprouver une sensation de contentement, qui est l'amour de soi, ou la satisfaction de soi-même (*acquiescentia in se ipso*). Spinoza disait :

> La satisfaction de soi-même est en réalité la chose la plus haute que nous puissions espérer[55].

Martin Buber disait :

> Dans l'amour, un *Je* prend la responsabilité d'un *Tu*.

Le médecin soignant *Je* prend par amour la responsabilité du *Tu* qu'il soigne. Alors, il s'aime : je veux suggérer qu'ici, le *Je* prend la responsabilité de lui-même. Ici, *Tu* est *Je*.

La rencontre médicale est alors accomplie : chacune des deux personnes avec l'autre, et avec elle-même.

55. Spinoza, *Éthique*, IV, scolie de la proposition LII.

PARTIE III

CONCLUSION : NÉCESSITÉ D'UN CHANGEMENT DE PARADIGME

La mise à l'épreuve du paradigme se produit donc seulement après que des échecs répétés, pour résoudre une énigme importante, ont donné naissance à une crise. Encore faut-il que le sentiment de la crise ait fait apparaître un autre candidat au titre de paradigme.

Thomas Kuhn, *La Structure des révolutions scientifiques*

XVII

Objectivation de la personne : science *versus* humanité

Cette réflexion est partie d'une inquiétude venant du paradoxe entre les progrès prodigieux de la médecine moderne et l'insatisfaction croissante des patients, des médecins et des futurs médecins qui trouvent que cette haute technicité s'accompagne trop souvent d'un manque d'humanité. Ce paradoxe se traduit par la survenue d'anomalies dans le système qui grippent la roue du progrès médical. Ces anomalies sont la non-observance fréquente des patients vis-à-vis des prescriptions qui leur sont faites par les médecins et le fait que les médecins souvent ne suivent pas les recommandations de bonnes pratiques issues des meilleures données de la science. À ce jour, les tentatives d'améliorer l'observance se soldent souvent par un échec[1]. Tout se passe comme si ces anomalies étaient la conséquence du paradigme ambiant et ne sauraient donc être résolues dans le cadre de ce paradigme. Ce livre propose que le paradigme ambiant dominé, il faut bien le dire, par l'EBM, a fini par oublier de reconnaître que les patients et les médecins sont des personnes, ce qui en même temps pointe vers le nouveau paradigme que l'on devrait adopter, si

1. Sapkota Sujata, Brien Jo-anne, Greenfield Jerry, Aslani Parisa, « A systematic review of interventions addressing adherence to anti-diabetic medications in patients with type 2 diabetes-impact on adherence », *Plos One* 2015 ; <https://doi.org/10.1371/journal.pone.0128581>.

on veut trouver une solution aux anomalies constatées : celui d'une médecine de la personne qui en ferait en même temps une médecine humaine[2].

En science, lorsque des anomalies ne peuvent trouver leur explication et une solution dans le paradigme courant, ce que Thomas Kuhn a appelé, dans son livre *La Structure des révolutions scientifiques,* « la science normale », une crise survient et cette crise ne peut être résolue que par un changement de paradigme. On peut se demander si la médecine n'en est pas là et s'il ne faut pas dans son domaine également envisager un changement de paradigme. Lorsque l'on affirme que ce que l'on soigne, ce ne sont pas des maladies, ou même des « malades » ou des « patients », mais des *personnes*, c'est que l'on prend conscience du fait que dans la médecine moderne, la personne, le sujet, semble disparaître au profit d'un objet.

C'est peut-être là le nœud de la crise. Comme je l'ai indiqué, dans cette relation singulière de la relation de soin, l'un des sujets de la relation en est aussi l'objet, ce qui donne à l'autre le pouvoir. Il y a donc en quelque sorte « objectivation » de la personne, à la fois la meilleure et la pire des choses.

La meilleure : en fait, c'est grâce à cette objectivation que la médecine a pu devenir science. Dans mes éloges, j'aurais dû faire celui de la science. Ainsi, dans les essais cliniques, le patient devient un objet d'investigation, mais c'est grâce à eux qu'on a pu assister aux progrès de la médecine moderne : les essais cliniques sont à la base de cette *evidence-based medicine* issue du positivisme qui, grâce à l'objectivité rendue possible par la méthode de randomisation, donne une valeur irréprochable à leurs résultats, parce qu'ils sont obtenus de manière scientifique. C'est grâce à cette médecine scientifique que l'espérance de vie s'est allongée, et cela, ne l'oublions jamais. Quel que soit le degré d'urgence, la décision médicale ne doit

2. Reach Gérard, « Simplistic and complex thought in medicine: the rationale for a person-centered care model as a medical revolution », *Patient Prefer Adherence* n° 10, 2016, p. 449-57.

pas se faire « au petit bonheur » (le bonheur de qui ?), sur la base de vagues intuitions personnelles : prétendre au nom de la médecine, comme on a pu le faire lors de la crise de la COVID-19, qu'il faut oublier la science et qu'il ne serait pas éthique de lancer des essais cliniques dans des situations d'urgence (l'important étant de soigner à tout prix), représente autant une absurdité épistémologique qu'une honteuse faute éthique.

Mais la médaille de la science a un revers : la méthode de randomisation crée des cohortes d'individus moyens sur lesquels on peut certes, raisonner, mais ce sont des individus sans visage, qui ne sauraient avoir un statut de personne. J'ai indiqué qu'il n'y a pas d'émotion dans l'EBM, et c'est en partie en cela que se situe la différence entre la science des essais cliniques et la médecine de la vraie vie. Une médecine sans visage, une *médecine anonyme*, serait donc la pire des choses.

Cette objectivation du sujet peut aller plus loin encore. Elle peut aller jusqu'à la disparition du corps lui-même. Grâce aux progrès prodigieux de l'imagerie, nous avons aujourd'hui un accès diagnostique quasiment infini, et les jeunes médecins ont oublié la stupéfaction ressentie par leurs aînés lorsque ceux-ci ont découvert à la fin des années 1970 les premières images de tomodensitométrie abdominale (scanner) qui leur rappelaient les coupes anatomiques de leur livre d'anatomie (nous disions « le Rouvière », comme on dit « le Larousse ») : on peut voir à l'intérieur du corps, prolongeant ainsi ce que Vésale avait fait en publiant ses dessins anatomiques dans son livre intitulé *La fabrique du corps humain*, livre strictement contemporain de la révolution copernicienne. Inévitablement cependant, l'essor de l'imagerie a rendu inutile une certaine clinique, que l'on peut résumer par la symbolique de la palpation, dont le philosophe Hans-Georg Gadamer a montré toute l'importance dans la relation de soin : dans un texte intitulé « Du lieu caché de la santé », il rappelait que « traiter (*behandeln*) signifie *palpare*, c'est-à-dire palper avec la main (*Hand, palpa*)[3]. » Cette capacité de la palpation, du toucher, est la preuve de la confiance que la personne donne au médecin, en acceptant de se déshabiller pour se prêter à son examen : « le médecin s'est bien occupé de moi, il m'a bien auscultée », dit cette patiente (même si un stéthoscope n'a pas été utilisé). À l'évidence, le toucher, le *palpare* est l'un des éléments impossibles dans la relation à distance d'une téléconsultation, telle qu'elle s'est développée lors de la période de confinement de la COVID[4].

De même, les progrès de la biologie moléculaire sont en train de faire naître une médecine personnalisée qui va bientôt permettre d'adapter les traitements aux caractéristiques génomiques, protéomiques et métabolomiques des patients. Mais cette médecine Personnalisée, qui permet une médecine Prédictive et donc Préventive n'est pas la « médecine de la Personne » dont nous parlons ici. Cette médecine que l'on appelle aussi médecine de Précision est essentiellement une médecine du chiffre, alors que les protagonistes du soin, les patients et leurs soignants préféreraient la pratique d'une médecine du verbe : le qualitatif plutôt que le quantitatif.

Et l'hôpital ? Une des pires critiques que l'on puisse faire à une institution hospitalière est de dire : ici, c'est le chiffre qui compte, les évaluations sont purement quantitatives, il y a à la clé la notion de rendement. Or ceci correspond trop souvent depuis trente ans à la triste réalité du fonctionnement de l'hôpital, et cette réalité a été une des causes de la colère du monde hospitalier qui s'est récemment exprimée. Cette colère était le reflet du désarroi face à la disparition de la personne dans le soin, son objectivation sous la forme d'une case qui

3. Gadamer Hans Georg, « Du lieu caché de la santé » in *Philosophie de la Santé*, trad. Dautrey M., Bordeaux, Grasset Mollat, coll. « La grande raison », 1998, 192 p.

4. Reach Gérard, « La télémédecine est-elle devenue l'avenir de la médecine de la personne ? Réflexions d'un confiné au temps de la COVID », *Médecine des maladies métaboliques* n° 14, juin 2020, p. 286-289.

apparaîtra de manière anonyme sur un tableur d'évaluation de rendement. D'autres tableurs concernent les soignants, calculant en vue de les optimiser, des ratios soignants/soignés, sans comprendre que cette optimisation risque de se faire de manière insupportable au détriment du bien le plus précieux, le temps médical, problème que nous aborderons plus loin. Par ailleurs, les techniques managériales prônant la mutualisation, qui consistent au nom de l'efficience à déplacer les infirmières d'un service à l'autre en cas de besoin, ne reconnaissant pas la spécificité de leurs compétences, reviennent simplement à oublier le fait qu'elles sont des *personnes*, *i.e.* des êtres ayant acquis une pensée unique au prix de leur expérience, et qu'elles ne sont donc pas interchangeables.

Une évaluation est évidemment nécessaire, mais elle doit être, de manière indispensable, associée à une évaluation de la qualité de l'expérience que le patient a eue de son séjour hospitalier et de la qualité de vie au travail des personnels soignants. Non seulement il faut évaluer ces deux critères, mais il faut tout faire pour qu'ils s'améliorent. Il faut donc détecter toutes les failles qui conduisent à une disparition de la personne lorsqu'elle entre à l'hôpital, d'où l'importance du concept, à l'hôpital, d'hospitalité qui a fait l'objet de l'un de nos dix éloges, concept dont l'énonciation même semble constituer un paradoxe. Étant par essence réciproque, l'hospitalité concerne de ce point de vue autant les soignants que les soignés. Eux-aussi, le matin, entrent dans l'hôpital. Encore une fois : dans une médecine humaine, eux-aussi sont des Personnes.

Faire revenir dans le soin en tant que sujets la personne qui a une maladie et la personne qui la soigne, deux êtres pensants doués de réflexivité, donc des personnes humaines, c'est cela, vouloir créer, ou recréer, les conditions d'une médecine humaine, ce qui est l'objet de ce livre. Dans cette conclusion, je montrerai qu'il s'agit d'un véritable changement de paradigme, imposant une réflexion sur le temps médical, pour conduire finalement à proposer l'existence d'un principe nouveau que j'appellerai *Principe Carité*.

XVIII

Le changement de paradigme

Nous sommes donc partis de la constatation de l'existence d'une « crise » se révélant par l'existence de deux anomalies : la non-observance des patients et l'inertie clinique des médecins. On peut proposer que ces deux anomalies proviennent du fait que l'on a oublié que les patients et les médecins sont des êtres humains, des personnes pensantes, qui ont le droit de réfléchir. Dans ce cas, un bon candidat pour être un nouveau paradigme permettant de trouver une solution à ces problématiques est l'institution d'une médecine humaine qui serait une médecine de la personne dans laquelle la personne est définie comme un être doué de pensée réflexive, cette définition s'appliquant autant au soigné qu'au soignant. Seulement alors, on pourra espérer obtenir une adhésion de l'un et de l'autre à ce que, au fond d'eux-mêmes, ils savent bien que c'est ce qu'ils doivent faire. Le mot adhésion, qui a remplacé le mot observance, qui lui-même avait remplacé le mot initial de compliance, pourrait enfin être à son tour remplacé par le mot *engagement*, qui aurait l'immense avantage de faire apparaître une notion d'engagement mutuel de l'un envers l'autre, chacun étant pour l'autre un *Je* et un *Tu* : bref, la notion de réciprocité, également contenue, nous l'avons vu, dans les concepts de confiance et d'hospitalité.

Il ne faut surtout pas faire disparaître les acquis du paradigme antérieur : par exemple, la consultation, l'essence du métier de médecin, a une dimension nécessairement asymétrique.

Un médecin a un métier dont il fait bénéficier une personne qui a une maladie, et c'est ce que cette personne attend. Nier ceci, dans un but démagogique qui consiste à dire que le médecin et le malade sont d'égal à égal, c'est faire disparaître la notion de métier de médecin. Mais cette conception ne suffit plus. Il faut rajouter à cette situation un processus symétrique, et c'est bien celui de la conversation. C'est cela la médecine de la personne, nouveau paradigme construit sur *une rencontre entre des personnes* qui, e*n même temps*, réalise une *consultation*, processus dont l'asymétrie est liée à la notion de métier – non, nous ne sommes pas d'égal à égal, et une *conversation*, processus symétrique – en nous parlant, oui, nous sommes deux personnes, d'égal à égal.

La figure ci-dessous donne une représentation de la rencontre qui a été l'objet de cette investigation. Dans le cadre du soin, elle se déroule en même temps sur deux plans. Il y a d'abord la rencontre asymétrique de la consultation, qui constitue à la fois l'occasion et le domaine de la rencontre : nous ne nous voyons pas pour prendre le thé et parler de choses et d'autres ; non, nous nous rencontrons parce qu'une personne est venue consulter une autre personne qui a un métier, qui est le métier de soigner. Il serait faux de dire qu'elles sont d'égal à égal, d'ailleurs, sur la Figure, celui qui parle est plus grand, a ses mains au-dessus de la table, l'autre écoute, semblant presque soumise, ses mains étant sous la table.

Le changement de paradigme qui permet la mise en œuvre d'une médecine humaine consiste à rajouter un autre plan, qui peut être au premier ou au second plan selon les moments : celui de la conversation. Ce n'est plus de part et d'autre d'un bureau de consultation qu'elle a lieu. Nous sommes simplement assis l'un en face de l'autre, pour mieux nous parler. Voyez à droite celui qui écoute, maintenant confortablement assis comme sur le banc d'un jardin, comme s'il y avait un changement de décor : il semble réfléchir à ce qu'il va répondre dans un instant à la personne de gauche qui lui parle. Mais si je vous demandais qui des deux est le médecin et qui est le patient, il vous serait bien difficile de répondre car l'échange que réalise cette conversation est d'une totale symétrie : les deux personnes qui se parlent ont maintenant une taille identique (figure 56).

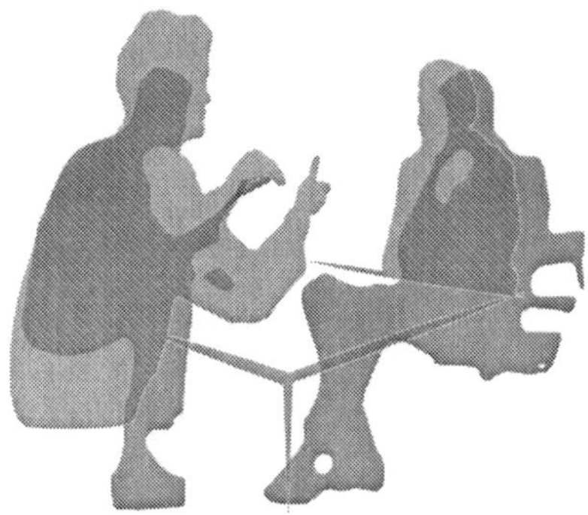

Figure 56. Une médecine humaine :
consultation et conversation, en même temps

J'ai parlé de changement de décor. En fait, celui-ci ne doit pas avoir lieu. C'est bien *en même temps* que les deux postures doivent avoir lieu, et c'est peut-être là que se situe véritablement l'art de la médecine.

Mais ne le nions pas : une conversation prend du temps, et le problème du temps médical est sans doute le problème principal de la médecine actuelle.

XIX

À la recherche du temps perdu

Le temps a été omniprésent dans ce livre, dans sa partie théorique comme dans sa partie pratique. Pour cette dernière, comment aurait-il pu en être autrement, puisqu'il s'intéresse aux problèmes posés au clinicien par le traitement des maladies *chroniques*? Mais la problématique du temps apparaissait aussi dans la première partie, théorique, puisque celle-ci a eu l'ambition notamment de décrire comment les personnes pensent dans l'action, action qui a obligatoirement une dimension temporelle : une préparation, c'est-à-dire une intention, et des conséquences, qui sont toujours imprévisibles, contingentes, causes d'incertitude, contexte dans lequel les agents raisonnent et agissent, et surtout la nécessité d'être répétées indéfiniment. Dans ce chapitre de conclusion, nous évoquerons successivement le temps du soin de soi, le temps du soin, et, pour finir, le temps brisé de la maladie où il reste, jusqu'au bout, le temps de l'esprit.

1. Le temps du soin de soi

Cela prend du temps de se soigner. Il n'y a pas que le temps considéré comme durée, même si celle-ci ne peut pas être négligée. On a pu estimer qu'une personne qui a un diabète passe entre une heure et deux heures par jour à s'occuper de sa maladie. Dans d'autres maladies, comme la mucoviscidose, ce sont plusieurs heures qui sont nécessaires. Or, ce temps passé à se soigner, c'est du temps qui aurait pu être passé à faire autre chose. Il est bien souvent considéré comme du *temps perdu.*

Les médecins, souvent, sous-estiment cet aspect du fardeau que représente le temps de la maladie, passé à se soigner. Les personnes qu'ils soignent viennent les voir pendant une consultation qui dure souvent une quinzaine de minutes, et même si elles le voient une fois par mois, elles passent bien plus de temps à se soigner, à « être avec leur maladie » : elles ont leur maladie toute la journée, et même la nuit.

Mais le manque de temps peut révéler une réalité bien plus profonde. Quand les personnes qui ont un diabète disent qu'elles ne font pas d'exercice parce qu'elles n'ont pas le temps, c'est qu'elles sont comme tout le monde : nous courons de manière incessante. Nous sommes devenus les esclaves d'une cadence qui nous est imposée ou, surtout, que nous nous imposons à nous-mêmes. S'obliger à savoir s'arrêter, soit pour l'activité physique, soit pour l'activité de penser, c'est refuser cet esclavage. C'est aussi cela, prendre soin de soi.

2. Le temps du soin

De la même façon, le médecin qui soigne doit s'arrêter un moment donné d'agir pour penser son action. Bien souvent les médecins se regroupent entre eux, dans des séances où ils discutent entre pairs leurs cas difficiles. Ceux qui acceptent de participer à ces moments de réflexion ont bien compris l'importance de donner du temps au penser. J'avais pris l'image du film *À tombeau ouvert*, où l'on voit le personnage de l'infirmier réanimateur, joué par Nicolas Cage, aller d'un patient à l'autre, sans jamais s'arrêter, courant au *burn-out* et à la mort.

Hannah Arendt avait bien dit que c'est en s'arrêtant pour penser qu'on crée le présent. À l'hôpital, lorsque survient un « événement indésirable grave », les équipes doivent se réunir pour faire ce que l'on appelle une revue de morbidité-mortalité

(RMM) où elles discutent entre elles, c'est-à-dire entre médecins, infirmières, aides-soignantes, secrétaires, pour essayer de comprendre ce qui s'est passé, analyser les causes, qui peuvent être manifestes ou cachées, dans le but d'éviter que ces événements se reproduisent. Les professionnels parlent ensemble, ils s'arrêtent d'agir pour réfléchir, et ici à nouveau, ils font en sorte que le présent existe, arrêtant la flèche du temps qui consiste à passer d'un malade à l'autre sans prendre le temps de penser. Il est désolant de voir qu'il arrive que des médecins ne participent pas à ces réunions, et la raison qu'ils donnent le plus souvent est : je suis désolé, vous ferez cette réunion sans moi, je n'ai pas le temps, sentiment qui peut être justifié par la pénurie de personnel médical. Mais en fait, peut-on les blâmer, si on considère que les études médicales, telles qu'elles ont été conçues jusqu'à présent, n'ont pas suffisamment insisté sur le fait que la médecine ne consiste pas uniquement à soigner des maladies. *Science sans conscience…* Rabelais ne voulait-il pas dire aussi : science sans conscience *d'elle-même* ? On peut espérer qu'avec la réforme en cours du deuxième cycle des études médicales, cet état d'esprit va changer. Typiquement, l'exercice du « dossier parallèle » de la médecine narrative, proposé par Rita Charon, représente un moment de cet arrêt sur image, où le médecin pense son action, où la médecine, *en s'écrivant*, se pense elle-même.

Une section de la partie clinique du livre a été consacrée au problème de l'inertie clinique des médecins. La problématique du temps y apparaît sous deux formes. D'abord, le fait de ne pas consacrer du temps à la réflexion qui conduit à intensifier un traitement quand ceci est nécessaire est attesté par le fait que l'inertie clinique survient plus souvent lors de consultations courtes, surtout lorsque la personne malade se présente avec un problème inattendu qui rentre en compétition avec le temps que le médecin devrait accorder aux problèmes de prévention. Mais il y a un autre aspect plus subtil. Nous avons vu que l'inertie clinique est une absence de suivi des recommandations médicales, qui proposent des arbres décisionnels, construits à partir des données scientifiques les plus récentes, et qui ont l'avantage certain de justifier les choix thérapeutiques entre plusieurs options et ainsi d'aider les médecins à prendre des décisions, à ne pas rester dans le *statu quo*. Mais que sont ces arbres décisionnels ? Ne peuvent-ils pas être vus comme une incitation à faire en sorte qu'ils soient suivis *sans réflexion* ? Certes, ils auraient l'avantage de combattre tous ces biais cognitifs de notre pensée rapide, qui peuvent conduire à des erreurs médicales. Mais pour éviter ces biais, n'aurait-on pas recours à d'autres raccourcis de raisonnement présentant bien davantage de dangers s'ils étaient utilisés en tant que tels, oubliant une recommandation importante des pères fondateurs de *l'evidence-based medicine* : toute décision médicale doit prendre en considération la science médicale sur laquelle sont basées ces recommandations, mais aussi le patient, c'est-à-dire cette personne dans toute son individualité, qui a son histoire et ses préférences, et la propre expertise du médecin, lui aussi une personne ? Les arbres décisionnels ne sont-ils pas des incitations à arrêter de penser[1] ? Tout arbre décisionnel est nécessairement simplificateur puisqu'un algorithme suppose que l'on puisse dénombrer et décrire les réponses à une question, et même qu'il est possible de décrire la question, ce qui est rarement le cas dans un contexte de complexité et d'incertitude, dont j'aurais aussi pu faire l'éloge car ce sont elles qui font la difficulté de la décision, mais aussi les promesses du monde.

On voit se profiler ici une question qui ne sera ici qu'effleurée. C'est celle de l'intelligence artificielle face à l'intelligence humaine. Y aurait-il véritablement une compétition, dans laquelle, un jour, l'ordinateur prendra la place du médecin, faisant bien mieux que lui des diagnostics et prenant bien mieux que lui les bonnes décisions, dans le cadre

1. Reach Gérard, *L'Inertie Clinique, une critique de la raison médicale*, *op. cit.*, 2012.

d'une médecine de précision intégrant toutes les données qui concernent le patient[2] ?

En fait, il ne faut pas voir ici une compétition entre deux types d'intelligence. Eric Topol, dans un livre récent[3], a montré tout l'intérêt de ce qu'il appelle une « *deep medicine* », faisant une allusion au « *deep learning* » qui est à la base de l'intelligence artificielle. Pour Topol, celle-ci n'est pas en compétition avec l'intelligence humaine : ce que l'on appelle le numérique doit bien plutôt être vu comme une aide à la personne d'accomplir sa fonction de pensée, en lui rendant le temps nécessaire à celle-ci, *une partie* de la réflexion médicale humaine pouvant être accomplie par la machine. Cette conception du numérique proposée par Topol représente un bel exemple de la conciliation possible entre technicité et humanité, qui a fait l'objet de ce livre. Aide, et non remplacement, au nom du progrès scientifique, dont celui de la robotique, qui pourrait conduire à penser que tout sera possible. Et c'est heureux, parce que cela signifie que les médecins ne pourront jamais être remplacés par des machines, par des robots, ce qui reviendrait à nier ce qui a fait un des thèmes majeurs de ce livre : considérer que *le médecin, lui aussi, est une personne.* C'est également pourquoi la notion de *conversation* est centrale : les deux personnes se parlent. Le temps du soin, c'est en grande partie le temps de la conversation, parce que, *en tout cas en ce qui concerne le care, c'est la même chose.* Rappelons-nous Hannah Arendt, citée au début de ce livre :

> En tout cas, sans l'accompagnement du langage, l'action ne perdrait pas seulement son caractère révélateur, elle perdrait aussi son sujet,

---

2. La question se pose aussi concernant les décisions éthiques, comme le montre l'exemple d'une voiture automatique guidée par une intelligence artificielle lorsqu'elle fera face au dilemme éthique : qui écraser s'il y a un choix à faire ?

3. Topol Eric, *Deep Medicine How Artificial Intelligence Can Make Healthcare Human Again*, Basic Books, 2019, 400 p.

pour ainsi dire ; il n'y aurait pas d'hommes mais des robots exécutant des actes qui, humainement parlant, resteraient incompréhensibles.

3. Le temps brisé de la maladie

Nous avons vu avec Ricœur et Parfit comment la personne se plaçait par rapport à la temporalité. C'est le temps comme continuité, qui est bouleversé par la maladie chronique. On peut suggérer ici que celle-ci entraîne donc deux états de deuil : d'abord, la perte ressentie de la perfection du corps, mais ensuite celle ressentie de l'identité personnelle – en vérité, j'ai l'impression de ne plus être le même. Il y a bien deuil, du fait de la rupture de la flèche du temps. C'est ce qui arrive dans le deuil qui suit la perte d'un être cher :

Paul Éluard :

> Mais la mort a rompu l'équilibre du temps.

Et puis, il y a le temps interminable. Mais tout ce que vous me demandez de faire, dit la personne atteinte d'une maladie chronique, c'est tellement ennuyeux, *à la longue.*

Baudelaire :

> Rien n'égale en longueur les boiteuses journées,
> Quand sous les lourds flocons des neigeuses années,
> L'ennui, fruit de la morne incuriosité,
> Prend les proportions de l'immortalité.

Le soin, c'est accompagner cette personne sur ce chemin interminable, qui se terminera bien un jour.

Surgit ici une question qu'il n'est possible ici à nouveau que d'à peine effleurer, c'est celle de la médecine des soins palliatifs dans sa phase ultime, quand elle affronte le moment où il n'y a plus de thérapeutique et où il ne reste que le soin. Il y a bien un moment où l'on doit arrêter les traitements, devenus aussi inefficaces que douloureux et donc inutiles, *futiles*[4], dit-on, en fait prolongeant de manière inhumaine l'agonie; mais on n'arrête jamais le soin, jusqu'à la fin. La médecine des soins palliatifs est ainsi un haut lieu de soin, d'hospitalité et d'humanité.

4. Le temps de l'esprit

Et même après la mort il peut rester un temps pour le soin, c'est le soin qui est pris du corps, avec respect. Il y a une hospitalité jusque dans les chambres mortuaires. L'importance donnée au corps du défunt, en ces derniers instants, souligne le caractère absolument tragique de l'impossibilité pour les proches de voir une dernière fois *le visage* du mort à l'hôpital, ou, dans certaines religions, de pouvoir respecter la préparation rituelle du corps : il s'agit peut-être là d'une des souffrances les plus atroces infligées par la COVID-19 à notre humanité.

Il me vient ici une image, que j'ai vue dans le film *Réparer les vivants* qui fait le récit d'une transplantation du cœur d'un adolescent *décérébré* dans un accident de voiture, restant dans cet état de mort cérébrale dans l'attente du prélèvement. Vient le moment où les vaisseaux sont clampés, le cœur est prélevé. Alors, après qu'on ait refermé le thorax, le jeune médecin qui avait pris soin de lui dans l'attente du don se met à laver avec une infinie tendresse le corps du donneur qui n'est plus, ce corps qui depuis son accident n'était plus qu'un corps permettant à un cœur de continuer à battre jusqu'au don, un corps sans cerveau, sans autre esprit que l'esprit de celui qui prenait soin de lui. C'est dans cette ultime rencontre, encore faite de

4. Les auteurs anglo-saxons utilisent le mot *futility*, par opposition à *utility*, le terme futile ayant en français une connotation qui peut choquer dans un contexte médical. L'utilisation du mot anglais *futility* a d'ailleurs été critiquée. Ardagh Michael, « Futility has no utility in resuscitation medicine », *J Med Ethics* n° 26, octobre 2000, p. 396-9.

tendresse et d'amour, que s'achève alors véritablement le soin : jusqu'à cette dernière minute, il restera l'esprit.

Il y a bien toujours, hélas, un moment où l'aiguille du temps doit tomber[5].

5. *L'aiguille tombe.* Je pense au rêve du vieux professeur, qui ouvre *Les Fraises sauvages* d'Ingmar Bergman : il voit une horloge sans aiguille. Je pense aussi à la fin du *second Faust* :

Die Zeit wird Herr, der Greis hier liegt im Sand.
Die Uhr steht still –
CHOR: Steht still! Sie schweigt wie Mitternacht.
Der Zeiger fällt.
MEPHISTOPHELES: Er fällt, es ist vorbei.

Le Temps le maîtrise, le vieillard gît ici sur le sable.
L'horloge s'arrête –
CHŒUR: Elle s'arrête! Fait silence comme à minuit.
L'aiguille tombe.
MEPHISTOPHELES : Elle tombe, tout est accompli.

XX

Un *Principe Carité* pour la médecine et l'humanité

Je suis parti de l'idée que la santé est la vie en pleine lumière. Cette lumière, qu'il s'agit de rallumer chez la personne devenue malade, doit être accompagnée de chaleur et de gentillesse, de respect et de dignité. Je crois qu'une médecine humaine, qui doit concilier la technicité et l'humanité, doit associer à la mise en œuvre des progrès médicaux un *principe* qui est l'essence, de toute éternité, de la médecine.

J'aimerais appeler ce principe, en demandant d'excuser le recours à un néologisme, *Principe Carité*. Cette *Carité*, telle que je la conçois, est d'abord le soin lui-même, le *care*, non seulement geste technique – dans ce cas c'est plutôt le *cure* – mais surtout cette réponse humaine au cri de celui qui souffre, dont atteste sa racine *gar*, sanglot, cri ; elle est aussi charité, mot qui quant à lui dérive de la racine *ka*, c'est-à-dire amour. Lorsque, parmi les trois mots pour désigner le mot amour, *éros*, *agapè* et *philia*, j'avais écarté le mot *agapè*, l'amour de charité, sous le prétexte que lorsque je soigne je ne fais pas la charité, sans doute voulais-je dire que lorsque je *le* soigne, je ne *lui* fais pas la charité. Mais si la charité doit être sous-entendue comme l'amour divin, qui s'exprime de manière universelle pour toutes les créatures, alors la *Carité* est bien charité. C'est ce qu'il y a de proprement divin dans le soin. Enfin, la *Carité* est caresse, mot qui a la même origine *ka* que la charité et dont la douceur et la tendresse ont été si bien célébrées par Emmanuel Levinas.

Je pense que la chaleur et la gentillesse caressantes qu'exprime comme une tendresse la *Carité* a sa place, aux côtés de la Technicité, qu'il convient tout autant de louer, dans une médecine humaine.

*

> Contre la mort seule l'homme n'aura pas de charme permettant de lui échapper, bien qu'il ait déjà su, contre les maladies les plus opiniâtres, imaginer plus d'un remède.
> Mais, ainsi maître d'un savoir dont les ingénieuses ressources dépassent toute espérance, il peut prendre ensuite la route du mal tout comme du bien.
>
> Sophocle, *Antigone*

Sophocle évoquait la médecine pour parler de l'homme en général. Je suggère de même que ce principe *Carité*, issu d'une réflexion sur la médecine, a une signification et une application plus larges : la médecine n'est pas la seule à être, aujourd'hui, en danger en sa définition même – en tant que rencontre, merveille de l'humanité. Cette capacité de rencontre, celle qui fait de nous des êtres humains, est aujourd'hui menacée de toute part.

Car les choses de la médecine ne sont jamais qu'une partie des choses de la vie : et, en vérité, *toute vie véritable est rencontre.*

Bibliographie

Ainslie George, *Breakdown of Will*, Cambridge, Cambridge University Press, 2001, 258 p.

d'Alembert Jean Le Rond et Diderot Denis, *Encyclopédie*.

Andler Daniel, *Introductions aux sciences cognitives*, Paris, Gallimard, coll. « folio essais », 1992, 516 p.

Anthologie bilingue de la poésie allemande, traduction de Jean-Pierre Lefèbvre, Paris, Gallimard, « Bibliothèque de la Pléiade », 1994, 1952 p.

Arendt Hannah, *Les Origines du totalitarisme, 3. Le système totalitaire*, trad. Bourget J.-L., Davreu R., Lévy P., Paris, Seuil, coll. « Points », 1972, 313 p.

—, *Eichmann à Jerusalem*, trad. Guérin A., Paris, coll. « folio », 1991, 484 p.

—, *Condition de l'homme moderne*, trad. Fradier G., Paris, Calmann-Lévy, coll. « Pocket Agora », 1983, 406 p.

—, *La vie de l'esprit, I. La pensée*, trad. Lotringer L., Paris, Presses Universitaires de France, coll. « philosophie d'aujourd'hui », 1983, 244 p.

—, *La vie de l'esprit, II. Le vouloir*, trad. Lotringer L., Paris, Presses Universitaires de France, coll. « philosophie d'aujourd'hui », 1983, 270 p.

Aristote, *Œuvres Complètes*, sous la direction de Pierre Pellegrin, Flammarion, Paris, 2014, 2925 p.

Atlan Henri, *L'Organisation biologique et la Théorie de l'information*, Paris, Hermann, 1972, 300 p.

—, *Cours de philosophie biologique et cognitiviste. Spinoza et la biologie actuelle*, Odile Jacob, 2019, 640 p.

Baertschi Bernard, *La Neuroéthique, ce que les neurosciences font à nos conceptions morale*, Paris, Éditions La Découverte, 2009, 168 p.

Beauchamp Tom, Childress James, *Principes d'éthique biomédicale*, 5e édition anglaise traduite par Fisbach M., Paris, Les Belles Lettres, coll. « Médecine & Sciences Humaines », 2008, 641 p.

Bégout Bruce, « Husserl », in *Introduction à la phénoménologie*, sous la direction de Philippe Cabestan, Ellipses, 2017, 11-35, 144 p.

Bentham Jeremy, *Introduction aux principes de la morale et de la législation* (1789), trad. Cléro JP, Paris, Vrin, coll. « Analyse et philosophie », 2011, 368 p.

Bratman Michael E., *Faces of intention, selected essays on intention and agency*, Cambridge, Cambridge University Press, coll. « Cambridge studies in philosophy », 1999, 288 p.

Brehm Sharon S., Brehm Jack W., *Psychological Reactance*, New York, NY : Academic Press; 1981, 446 p.

Breuer Joseph, Freud Sigmund, *Études sur l'hystérie*, trad. Berman A., Paris, Presses Universitaires de France, coll. « Bibliothèque de Psychanalyse », 2002, 272 p.

Buber Martin, *Je et Tu*, trad. Bianquis G., Paris, Aubier, coll. « Philosophie », 1969, 173 p.

Cabestan Philippe, *Introduction à la phénoménologie*, Ellipses, 2017, 144 p.

Canguilhem Georges, *Le Normal et le pathologique*, Paris, Presses universitaires de France, coll. « Quadrige », 1991, 300 p.

Chalmers David J., *L'Esprit conscient, À la recherche d'une théorie fondamentale*, trad. Dunand S., Ithaque 2011, 517 p.

Charon Rita, *Médecine Narrative, Rendre hommage aux histoires des maladies*, trad. Fourreau A., Sipayat, 2006, 456 p.

Comte-Sponville André, *Petit Traité des grandes vertus*, Paris, Presses universitaires de France, Coll. « Perspectives critiques », 1995, 392 p.

Compagnon Claire, Sannié Thomas. *L'Hôpital, un monde sans pitié*, Paris, L'Editeur, 2012, 256 p.

Damasio Antonio R., *L'Erreur de Descartes : la raison des émotions*, trad. Blanc M., Paris, Paris, Odile Jacob, 1995, 368 p.

Darwall Stephen, *Welfare and Rational Care*, Princeton University Press, coll. « Princeton Monographs in Philosophy », 2002, 152 p.

Davidson Donald, *Actions et événements*, trad. Engel P., Paris, Presses Universitaires de France, coll. « épiméthée », 1993, 402 p.
—, *Paradoxes de l'irrationalité*, trad. Engel P., Éditions L'Éclat, 1991, 79 p.
—, *Subjective, Intersubjective, Objective*, Oxford, 2001, 237 p.
De Saussure Ferdinand, *Cours de linguistique générale* (1906-1911), Payot, 1975.
Descartes René, *Œuvres et lettres*, La Pléiade, 1424 p.
Descombes Vincent, *La Denrée mentale*, Paris, Éditions de Minuit, 1995, 352 p.
—, *Le complément de sujet, Enquête sur le fait d'agir de soi-même*, Gallimard, coll. « nrf essais », 2004, 540 p.
Dokic Jérôme, Engel Pascal, *Ramsey, Vérité et succès*, Paris, Presses Universitaires de France, coll. « Philosophies », 2001, 128 p.
Dworkin Gerald, *The theory and practice of autonomy*, Cambridge University Press, 1988, 188 p.
Einstein Albert, *Physique, philosophie, politique. Textes choisis et commentés par Françoise Balibar*. Paris, Seuil, coll. « Sciences », 2002, 481 p.
Elster Jon, *Agir contre soi, la faiblesse de volonté*, Paris, Odile Jacob, coll. « Travaux du Collège de France », 2007, 160 p.
—, *Proverbes, maximes, émotions*, Presses Universitaires de France, coll. « Philosopher en sciences sociales », 2003, 192 p.
—, *Strong feelings, emotion, addiction, and human behavior, The 1997 Jean Nicod Lectures*, A Bradford Book, 2000, 266 p.
—, *Ulysses unbound*, Cambridge University Press, 2000, 320 p.
— et Skog Ole-Jørgen, *Getting hooked, rationality and addiction*, Cambridge University Press, 1999, 286 p.
Engel Pascal, *Believing and accepting*, Dordrecht, Kluwer Academic Publishers, coll. « Philosophical studies series », 2000, 300 p.
Erasme de Rotterdam, *Essai sur le libre arbitre*, trad. Pierre Mesnard, Paris, Presses Universitaires de France, 1945.
Euripide, *Médée*, <https://www.ouvroir.com/biberfeld/trad_grec/medee.pdf>.
Fodor Jerry, *A Theory of Content and Other Essays*, Cambridge, A Bradford Book, 1990, 286 p.

FRANKFURT Harry G., *The Importance Of What we Care About : philosophical essays*, Cambridge, 1988, 190 p.

—, *The Reasons of Love*, Princeton, Princeton University Press, 2004, 112 p.

FRACHON Irène, *Mediator 150 mg : combien de morts ?* (postface Rony Brauman), Brest, éd. Dalogues, coll. « Ouvertures », 2010, 148 p.

FREUD Sigmund, *Cinq Psychanalyses*, Presses Universitaires de France, coll. « Bibliothèque de Psychanalyse », Paris, 1967, 422 p.

—, « Esquisse d'une psychologie scientifique », in Freud S., *La naissance de la psychanalyse, lettres à Wilhelm Flies, Notes et plans, publiés par Marie Bonaparte, Anna Freud, Ernst Kris*, trad. Berman A., Paris, Presses Universitaires de France, coll. « Bibliothèque de Psychanalyse », 1969, 424 p.

—, *Écrits philosophiques et littéraires*, Paris, Seuil, 1524 p. , contient : L'interprétation des rêves, Le délire et les rêves dans la Gradiva de Jensen, Un souvenir d'enfance de Léonard de Vinci, Totem et Tabou, Le Moïsee de Michel-Ange, L'Homme Moïse et la religion monothéiste.

—, *Essais de psychanalyse*, trad. Laplanche J., Petite Bibliothèque Payot, 1968, 181 p.

—, *Introduction à la psychanalyse* (1915-1917), trad. Jankélévitch S., Paris, Payot, 1975, 496 p.

—, *Œuvres complètes*, trad. sous la direction de Jean Laplanche, Presses Universitaires de France, V., 434 p.

—, *Le mot d'esprit et ses rapports avec l'inconscient*, nrf coll. « idées », Paris, Gallimard, première édition,1930, 376 p.

—, *Malaise dans la civilisation*, trad. Odier C et Odier J., Presses Universitaires de France, coll. « Bibliothèque de Psychanalyse », 1971, 107 p.

FRIDJA Nico H., Manstead Antony SR, Bem Sacha, *Emotions and beliefs, how feelings influence tho*ughts, Cambridge University Press, 2000, 249 p.

GADAMER Hans Georg, « Du lieu caché de la santé » in *Philosophie de la Santé*, trad. Dautrey M., Bordeaux, Grasset Mollat, coll. « La grande raison », 1998, 192 p.

Gillon Raanan, Lloyd Ann, *Principles of Health Care Ethics*. New York, John Wiley & Sons, 1994, 1118 p.

Gilovich Thomas, Griffin Dale, Kahneman Daniel, *Heuristics and biases, the psychology of intuitive judgment*. Cambridge, Cambridge University Press, 2002, 857 p.

Goethe, *Faust*, 2e partie (2 vol.), Paris, Aubier-Montaigne, 1946.

Goglin Jean-Marc, *La liberté humaine chez Thomas d'Aquin*, coll. « Philosophie », École pratique des hautes études – EPHE Paris, 2011, 647 p.

Gotman Anne, *Le Sens de l'hospitalité, essai sur les fondements sociaux de l'accueil de l'autre*, Paris, Presses Universitaires de France, Le Lien social, 2001, 544 p.

Hahn Lewis Edwin, *The Philosophy of Donald Davidson*, coll. « The library of living philosophers », vol. XXVII, Open Court, 1999, 800 p.

Heidegger Martin, *Être et Temps*, Gallimard, coll. « Bibliothèque de Philosophie », 1986, 589 p.

Heine Henri, « De l'Allemagne depuis Luther, III-Kant, Fichte et Schelling » in *Revue des deux mondes*, décembre 1834, p. 633-678.

Heuer Wolfgang, *Hannah Arendt*, trad. Chambon JT, Paris, Jacqueline Chambon Éditions, 2005, 235 p.

Hippocrate, « De la bienséance », Montpellier, Ricard Frères, 1855, <https://gallica.bnf.fr/ark:/12148/ bpt6k9692010r.texteImage>.

—, *Épidémies*, Paris, J.M. Eberhardt, 1815 <https://gallica.bnf.fr/ark:/12148/bpt6k9672512r.texteImage>.

—, *L'Art de la Médecine*, Paris, GF Flammarion, 1999.

—, *Prognostic*, Paris, J.M Eberhardt, 1815 <https://gallica.bnf.fr/ark:/12148/bpt6k96748147.texteImage>.

Hobbes Thomas, *De cive* (1642), Québec, Les classiques de sciences sociales, 2002, <http://classiques.uqac.ca/classiques/hobbes_thomas/ le_citoyen/le_citoyen.pdf>.

—, *Leviathan* (1651), Québec, Les classiques de sciences sociales, 2004 <http://www.catallaxia.free.fr/Hobbes%20-%20leviathan.pdf>.

Hume David, *Traité de la nature humaine, essai pour introduire la méthode expérimentale dans les sujets moraux*, trad. Leroy A., Paris, Aubier, 1962, 367 p.

Husserl Edmund, *Recherches Logiques, II. Recherches sur la phénoménologie et la théorie de la connaissance,* I. Presses Universitaires de France, coll. « épiméthée », 1961, 288 p.

—, *Idées directrices pour une phénoménologie*, Gallimard, coll. « tel », 1970, 624 p.

Jabès Edmond, *Le Livre de l'hospitalité*, Paris, Gallimard, 1991, 112 p.

Jaffelin Emmanuel, *Éloge de la gentillesse*, Paris, François Bourin, 2010, 230 p.

Jervolino Domenico, *Paul Ricœur, une herméneutique de la condition humaine*, Ellipses, coll. « Philo », 2002, 94 p.

Jonas Hans, *Le Principe responsabilité* : *Une éthique pour la civilisation technologique*, trad. Greisch J., Paris, Éditions du Cerf, 1979, 336 p.

—, *Le concept de Dieu après Auschwitz*, Payot, coll. « Rivage Poche », 88 p.

Joule Robert-Vincent, Beauvois Jean-Léon, *Petit Traité de manipulation à l'usage des honnêtes gens*, Grenoble, Presses Universitaires de Grenoble, 1987, 231 p.

—, « Manipulation, éthique et idéologie » in *La soumission librement consentie, Comment amener les gens à faire librement ce qu'ils doivent faire*, PUF, 1998, 224 p., p. 188-208.

Kafka Franz, *Aphorismes*, édition bilingue, trad. Guy Fillion, Nantes, Joseph K., 1994, 88 p.

Kahneman Daniel, *Système 1, système 2, les deux vitesses de la pensée*, trad. Clarinard R., Flammarion, 2016, 560 p.

—, Slovic Paul, Tversky Amos, *Judgment under Uncertainty : Heuristics and Biases*, Cambridge, Cambridge University Press, 1982, 544 p.

Kambouchner Denis, *Notions de philosophie*. Gallimard, coll. « folio essais » 1995, 904 p.

Kant Emmanuel, *Fondements de la métaphysique des mœurs*, Paris, Le livre de poche, coll. Les classiques de la philosophie, 1993, 253 p.

—, *Critique de la raison pratique*, Première partie, I., 1, § 6 trad. Fussler JP, Paris, GF Flammarion, 473 p.

KATZ Jay, *The silent world of doctor and patient*, Baltimore, John Hopkins Unversity Press, 1983, 320 p.

KIM Jaegwon, *Physicalism, or something near about*, Princeton Monographs in Philosophy, 2005, 200 p.

—, *L'esprit dans un monde physique. Essai sur le problème corps-esprit et la causalité mentale* (1998), trad. Athané F., Guinet, Paris, Syllepse, 2006, 208 p.

—, *Trois essais sur l'émergence*, trad. Mulcey M., Paris, Ithaque, 2006, 120 p.

KUHN Thomas, *La structure des révolutions scientifiques* (1970), trad. Meyer L., Paris, Flammarion, 1983, 285 p.

LACROIX Anne, ASSAL Jean-Philippe, *L'Éducation thérapeutique des patients : nouvelles approches de la maladie chronique*, Paris, Vigot, 1998, 220 p.

Le Coran. Albourak.

Les Présocratiques, La Pléiade, 1988, 1680 p.

Les Stoïciens, La Pléiade, 1962, 1504 p.

LESTRADET Henri, DIETERLEN Philippe, *L'Enfant et son diabète*, Paris, Privat, 1992, 230 p.

LEVINAS Emmanuel, *Quelques réflexions sur la philosophie de l'hitlérisme*, Payot, coll. « Rivages Poch e », 1997, 128 p.

—, *Éthique et infini. Entretiens avec Philippe Nemo*, 1981, Livre de Poche, coll. « Biblio essais », 123 p.

—, *De l'Existence à l'existant*, Vrin, 1993, 152 p.

—, *Le Temps et l'autre*, Presses Universitaires de France, coll. « Quadrige », 1979, 92 p.

—, *Totalité et Infini, essai sur l'extériorité*, Livre de Poche, coll. biblio essais » 352 p.

LIVET Pierre, *Émotions et rationalité mor*ale, Paris Presses Universitaires de France, coll. « Sociologies », 2002, 304 p.

LOCKE John, *Essai sur l'entendement humain,* trad. Coste P., Le Livre de Poche, coll. « les classiques de la philosophie », 2009, 1114 p.

—, *Traité du gouvernement civil*, trad. Mazel D., Garnier-Flammarion, 1992, 383 p. Locke John, *Traité du gouvernement civil*, trad. Mazel D., Garnier-Flammarion, 1992, 383 p.

LOEWENSTEIN George, READ D., BAUMEISTER Roy F., *Time and decision : Economic and Psychological Perspectives on Intertemporal Choice*, New York, Russel Sage Foundation, 2003, 569 p.

LOUIS Pierre-Charles-Alexandre, *Recherches sur les effets de la saignée dans quelques maladies inflammatoires*, J.-B. Baillière, 183, 120 p.

LUTHER, *Traité du serf arbitre*, Paris, Je sers, 1936, 348 p.

MACHIAVEL, *Le Prince*, Québec, Québec, Les classiques de sciences sociales, 2007, <http://classiques.uqac.ca/classiques/machiavel_nicolas/ le_prince/le_prince.pdf>.

MAÏMONIDE, *Guide des égarés*, suivi de *Traité des Huit Chapitres*, Paris, Verdier, coll. Les dix paroles, 1979, 691 p.

MANN Thomas, *Le Docteur Faustus*, trad. Servicen L., Paris, Albin Michel, 1950, 546 p.

MEDAWAR Paul B., *Advice to a Young Scientist*, London, Harper & Row, 1980, 108 p.

MELE Alfred R., *An Essay on Akrasia, Self-deception and Self-control.* Oxford, Oxford University Press, 1987, 183 p.

MILL John Stuart, *L'Utilitarisme*, trad. Tanesse G., Paris, Flammarion coll. « Champs », 1988, 185 p.

—, *De la liberté*, trad. Lenglet L., Paris, Gallimard, coll. folio, 1990, 243 p.

MISRAHI Robert, *Buber*, Paris, Seghers, coll. « Philosophes de tous les temps », 1968, 192 p.

—, *Spinoza, une philosophie de la joie*, Paris, Entrelacs, 2016, 288 p.

MONTAIGNE, *Les Essais en français moderne*, Paris, Gallimard Quarto, 2009.

MONTESQUIEU, *De l'Esprit des lois*, Paris, Éditions Gallimard, Collection folio essai, 1995.

MORIN Edgar, *Introduction à la pensée complexe*, Paris, Seuil, coll. « Points », 2005, 160 p.

MOUILLIE Jean-Marc, *L'Éthique du préférable partageable : Lecture du principisme*, Paris, Les Belles Lettres, coll. « Médecine & sciences humaines », 2019, 464 p.

Naccache Lionel, *Le Nouvel inconscient : Freud, le Christophe Colomb des neurosciences*. O. Jacob, 2009, 464 p.

Nozick Robert, *The Nature of Rationality*, Princeton University Press, 1993, 242 p.

O'Neill Onora, *Autonomy and Trust in Bioethics*. Cambridge University Press, 2002, 228 p.

Origgi Gloria, *Qu'est-ce que la confiance ?* Paris, Vrin, coll. « Chemins philosophiques », 2008, 128 p.

Ovide, *Les Métamorphoses*, Paris, Folio classiques, 1992.

Parfit Derek, *Reasons and Persons*, Oxford, 1984, 543 p.

Pears David, *Motivated irrationality*, St Augustine's Press, South Bend, Indiana, 1984, 256 p.

Péguy Charles, *Notre Jeunesse*, Paris, Cahiers de la Quinzaine, 1910, 222 p.

Peirce Charles S., *Collected Papers*, Harvard, Harvard University Press, 1932.

—, *Essential Peirce*, Bloomington, Indiana University Press, 1992.

Platon, *Œuvres Complètes, Tome 1*, La Pléiade, 1472 p., p. 1101-1105.

Pojman Louis, *Ethical Theory, Classical and Contemporary Readings*, New York, Wadsworth Publishing Co, 2007, 727 p.

Popper Karl R., *La logique de la découverte scientifique* (1934), trad. de Thyssen-Rutten N et Devaux P., Genève, Payot, 1973, 496 p.

Proust Joëlle, *La Nature de la volonté*, Paris, Gallimard, coll. « folio essais », 2005, 363 p.

Proust Marcel, *À la recherche du temps perdu*, tome I, La Pléiade, 1987, 1728 p.

Ramsey Frank, *Logique, Philosophie et Probabilités*, trad. Engel P., Marion M., Paris, Vrin, coll. « Mathesis », 2003, 352 p

Ravaisson Félix, *De l'habitude*, Paris, Payot, coll. « Rivages poche », préface de Frédéric de Towarnicki, 1997, 144 p.

Rawls John, *Théorie de la Justice*, trad. Audard C., Paris, Seuil, coll. « Sciences Humaines », 2009, 672 p.

Reach Gérard, *Pourquoi se soigne-t-on, Enquête sur la rationalité morale de l'observance*, Préface de Pascal Engel, Latresne, Le Bord de l'Eau, 2007, 304 p.

—, *Une Théorie du soin, souci et amour face à la maladie*, Préface de Bernard Baertschi, Médecine & sciences humaines, Les Belles Lettres, coll : « Médecine et Sciences Humaines », 2010, 184 p.

—, *L'Inertie Clinique, une critique de la raison médicale*, Préface de Joël Ménard, Springer, Paris, 2012, 161 p. Traduit en anglais et publié par Springer avec une préface de Jon Elster.

Ricœur Paul, *De l'interprétation, essai sur Freud*, Paris, Seuil, coll. « Sciences humaines », 1965, 536 p.

—, *Soi-même comme un autre*, Paris, Seuil, coll. « Sciences Humaines », 432 p.

—, *Temps et Récit*, I., Seuil, coll. « Essai », 1991, 416 p.

Ripoll Thierry, *De l'esprit au cerveau*, Auxerre, Sciences humaines éditions, 2018, 336 p.

Rogers Carl, *Psychothérapie et relations humaines*, trad. Kinget M., vol. 1, Éditions Universitaires, Louvain, 1962, 333 p.

Rousseau Jean-Jacques, *Du Contrat social ou Principes du droit politique*, Paris, Le livre de poche, coll. classiques de la philosophie, 1996, 224 p.

Russell Bertrand, *Histoire de la philosophie occidentale*, Tome II, trad. Kern H., Paris, Les Belles Lettres, coll. « le goût des idées », 2017, 1006 p.

Ryle Gilbert, *La Notion d'esprit* (1949), trad. Stern-Gillet S., Petite Bibliothèque Payot, 2005, 480 p.

Sackett David L. *Compliance with therapeutic regimens*. Baltimore, The John Hopkins University Press, 1979, 293 p.

saint Augustin, *Confessions,* trad. Montadon L de, Seuil, coll. « Sagesses », 1982, 405 p.

saint Paul, *Épître aux Romains*, Paris, J. Gabalda et Frils, 1931.

Sartre Jean-Paul, *L'Être et le Néant*, Paris, Gallimard, coll. « Tel », 1976, 848 p.

Schneewind Jerome B., *The Invention of Autonomy*. Cambridge University Press, 1998, 624 p.

Schön Donald A., *The Reflective Practitioner, How Professionals Think in Action*, New York, The Basic Books, 1983, 384 p.

Searle John, *La redécouverte de l'esprit*, trad. Tiercelin C., Paris, Gallimard, coll. « nrf Essais », 1995, 368 p.

SEARLE John R., *L'Intentionalité, essai de philosophie des états mentaux*, trad. Pichevin C. Paris, Éditions de Minuit, 1985, 345 p.

SFEZ Lucien, *L'Utopie de la santé parfaite*, Colloque de Cerisy, Presses Universitaires de France, coll. « La politique éclatée », 2001, 488 p.

SOMMER Christian, *Heidegger 1933, Le programme platonicien du Discours de rectorat*, Hermann, coll. « le Bel Aujourd'hui », 2013, 63 p.

SPINOZA, *Ethica, Éthique*, Paris, édition bilingue, trad. Moreau PF, Presses Universitaires de France, coll. épiméthée, juin 2020, 690 p.

SPRIGGS Merle, *Autonomy and Patients' Decisions*, Lanham, Lexington Books, 2005, 273 p.

STROUD Sarah, TAPPOLET Christine, *Weakness of Will and Practical Irrationality*, Oxford, Clarendon Press, 2003, 317 p.

THALER Richard H., SUNSTEIN Cass R., *Nudge – Émotions, habitudes, comportements : comment inspirer les bonnes décisions*, trad. Pavillet MF, Vuibert, 2010, 288 p.

TIERCELIN Claudine, *Le Ciment des Choses. Petit traité de métaphysique scientifique réaliste*, Paris, Ithaque, coll. « Sciences et Métaphysiques », 2011, 416 p.

TOPOL Eric, *Deep Medicine How Artificial Intelligence Can Make Healthcare Human Again*, Basic Books, 2019, 400 p.

TORNAY Alain, *Emmanuel Levinas, philosophie de l'autre ou philosophie du moi*, L'Harmattan, 2006, 167 p.

TVERSKY Amos, KAHNEMAN Daniel, « Judgment under uncertainty : heuristics and biases », *Science* n° 185, 1974, p. 1124-31.

VOLTAIRE, *Dictionnaire philosophique.*

WHO REPORT, *Adherence to long-term therapies, evidence for action*, Sabate E., editor., Geneva, Switzerland : World Health Organization, 2003, 210 p.

WITTGENSTEIN Ludwig, *Tractatus logico-philosophicus* suivi d'*Investigations philosophiques*, trad. Klossowski P., Paris, Gallimard, coll. « Tel », 1961, 378 p.

—, *Recherches Philosophiques*, trad. Dastur F., Élie M., Gautero J.-L., Janicaud D., Rigal E., Paris, Gallimard, 2004, 384 p.

YALOM Irvin, *Et Nietzsche a pleuré*, Galaade, 2007, 436 p.

Index nominum

Index rerum

Table des matières

PARTIE II
PRATIQUE D'UNE CLINIQUE HUMAINE

Crédits

Ce livre reprend des idées que j'ai développées depuis une vingtaine d'années. Il fait donc des emprunts inévitables, toujours signalés dans le texte, à mes livres *Pourquoi se soigne-t-on* (2005, réédition 2007, publié aux éditions du Bord de l'Eau, aujourd'hui épuisé et non réédité), *Une Théorie du soin, souci et amour face à la maladie* (2010, Les Belles Lettres) et *L'Inertie clinique, une critique de la raison médicale* (2012, Springer).

Par ailleurs, de nombreuses idées contenues dans ce livre ont été publiées sous forme d'articles ou de chapitres, parmi lesquels :

« Soigner et se soigner », in Hirsch E., *Traité de Bioéthique, soigner la personne, évolutions, innovations thérapeutiques*, Paris, Érès, coll. « Espace Éthique », 2010, p. 39-50.

« Non-observance et inertie clinique, deux mises en défaut de la relation de soin », in Mouillie JM, Lefève C., et Visier L., *Manuel du Collège des Enseignants de Sciences Humaines et Sociales en Médecine et Santé*, Les Belles Lettres, 2011, p. 284-291.

« Pourquoi les décisions médicales sont souvent-et peut-être toujours-difficiles », *Médecine des maladies métaboliques* n° 8, 2014, p. 82-87.

« L'humain au cœur de la santé de demain » in Marceau J., *Quelle santé pour demain ? Quand la médecine est bouleversée par le numérique*, Gallimard, coll. « Manifesto », 2014, p. 183-195.

« L'inertie clinique ou la défaite de l'evidence-based medicine ». *Revue du praticien* n° 67, novembre 2017, p. 1013-1018.

« Éthique de l'éducation thérapeutique », *Douleur analg* n° 30, 2017, p. 131-140.

« Observance à l'adolescence », *Médecine des maladies métaboliques* n° 11, 2017, p. 650-656.

« Hospitalité : pour l'avènement à l'hôpital d'une bientraitance ordinaire », *Revue du praticien* n° 67, 2017, p. 371-79.

« Le malade et son double : psychopathologie de la médecine quotidienne » in Plagnol A., Pachoud B., Granger B., *Les nouveaux modèles de soins, une clinique au service la personne*, Paris, Doin, coll. « La Personne en Médecine », 2018, p. 31-43.

« La médecine, un art de la complexité », *Bulletin de l'académie nationale de médecine* n° 202, 2018, p. 241-253.

« Le dispositif hospitalité à l'Assistance Publique Hôpitaux de Paris à l'APHP, des principes aux actes » in Lefève C., Thoreau F., Zimmer A., *Les humanités médicales, l'engagement des sciences humaines et sociales en médecine,* Doin, coll : « La Personne en Médecine », 2020, p. 71-74.

« La télémédecine est-elle devenue l'avenir de la médecine de la personne? Réflexions d'un confiné au temps de la COVID », *Médecine des maladies métaboliques* n° 14, juin, 2020, p. 286 – 289.

« Le Label Hospitalité de l'Assistance Publique-Hôpitaux de Paris, une nouvelle approche pour promouvoir l'hospitalité dans les hôpitaux », *Bulletin de l'académie nationale de médecine* n° 204, 2020, p. 1069-76.

Remerciements

Quelques mots de gratitude aux personnes que j'ai eu la chance de rencontrer.

D'abord à ceux qui m'ont initié à la médecine et la recherche scientifique, Roger Assan, Pierre Corvol, Joël Ménard et, pendant un séjour aux États-Unis, Jack Gerich. J'ai une pensée particulière pour Henri Lestradet, fondateur de l'Aide aux Jeunes Diabétiques (AJD), qui m'avait un temps accueilli dans son Service et qui m'impressionnait par ses intuitions humanistes. Son œuvre a été poursuivie par Michel Cahané, le regretté Jean-Jacques Robert, et, maintenant Marc de Kerdanet et Carine Choleau. J'ai eu la chance de passer quelques années *du côté du diabète de l'enfant*, lorsque Jehan-François Desjeux, élève d'Henri Lestradet, m'a accueilli dans son Unité de Recherche à l'Hôpital Hérold, avant que je ne rejoigne l'Hôtel-Dieu de Paris, *le côté du diabète de l'adulte*, où Gérard Slama m'a accueilli dans son Service : j'y ai créé l'Unité 341 de l'INSERM (Génie Biomédical et Diabète Sucré). Je pense aussi à Georges Tchobroutsky, qui, pendant mes années de l'Hôtel-Dieu, m'a fait lire les philosophes : c'est lui qui m'avait conseillé de lire *Condition de l'homme moderne*, le tout premier livre de philosophie que j'ai lu, puis l'*Éthique*, me disant, tu verras, c'est de la physiologie. À l'Hôpital Avicenne de Bobigny, à Alain Krivitzky et Régis Cohen qui m'y ont accueilli, à Hélène Bihan et Camille Baudry que j'ai eu la chance d'avoir comme collaboratrices – Hélène m'a succédé à la tête du Service d'Endocrinologie-Diabétologie-Maladies Métaboliques – et pour mes collègues et amis Sadek Béloucif et Dominique Valeyre avec qui j'ai d'incessantes conversations. À l'Université Paris 13, au doyen Dominique Bladier qui m'y a accueilli, Jean-François d'Ivernois et Rémi Gagnayre, directeurs du Laboratoire Éducations et Promotion de la Santé, et, tout particulièrement, David Naudin, dont j'ai dirigé la Thèse de Sciences de l'Éducation : son insatiable curiosité m'a fait faire bien des découvertes, notamment dans le champ des neurosciences. Je pense aussi à Olivia Gross pour son apport considérable au concept d'engagement du patient. Au siège de l'Assistance-Publique Hôpitaux de Paris, à Sophie Bentégeat et ses collaboratrices de la Direction Patients Usagers Associations, avec qui j'ai mis en forme l'idée d'hospitalité et, dans la Direction Qualité-Accueil du Patient du Groupe Hospitalier Hôpitaux Universitaires Paris-Seine Saint-Denis, à Paul Tandonnet qui m'y a accueilli pour mes trois dernières années d'activité professionnelle. Enfin, à ma faculté de médecine de Bobigny, l'Unité de Formation et de Recherche Santé Médecine Biologie Humaine (UFR-SMBH), de l'Université Sorbonne Paris Nord, où j'ai pu initier sous la bienveillance de ses deux Directeur-Directrice, Jean-Luc Dumas et Nathalie Charnaux, l'enseignement qui forme la base de ce livre.

N'ayant pas suivi d'enseignement formel de philosophie, je tiens à remercier Pascal Engel et Jon Elster pour l'apport inestimable de la lecture de leurs livres, pour leurs encouragements, les discussions que j'ai eu la chance d'avoir avec eux et pour l'honneur qu'ils m'ont fait en acceptant d'écrire chacun une préface pour mes livres sur l'observance et l'inertie clinique. J'ai aussi une pensée spéciale pour Céline Lefève, philosophe qui fait tant pour l'avènement de la Personne en Médecine et avec qui j'ai depuis des années de nombreux échanges.

Je remercie Danielle Cohen-Levinas pour l'honneur qu'elle m'a fait en accueillant ce livre dans sa collection de philosophie contemporaine « Le Bel Aujourd'hui » : je ne pouvais rêver mieux pour ma démarche qui a eu pour but de mettre en œuvre un dialogue entre la médecine et la philosophie sur ce que pourrait, *dès aujourd'hui*, être une médecine humaine. Ma gratitude va aussi à Arthur Cohen, président des éditions Hermann, pour sa bienveillance et ses précieux conseils concernant le manuscrit, ainsi qu'à l'équipe éditoriale.

Nous exprimons notre vive reconnaissance pour leurs contributions généreuses à la publication de ce livre, à ma faculté, l'UFR-SMBH de l'Université Sorbonne Paris Nord dans laquelle j'enseigne la matière de ce livre, au Laboratoire Éducations et Promotion de la Santé de l'Université Sorbonne Paris-Nord dans lequel j'effectue cette recherche, enfin à l'Aide aux Jeunes Diabétiques dont les valeurs sont celles qui font que le soin des enfants qui ont un diabète et de leurs familles est enveloppé d'humanité.

La dernière Figure, qui donne la clé de la rencontre – ajouter à l'asymétrie de la consultation la symétrie d'une conversation – a été dessinée d'après mes indications par Alessandra Reach. Je veux aussi remercier ici son père, le pianiste Pierre Réach, mon « très cher frère » comme nous disons entre nous, pour ses interprétations des sonates de Beethoven et nos échanges au sujet de cette personne unique – souvent invoquée dans ce livre – en ce qu'elle nous montre, pour nous inspirer, ce qu'est la véritable humanité.

Enfin, j'exprime ma gratitude à mes « patients », je préfère dire ces *personnes* qui m'ont demandé de les aider à soigner leur maladie et qui m'ont tant appris au cours de nos rencontres : bon nombre d'entre elles m'ont permis d'avoir avec elles une relation de *Je et Tu* et d'en entrevoir la signification.

Dans la collection « Le Bel Aujourd'hui »
Titres parus depuis 2015

AUDI Paul, *L'Irréductible. Essai sur la radicalité en phénoménologie*, 2020.

BANON David, *De l'être à la lettre. Philosophie et judaïsme dans l'œuvre d'Emmanuel Levinas*, 2022.

— *Judaïsme et modernité. Confrontation et interlocution*, 2019.

BENOIST Jocelyn, *Logique du phénomène*, 2016.

BIERHANZL Jan, *L'action faible. De l'éthique à la politique*, 2018.

CABESTAN Philippe, *Qui suis-je?*, 2015.

CAPELLE-DUMONT Philippe, *Le Principe alliance. Phénoménologie de l'alliance*, tome 1, 2021.

— *Études heideggériennes*, 2016.

CIANTELLI Veronica, *Le Silence des Sirènes. Walter Benjamin et le mythe*, préface de Bruno Karsenti, 2020.

CONTOU Matthieu, *Avant la faute. Jocelyn Benoist et la « déthéologisation extrême du réel »*, 2017.

DASTUR Françoise, *Déconstruction et phénoménologie*, 2016.

DEGUY Michel, *L'envergure des comparses. Écologie et poétique*, 2017.

DERRIDA Jacques, *La solidarité des vivants et le pardon. Conférence et entretiens, précédés de « Derrida au Brésil » par Evando Nascimento*, 2016.

DOTTORI Riccardo, *L'art et le jeu de l'existence*, traduit de l'italien par Nicolas Bonnet, 2018.

DUCROS Paul, *Sensibilité et imagination. L'esthétique de Hugo von Hofmannsthal*, 2017.

DUMONT Augustin, *Le Néant et le pari du possible. Puissances de l'idéalisme allemand – Kant, Fichte, Hegel, Schelling, Hölderlin*, 2020.

FAESSLER Marc, *L'Anarchie de Dieu. Dans les pas d'Emmanuel Levinas*, 2021.

FAGNIEZ Guillaume, *Comprendre l'historicité. Heidegger et Dilthey*, 2019.

GARCÍA Vivien, *Le Sort de la philosophie*, 2018.

GASCHÉ Rodolphe, *De l'Éclat du Monde. La « valeur » chez Marx et*

Nancy, 2019.

Gauvry Charlotte, *Heidegger et Wittgenstein. Contexte, monde ambiant, arrière-plan*, 2017.

Gisel Pierre, *Qu'est-ce qu'une tradition ? Ce dont elle répond, son usage, sa pertinence*, 2017.

Gourdain Sylvaine, *L'Ethos de l'im-possible, dans le sillage de Heidegger et Schelling*, 2017.

Grondin Jean, *Comprendre Heidegger. L'espoir d'une autre conception de l'être*, 2019.

Guibal Francis, *Figures de la pensée contemporaine. Éric Weil et Emmanuel Levinas en contrastes*, 2015.

Hanus Gilles, *Quelques usages de la parole*, 2019.

Haverkamp Anselm et Monod Jean-Claude, *Philosophie de la métaphore. Penser avec Blumenberg*, 2017.

Holland Mike, *Avant-dire. Essais sur Blanchot*, 2015.

Jullien Stanislas, *Survivance(s) de l'humanité. Derrida et la question de l'homme*, 2020.

Lèbre Jérôme, *Une pensée voisine. Lectures françaises de la pensée allemande*, 2018.

Legros Robert, *Qu'est-ce que la phénoménologie ? Réflexions à partir de Husserl, Arendt et Levinas*, 2022.

— *L'expérience de la liberté*, 2019.

— *Hegel. La vie de l'esprit*, 2016.

Lindberg Susanna, *Techniques de la philosophie*, 2020.

— *Le Monde défait. L'être au monde aujourd'hui*, 2016.

Lisse Michel, *La Machine Rousseau*, 2016.

Lorelle Paula, *La sensibilisation du sens. De Husserl à la phénoménologie française*, 2021.

Margel Serge, *Altérité de la littérature. Philosophie, ethnographie, cinéma*, 2018.

— *La mémoire du présent*, 2015.

Marty Anton, *Sur l'origine du langage*, traduit et préfacé par Marc de Launay, 2017.

Michaud Ginette, *Derrida, Celan. Juste le poème, peut-être*, 2017.

Michaud Ginette et Ullern Isabelle, *Sarah Kofman et Jacques Derrida. Croisements, écarts, différences*, 2018.

Nouss Alexis, *Le déportement. Petit traité du seuil et du traduire*, 2021.

RAVINDRANATHAN Thangham & TRAISNEL Antoine, *Donner le change. L'impensé animal,* 2016.

ROMANO Claude, *La liberté intérieure. Une esquisse*, 2020.

QUÉLENNEC Bruno, *Retour dans la caverne. Philosophie, politique et religion chez le jeune Leo Strauss,* 2018.

SCHNELL Alexander, *Le clignotement de l'être*, 2021.

— *La Déhiscence du sens*, 2015.

SFEZ, Gérald, *Logiques du vif. Lyotard en éclaireur*, 2016.

SURIN Guillaume, *La lèvre de Micòl. Giorgio Bassani et le récit en temps de détresse*, 2021.

SURYA Michel, *À plus forte raison. Maurice Blanchot, 1940-1944*, 2021.

THOUARD Denis, *Herméneutiques contemporaines,* 2020.

TOMA Cosmin, *Neutraliser l'absolu. Beckett, Blanchot et la chose littéraire*, 2019.

VISHNU SPAAK Claude, *Matière et mouvement. Essai de cosmologie phénoménologique*, 2017.

WEINSTEIN Marc, *Kafka devant l'immonde. Sacralité politique 3,* 2021.

— *L'Évolution totalitaire de l'Occident. Sacralité politique I,* 2015.

Achevé d'imprimer en avril 2022
par la Sté ACORT Europe
www.cogetefi.com

Dépôt légal à parution

Imprimé en France